U0121643

大展好書　好書大展

品嘗好書　冠群可期

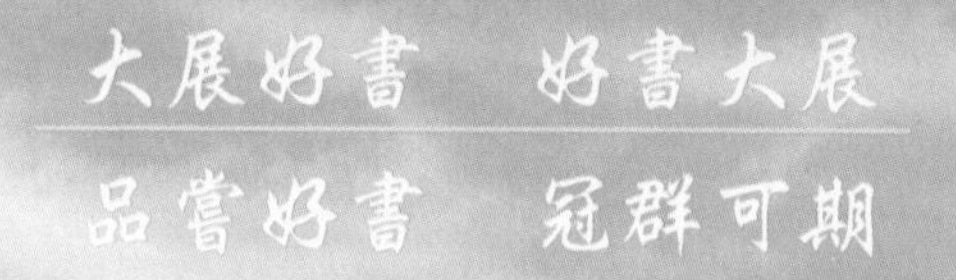
大展好書　好書大展
品嘗好書　冠群可期

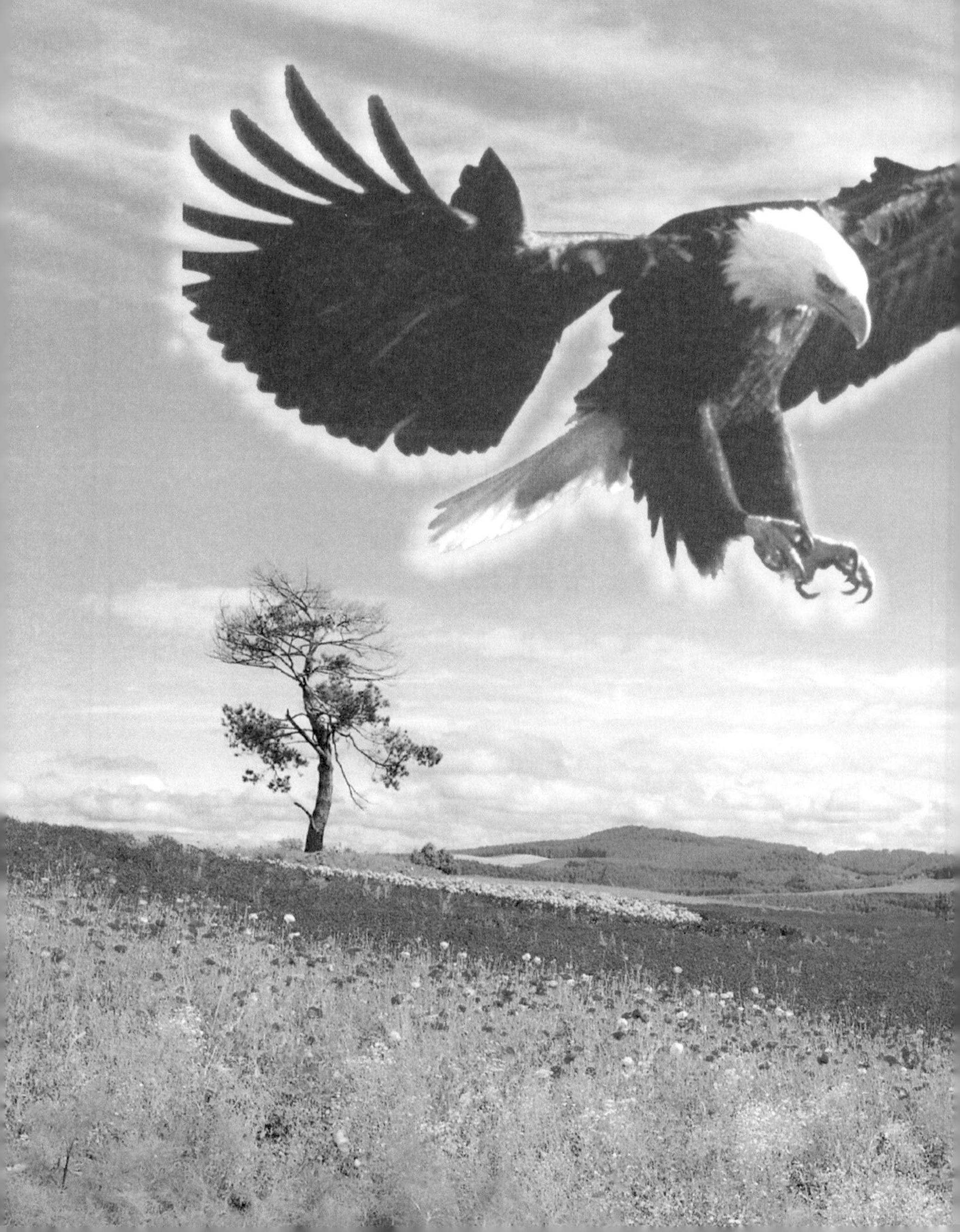

前言

近年來國人的「血糖值」產生了變化。血糖值就是指血液中所含的葡萄糖（血糖量），當這個量慢性異常增加時，即可視爲「糖尿病」或糖尿病的「預備軍」（境界型或耐糖能障礙）。血糖值較高的人激增，目前有將近半數四十歲以上的人，出現血糖值異常的現象，眞可說是「糖尿病大國」。

放任血糖值升高而不管，會使得全身的血管和神經等被漸漸地破壞，而且會產生可怕的餘病（併發症），嚴重時會導致失明，並且需接受人工透析。動脈硬化發展顯著，會發生危險的心臟病或腦中風。最後形成「萬病之巢」的狀態而縮短壽命。

最近的糖尿病或預備軍較多，是因爲肥胖、運動不足、壓力等原因所造成，而近年來歐美的飲食生活也造成極大的影響。包括這些情況在內，如果好好進行飲食對策，並且改善生活的話，血糖值通常就會恢復到正常狀態，再度過著健康的生活。

但是，糖尿病和預備軍的人，初期大多沒有自覺症狀，所以會掉以輕心的認爲「還沒問題」，或者認爲眞正的食物對策非常麻煩，因此無法進行充分的對策及治療。拖延下去，恐怕會後悔莫及。

本書介紹許多具有降低血糖值效果的「早、午、晚的食譜範例」「每天親手做的料理」。在後半段則簡單明瞭地說明食物療法理想的菜單作法，如果對食物療法眞的感到有負擔的人，也一併爲其介紹了任何人都能立刻做到的簡單「階段式食物療法」。希望本書對於糖尿病及其預備軍的人確實能夠有所幫助。

合著作者

目錄

2 魚貝料理——88

3 牛乳、蛋料理——95

第3章 應該了解的糖尿病最新知識

第4章　家庭中能夠進行的糖尿病食物療法

開始立刻就可進行的食物對策！

可自由調節食譜範例的熱量！首先要巧妙地調節主食的分量

目前在日本，據說有將近六百萬的糖尿病患者，而糖尿病的「預備軍」更將近有二千萬人。

這些糖尿病和預備軍的增加，是因爲最近國人的生活內容，也就是營養過剩所導致的飲食生活營養不均衡，或是不使用身體的生活方式、有害健康的精神壓力增大等，都是主要的原因。

因此，檢查這些「有害身體的生活」而加以改善，就能有效治療糖尿病及其預備軍，過著比以前更爲健康的生活。

飲食生活的改善，在這時就特別的重要，可以說掌握了治療成功的「關鍵」。

本書以最有效的熱量和營養均衡的立場，製作了「早、午、晚的食譜範例」以及「每天親手做的料理」，介紹了許多對讀者有實際幫助的食譜。因爲每人一天所可以攝取的總熱量（參考一八六頁）不同，所以「早、午、晚的食譜範例」分爲【一二○○大卡用、一四○○大卡用、一六○○大卡用】三種，即使是與自己所攝取之總熱量不同的食譜，如果巧妙地加以調節，也能變成適合自己的熱量。

因此，不論是哪種熱量的食譜，都可自由自在地活用，這樣自然就可培養「食物療法」的秘訣。

調節主食類的量

要調節「早、午、晚的食譜範例」的熱量，秘訣就在於首先要調節主食類的量。一二○○大卡用的食譜，要變成一四○○大卡用的時，主食如果是米飯，則將一餐份的飯增加一四○g（二○○大卡）（一四○○大卡的人，主食一天可增加到六○○大卡，參考一九三頁）。

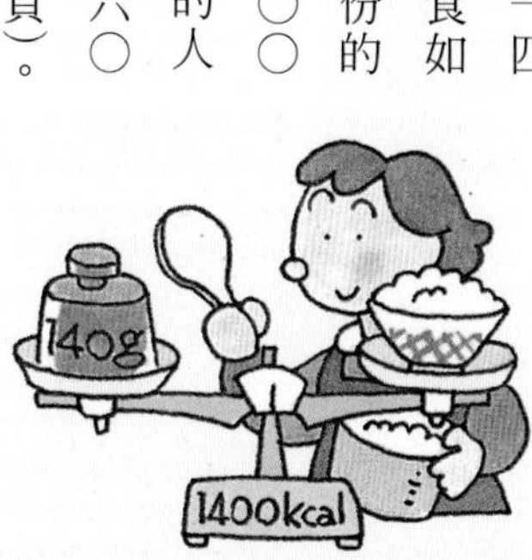

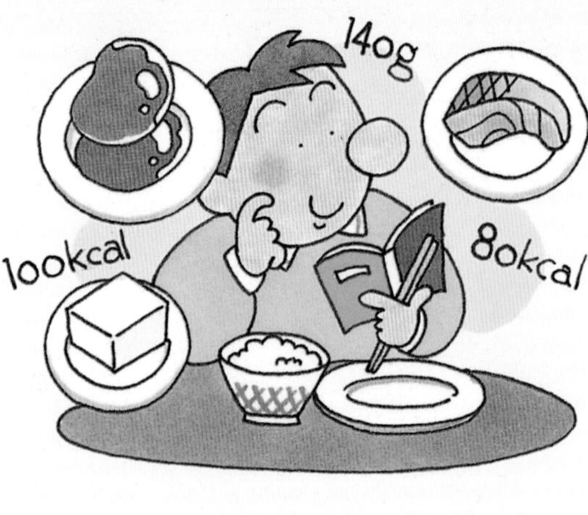

如果要增加成一六〇〇大卡用的食譜，仍然要先調節主食的量，一餐的飯量增加爲一六五～一七五g（約二三五～二五〇大卡）。如果飯量增加爲一四〇g時，所剩的八〇～一〇〇大卡的熱量，則可利用蛋白質食品（肉類、魚貝類、大豆食品及其他）來增加（例如在沙拉中加入兩片火腿）。

要增加至一八〇〇大卡或是更多的熱量，一餐的飯量同樣地要變成一七五g以上剩下八〇～一〇〇大卡的熱量，則藉由蛋白質食品來增加。

相反的，如果要從一六〇〇大卡減至一四〇〇大卡時，首先要減少主食的量，還不夠的話，就將主菜留下一口，或者利用減油料理（參考二〇一頁）來減少油分。

如果嫌詳細計算麻煩的話，可嘗試最簡單的「階段式食物療法」

即使是熱量不同的食譜，也可調節爲適合自己的熱量來使用，不習慣食物療法菜單的人，可先藉由本書的「食譜範例」持續進行（總共刊載有三十天份的食譜）。

此外，自己如果想做眞正的食物療法菜單時，不妨參考第四章所說明的「使用熱量數的『快速菜單』作法」。

如果覺得詳細地計算營養很麻煩，認爲眞正的食物療法有負擔的人，可先嘗試使用最簡單的「階段式食物療法」（一九五頁）（這時亦可使用本書所刊載的食譜）。

趁著糖尿病尚未惡化至無法收拾的地步，就從適合自己的食物對策開始進行治療。

第1章

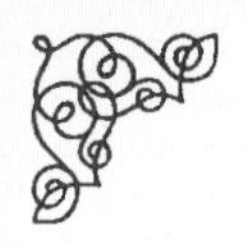
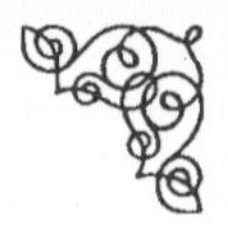

熱量別

早・午・晚
的食譜範例

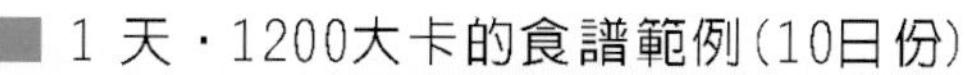

■ 1天・1200大卡的食譜範例(10日份)
■ 1天・1400大卡的食譜範例(10日份)
■ 1天・1600大卡的食譜範例(10日份)
＊ 第8～10天的菜單刊載於129～137頁

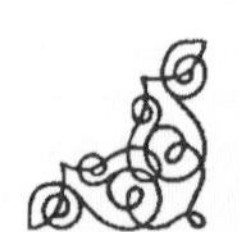

不管哪種食譜都可自由調節熱量，1日的總熱量也可配合自己的狀況來食用。

●使用總熱量較少的食譜要增加其熱量時
↓
增加主食分量(參考 9～10 頁)。

●使用總熱量較多的食譜要減少其熱量時
↓
減少主食分量，或者留下一口主菜(參考 9～10 頁)。

1200 kcal 食譜範例

第1天 早餐

櫻蝦炒蛋

材料 蛋、菠菜…各50g 櫻蝦…5g 洋蔥…40g 玉蕈…20g 酒…1小匙 鹽、胡椒…各少許 沙拉油…1小匙（4g）

作法
❶菠菜燙過後浸入冷水中，撈起擠乾水分，切成3㎝長。洋蔥切成薄片。玉蕈去蒂分成小株。
❷煎鍋先放沙拉油熱鍋，放入洋蔥炒至透明，加入玉蕈、櫻蝦拌炒，撒上酒。
❸蛋打散加入❷中，拌炒成半熟狀，用鹽、胡椒調味。

小黃瓜拌鹹鱈魚子

材料 小黃瓜…80g 芥末鹹鱈魚子…10g 酒…½小匙

作法
❶小黃瓜用研缽棒敲打，切成一口大小。
❷鹹鱈魚子去除薄皮，加入酒撥散，與小黃瓜涼拌。

南瓜味噌湯

材料 南瓜…50g 高湯…1杯 味噌…12g

飯（110g）

388 kcal

- 櫻蝦炒蛋
- 小黃瓜拌鹹鱈魚子
- 南瓜味噌湯
- 飯

醣類	49.9g
蛋白質	18.7g
脂肪	10.8g
食物纖維	5.9g
鈣質	138mg
鐵質	4.2mg
鹽分	2.0g

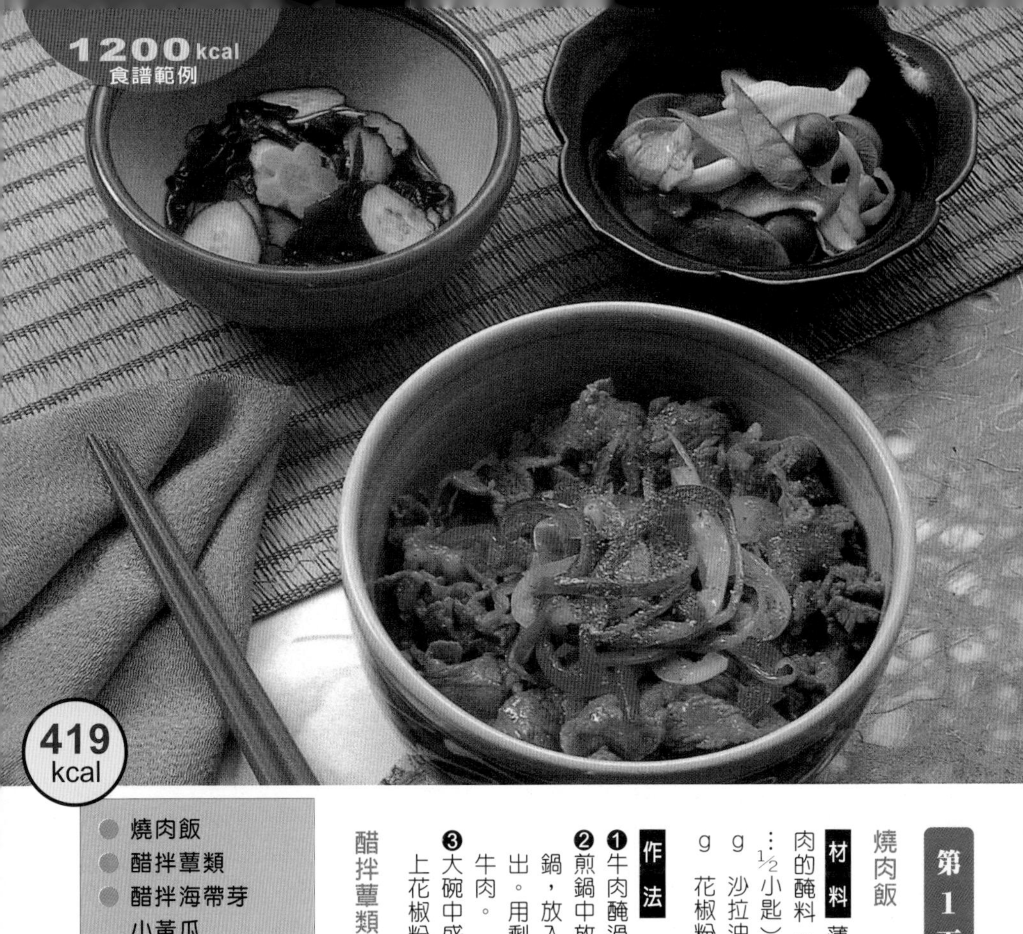

419 kcal

- 燒肉飯
- 醋拌蕈類
- 醋拌海帶芽小黃瓜

醣類	59.2g
蛋白質	22.2g
脂肪	10.1g
食物纖維	5.2g
鈣質	49mg
鐵質	2.7mg
鹽分	1.0g

第1天 午餐

燒肉飯

材料 薄片牛腿肉…60g 肉的醃料（酒…1小匙 醬油…½小匙） 青椒、蔥…各25g 沙拉油…1小匙 飯…165g 花椒粉…少許

作法

❶牛肉醃過。青椒和蔥切絲。

❷煎鍋中放入½小匙沙拉油熱鍋，放入青椒和蔥爆香後取出。用剩下的沙拉油炒❶的牛肉。

❸大碗中盛入飯，鋪上❷，撒上花椒粉。

醋拌蕈類

材料 新鮮香菇、多瓣奇果蕈、玉蕈…各20g 調味料（醋、白葡萄酒、橄欖油…各½小匙 鹽、胡椒…各少許）

作法

❶蕈類去蒂切成易吃的大小，用保鮮膜包住。

❷將❶放入微波爐中加熱30秒之後，拌入調好的調味料（醋、白葡萄酒、橄欖油、鹽、胡椒）中。

醋拌海帶芽小黃瓜

材料 海帶芽…15g 小黃瓜…50g 糖醋（醋、料理米酒…各½小匙 鹽…少許） 胡蘿蔔

作法

❶小黃瓜用板子摩擦後切成小段，再切成薄片。

❷海帶芽泡開後，略切。

❸用糖醋拌❶與❷，胡蘿蔔略做裝飾。

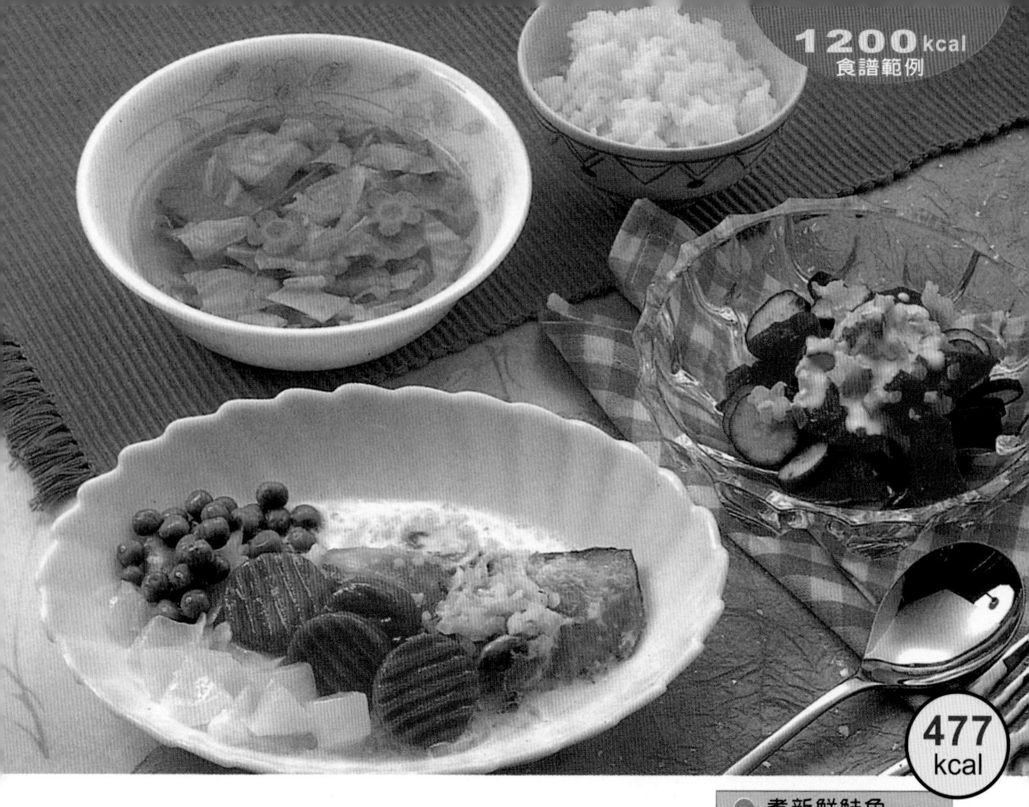

477 kcal

- 煮新鮮鮭魚
- 煮青豆胡蘿蔔
- 番茄小黃瓜優格沙拉
- 高麗菜湯
- 飯(110g)

醣類	46.5g
蛋白質	30.9g
脂肪	15.6g
食物纖維	6.8g
鈣質	188mg
鐵質	3.1mg
鹽分	1.7g

第1天 晚餐

煮新鮮鮭魚

材料 新鮮鮭魚…70g 鹽、胡椒…少許 圓片檸檬…1片 白葡萄酒、奶油、麵粉…各1小匙 洋蔥…30g 蘑菇…15g 鮮雞晶…0.2g 牛乳、水…各¼杯

作法

❶新鮮鮭魚撒上鹽、胡椒放入鍋中，加入白葡萄酒和圓片檸檬，加水蓋滿。用大火煮，煮滾後改中火燜煮7~8分鐘。

❷奶油炒香剁碎的洋蔥，加入麵粉拌炒，再加入牛乳、水和鮮雞晶。煮滾後加入切成薄片的蘑菇，繼續用小煮。撒上鹽和胡椒，淋在❶上。

煮青豆胡蘿蔔

材料 冷凍青豆、胡蘿蔔、洋蔥…各30g 鮮雞晶…0.2g 水…½杯 鹽、胡椒…各少許

作法

❶圓片胡蘿蔔、切成1㎝正方形的洋蔥、青豆和鮮雞晶加水用火煮。

❷煮滾後撒上鹽、胡椒調味。

番茄小黃瓜優格沙拉

材料 番茄、小黃瓜…各100g 洋蔥…10g 調味醬（原味優格…1大匙 檸檬汁、美乃滋…各1小匙 鹽、胡椒…各少許）

高麗菜湯

材料 高麗菜…50g 豌豆片…20g 湯塊…1g 水…1杯 胡蘿蔔…少許

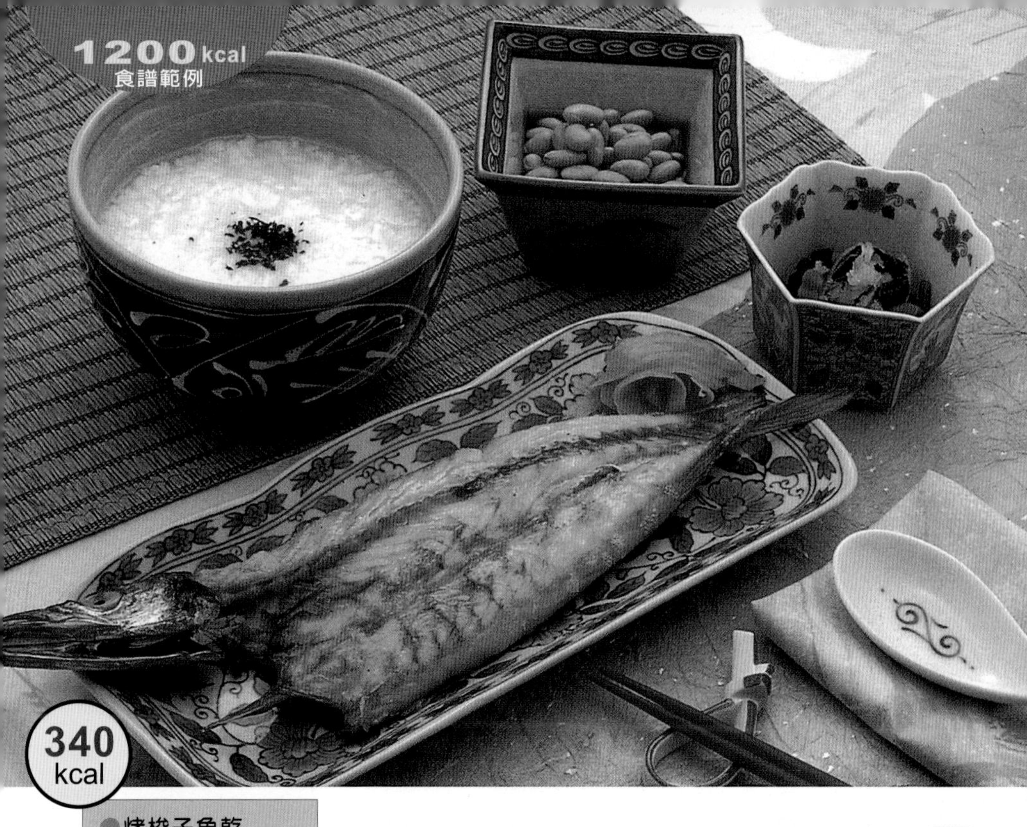

第2天 早餐

烤梭子魚乾

材料 梭子魚乾（薄鹽）…80g　糖醋薑…5g

作法
❶用鐵絲網將梭子魚兩面都烤過。
❷糖醋薑添在❶旁。（添上20g的海帶芽增加礦物質也不錯）

青菜胡蘿蔔拌白蘿蔔泥

材料 小油菜…40g　胡蘿蔔…10g　白蘿蔔…30g　醬油…½小匙　鹽…少許

作法
❶小油菜煮過，擠乾水分切成3cm長度。胡蘿蔔切成薄的銀杏形煮過。
❷白蘿蔔擦碎成蘿蔔泥。醬油、鹽、瀝乾水分的白蘿蔔泥和❶一起涼拌盛盤。

- 烤梭子魚乾
- 青菜胡蘿蔔拌白蘿蔔泥
- 葡萄豆
- 白稀飯

醣類	41.3g
蛋白質	25.2g
脂肪	7.4g
食物纖維	5.7g
鈣質	234mg
鐵質	3.6mg
鹽分	1.8g

葡萄豆

材料 大豆…15g　砂糖…1小匙　醬油…½小匙

作法
❶大豆洗淨浸泡在水中一晚，泡脹後連同浸泡汁一起煮，煮滾後改小火煮軟為止。
❷❶中加入砂糖、醬油煮滾即可。

白稀飯

材料 精白米…40g　水…250ml（1杯+¼杯）　海頭紅…少許

作法
❶米洗淨，加入分量的水浸泡30分鐘後，用大火煮。
❷煮滾後改小火，將蓋子揭開些，煮30分鐘後，燜10分鐘。撒上海頭紅。

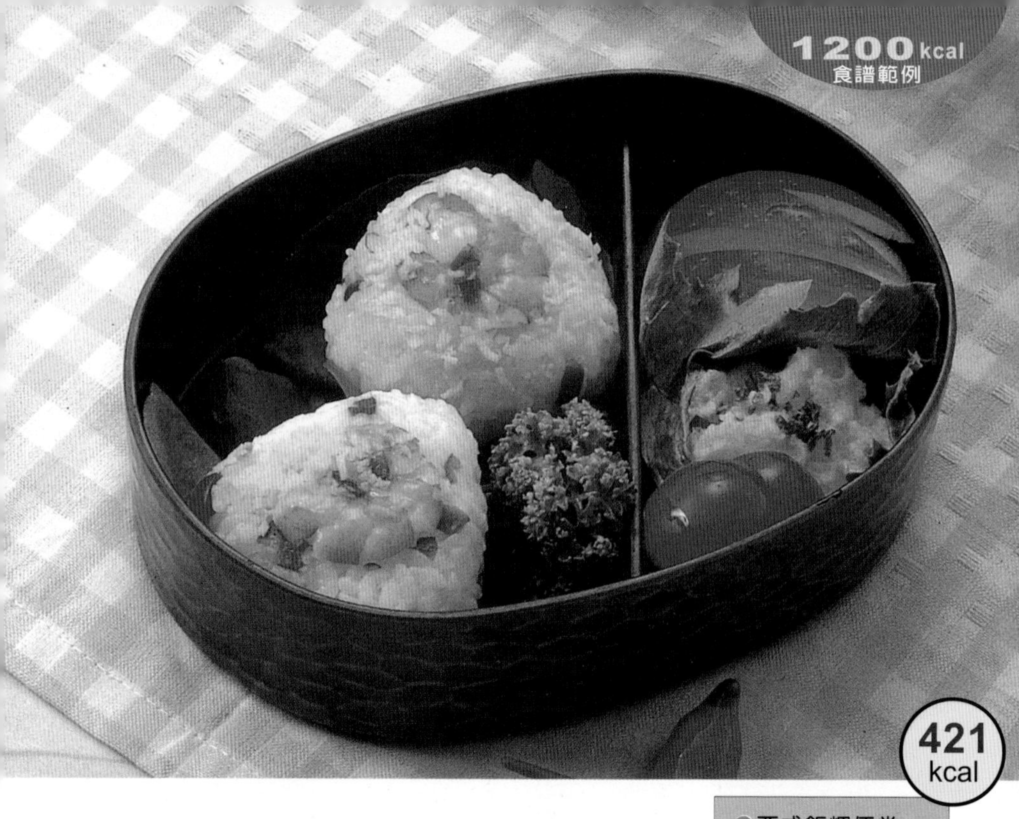

421 kcal

- 西式飯糰便當
- 鱈魚子沙拉
- 水果（蘋果）

醣類	68.7g
蛋白質	14.0g
脂肪	9.3g
食物纖維	4.0g
鈣質	43mg
鐵質	1.9mg
鹽分	1.2g

第2天 午餐

西式飯糰便當

材料 精白米…45g 水…50㎖ 調和醋（醋…1小匙 砂糖…$\frac{1}{3}$小匙 鹽…少許） 紅椒、青椒…各10g 炒蛋（蛋…25g 砂糖…$\frac{1}{2}$小匙 鹽…少許） 維也納香腸…1根（10g） 蝦…1尾（10g）

作法

❶飯煮好，乘熱加入調和醋做成壽司。

❷青椒切成5㎜正方形。

❸小火炒蛋。

❹蝦子加入少許鹽和醋煮過，去除尾和殼，厚度對半切開去除泥腸。維也納香腸略煮切成圓片。

❺將❹、❸，與半量的❷放在保鮮膜上，上面再放上半量的❶。將保鮮膜整個包住，做成三角形的飯糰。

鱈魚子沙拉

材料 馬鈴薯…50g 鱈魚子、小番茄…各10g 調味料（美乃滋、醋…各1小匙 胡椒…少許） 萵苣…20g 荷蘭芹…2g

作法

❶馬鈴薯去皮切成4半，用鹽水煮過，乘熱搗碎。

❷從袋中取出鱈魚子，加入調味料，混合至滑順為止。

❸將❶與❷混合調味。

❹鋪上萵苣，擺上❸，撒上荷蘭芹，添上對半切開的小番茄。

水果

蘋果…160g

1200kcal
食譜範例

472 kcal

煎雞肉

材料 去皮雞胸肉…60g 鹽…少許（0.5g） 胡椒…少許 蛋…10g 沙拉油…1小匙 弱 配菜（高麗菜…40g 番茄…50g 西洋芹…1g 英國辣醬油…10g）

作法

❶雞肉斜切成2~3片，撒上鹽、胡椒。高麗菜切絲，番茄切成梳形。

❷煎鍋中，放入沙拉油熱鍋，用中火將沾上蛋汁的雞肉兩面煎熟。

❸關小火，燜燒一下。

❹將❸添上配菜，澆淋英國辣醬油食用。

- 煎雞肉
- 花枝蒿苣拌醋味噌
- 細海帶絲湯
- 飯（110g）

醣類	41.3g
蛋白質	24.3g
脂肪	18.4g
食物纖維	3.5g
鈣質	87mg
鐵質	2.7mg
鹽分	2.7g

花枝蒿苣拌醋味噌

材料 花枝…20g 蒿苣…50g 蛋、味噌…各10g 沙拉油…½小匙 砂糖…1小匙（3g） 醋…1小匙

作法

❶花枝去皮，切成短條狀，略煮後瀝乾。

❷蒿苣撕成易吃的大小。

❸蛋煎成蛋皮後切絲。

❹味噌、砂糖放入研缽中研磨混合，慢慢加入醋，充分研磨做成醋味噌。

❺用❹拌❶❷，上面用❸裝飾。

細海帶絲湯

材料 細海帶絲…2g 蔥…5g 醬油…1小匙 高湯…150ml

作法

❶細海帶絲、切成小段的蔥放入碗中，從上面倒入用醬油調味的高湯。

第3天 早餐

煎餅

材料 蛋…½個（25g） 牛乳…¼杯（50ml）麵粉…40g 奶油…1小匙 砂糖…⅓小匙鹽…少許

作法
❶大碗中放入蛋、砂糖、少許鹽，用攪拌器充分拌勻，混入牛乳。再撒上麵粉攪拌，注意不要結塊。
❷煎鍋加熱，將❶倒入，攤成圓形，用大火煎1分鐘翻面，煎到乾為止。盛盤添上奶油。

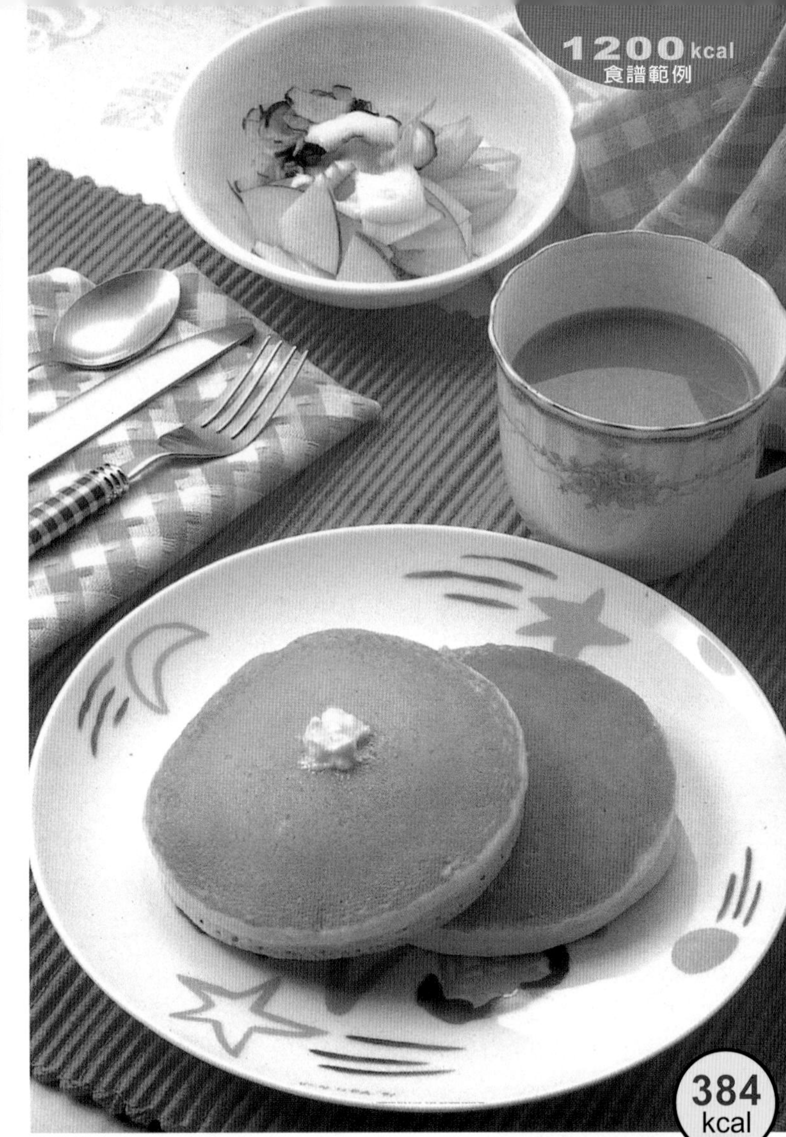

384 kcal

- 煎餅
- 蘋果小黃瓜優格沙拉
- 咖啡牛奶

醣類	49.7g
蛋白質	13.6g
脂肪	13.3g
食物纖維	2.7g
鈣質	258mg
鐵質	1.3mg
鹽分	0.6g

蘋果小黃瓜優格沙拉

材料 蘋果、原味優格…各50g 小黃瓜…60g 西洋芹…40g 鹽、胡椒…少許

作法
❶蘋果連皮切成銀杏形，放入鹽水中浸泡。
❷小黃瓜削掉一些皮，切成薄圓片。西洋芹切成薄片，泡在水中。
❸將瀝乾水分的❶❷略微混合，撒上鹽、胡椒後，用優格調拌。

咖啡牛奶

材料 即溶咖啡粉…2g 牛乳…100ml

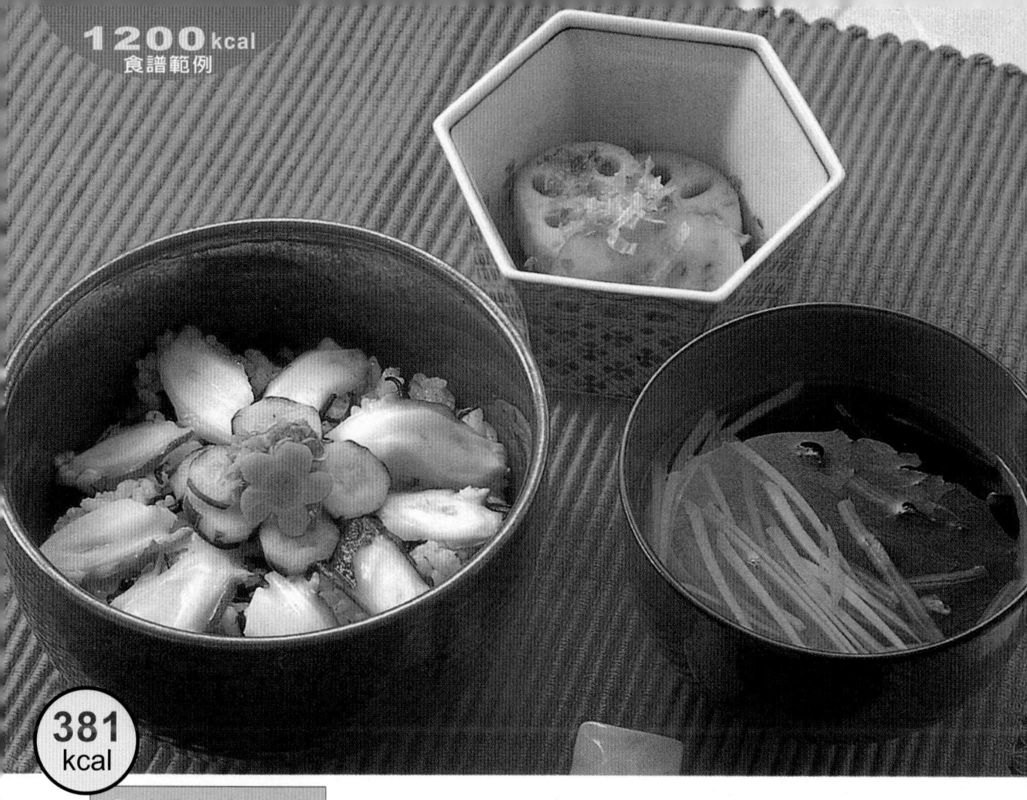

第3天 午餐

章魚小黃瓜羊栖菜飯

材料 飯…130g　乾羊栖菜…10g　酒…1小匙　煮過的章魚…70g　小黃瓜…100g　蔥…5g　薑…3g　醬油…$\frac{1}{2}$大匙　砂糖…$\frac{1}{3}$小匙　芝麻油…$\frac{1}{2}$小匙　胡蘿蔔…少許

作法

❶將酒撒入浸泡滑潤的羊栖菜中，中火炒過後去除湯汁。與飯略微混合。

❷章魚斜切成一口大小。小黃瓜縱削去幾條皮，使表面成條紋狀，切成3～4㎜厚的圓片。

❸蔥、薑剁碎後與醬油、砂糖、芝麻油混合。與❶充分攪拌盛入大碗中，依序鋪上小黃瓜、章魚，再用胡蘿蔔裝飾。

柴魚片煮蓮藕

材料 蓮藕…80g　柴魚片…2g　高湯…$\frac{2}{5}$杯（80㎖）　醬油…$\frac{1}{2}$小匙　酒…1小匙

作法

❶蓮藕去皮切成7～8㎜厚的圓片，泡水5～6分鐘後，撈起瀝乾水分。

❷高湯加調味料與❶一起煮。待湯汁收乾後關火，撒上半量的柴魚片。盛碗後再將剩下的柴魚片撒上。

菠菜胡蘿蔔湯

材料 菠菜…50g　胡蘿蔔…20g　高湯…$\frac{3}{4}$杯（150㎖）　鹽、醬油…各少許

作法

❶煮過的菠菜和切絲的胡蘿蔔，用高湯加調味料一起煮。

381 kcal

- 章魚小黃瓜羊栖菜飯
- 柴魚片煮蓮藕
- 菠菜胡蘿蔔湯

醣類	68.6g
蛋白質	23.1g
脂肪	3.6g
食物纖維	10.2g
鈣質	232mg
鐵質	9.2mg
鹽分	3.4g

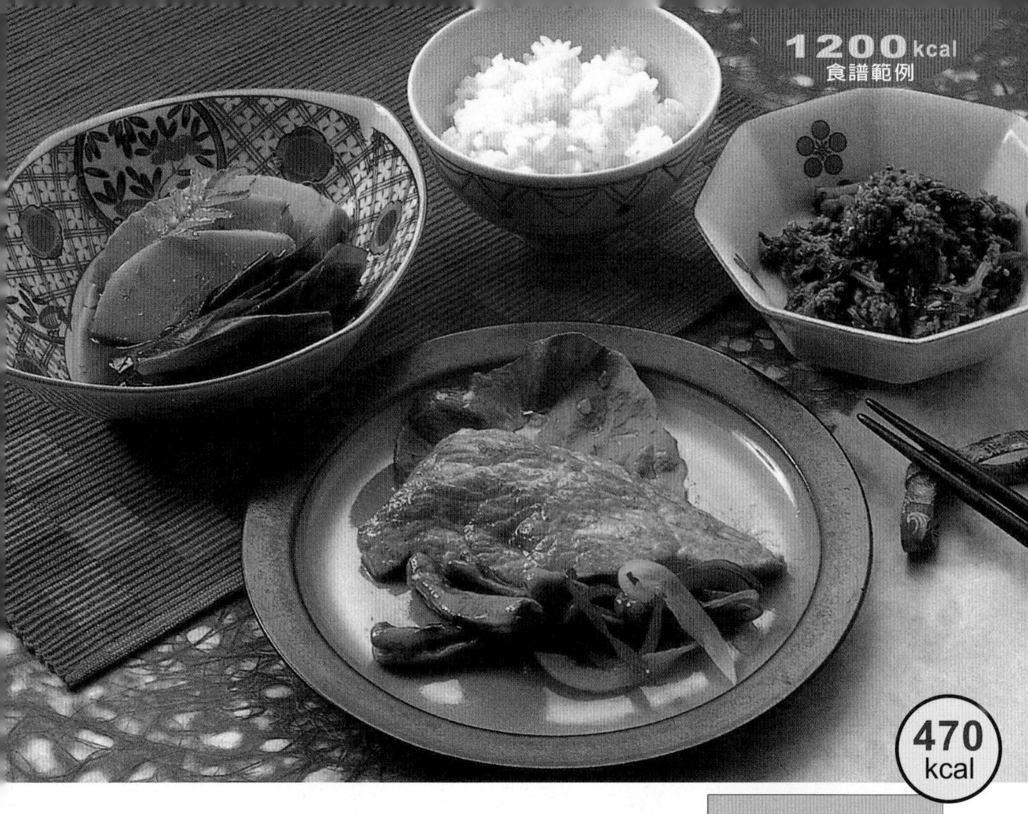

- 煎豬肉
- 煮嫩筍
- 燙油菜花
- 飯

醣類	56.8g
蛋白質	28.5g
脂肪	12.7g
食物纖維	6.3g
鈣質	116mg
鐵質	3.3mg
鹽分	3.5g

第3天 晚餐

煎豬肉

材料 豬腿肉…90g 沙拉油…1小匙強（5g） 小青椒…20g 鹽、胡椒…各少許 酒…1小匙 醬油…1小匙 生菜…1片 青椒…少許

作法

❶豬肉去筋，略撒上鹽、胡椒。小青椒縱切去籽。

❷煎鍋熱油後，用中火將肉煎成金黃色。淋上酒和半量的醬油調味。

❸小青椒沾半量的醬油煎。

❹盤中鋪上生菜，放入❷淋上煎汁，添上❸與青椒。

煮嫩筍

材料 筍…70g 海帶芽…15g 高湯…30ml 料理米酒、醬油…各1小匙 秦椒芽…少許

作法

❶筍放入米糠煮過後，切成2cm厚度。

❷海帶芽切成2cm小段。

❸鍋裏放入高湯、調味料、❶、❷，蓋上鍋蓋用中火煮30分鐘。

❹盛入器皿中，上面鋪上秦椒芽。

燙油菜花

材料 油菜花…50g 醬油…1小匙 白芝麻…少許

作法

❶油菜花用加入鹽的滾水燙出美麗的顏色，泡在冷水中。

❷將❶的水氣擠乾，對半切開盛盤。

飯（140g）

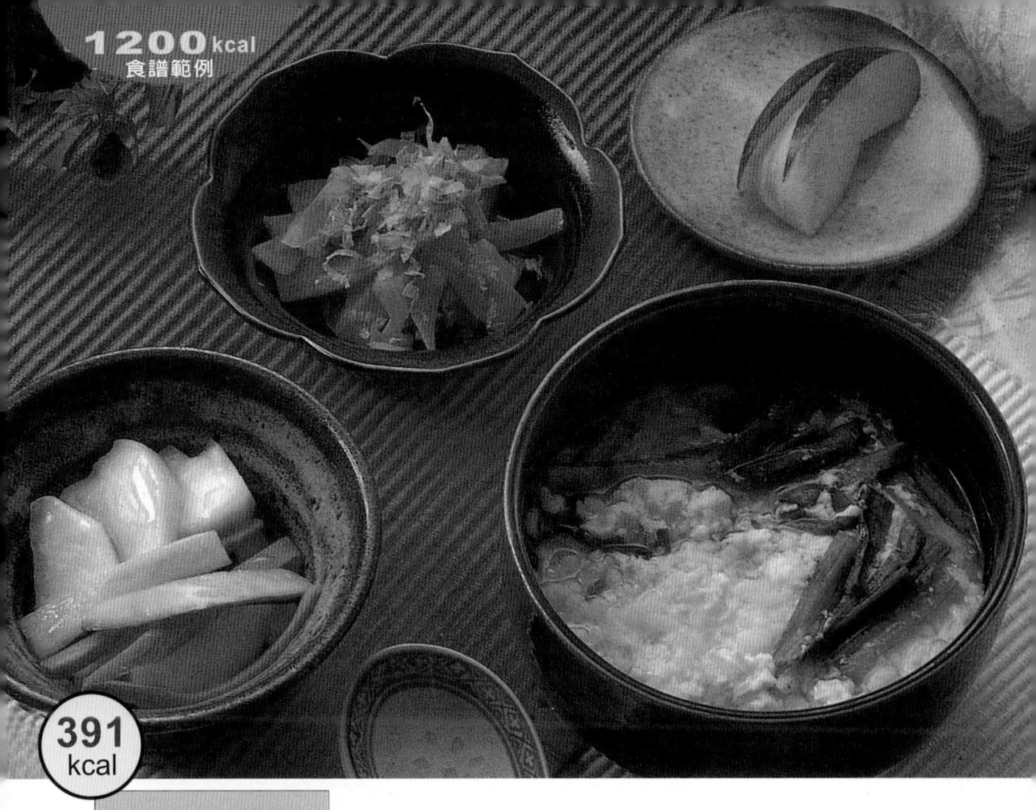

第4天 早餐

韮菜蛋什錦飯

材料 飯…150g　韮菜…25g　蛋…1個（50g）　高湯…1杯（200ml）　酒…1小匙（5g）　鹽…1/6小匙　醬油…2/3小匙（4g）

作法

❶高湯和調味料煮滾。

❷飯（150g）用滾水燙過，加入❶略煮。

❸將切成2cm長的韮菜放入❷中，倒入蛋汁，煮至蛋熟即可盛入碗中。

燙高麗菜胡蘿蔔

材料 高麗菜…80g　胡蘿蔔…20g　柴魚片…2g　醬油…1小匙（6g）

作法

❶高麗菜去芯後略切。胡蘿蔔切成3cm長的短條狀。

❷將❶煮過後，用醬油及柴魚片涼拌。

日式泡菜

材料 蕪菁…40g　小黃瓜…40g　胡蘿蔔…10g　薑泥…少許　昆布…少許　鹽…1/5小匙（1g）　醋…2/3大匙（10g）　水…2/3大匙（10ml）

作法

❶蕪菁、小黃瓜、胡蘿蔔切成一口大小，用鹽水泡20分鐘後，擠乾水分。

❷用醋、水、鹽所調成的調味汁將❶醃漬。

❸將切成1cm正方形的昆布和薑泥加入❷中醃漬。

水果（蘋果…50g）

- 韮菜蛋什錦飯
- 燙高麗菜胡蘿蔔
- 日式泡菜
- 水果（蘋果）

項目	含量
醣類	64.0g
蛋白質	14.9g
脂肪	6.2g
食物纖維	5.1g
鈣質	122mg
鐵質	2.6mg
鹽分	3.7g

第4天 午餐

七味燒豬裏脊肉

材料 豬裏脊肉…70g 醬油…1小匙 料理米酒…1小匙 生菜…2片（10g） 辣椒粉…少許 小番茄

作法
❶豬肉切成5㎜厚度，用醬油和料理米酒醃過。
❷用鐵絲網烤❶的兩面，撒上辣椒粉。
❸將❷添上生菜，裝入便當盒中。

芝麻拌花椰菜

材料 花椰菜…50g 醬油…⅔小匙 磨碎的芝麻…½小匙 砂糖…⅓小匙 高湯…1小匙

作法
❶花椰菜分成小株煮過，放在簍子裡冷卻。
❷將調味料（芝麻屑、醬油、砂糖、高湯）混合，與❶涼拌。

金平胡蘿蔔西洋芹

材料 西洋芹…50g 胡蘿蔔…20g 沙拉油…½小匙 料理米酒…1小匙（6g） 醬油…⅔小匙（4g）

作法
❶西洋芹去筋後切絲。
❷胡蘿蔔切絲。
❸用沙拉油炒西洋芹和胡蘿蔔，用醬油和料理米酒調味。

飯（140g）

※飯的中央放1顆小梅，撒上海苔絲，便當盒中放入色彩豔麗的配菜。

407 kcal

- 七味燒豬裏脊肉
- 芝麻拌花椰菜
- 金平胡蘿蔔西洋芹
- 小梅海苔飯

項目	含量
醣類	58.7g
蛋白質	24.4g
脂肪	7.1g
食物纖維	3.3g
鈣質	80mg
鐵質	3.4mg
鹽分	2.8g

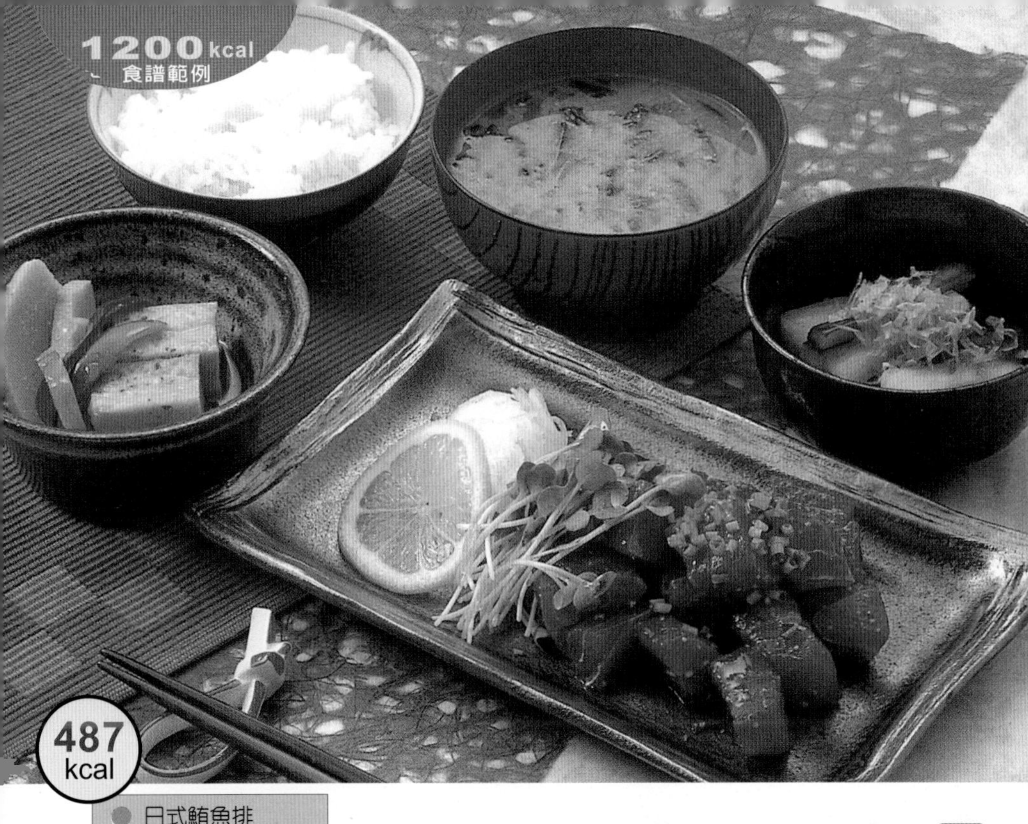

- 日式鮪魚排
- 豆瓣醬煮油豆腐塊
- 糖醋蔬菜
- 埃及皇宮菜味噌湯
- 飯（110g）

醣類	55.2g
蛋白質	38.7g
脂肪	7.1g
食物纖維	5.7g
鈣質	326mg
鐵質	8.2mg
鹽分	4.2g

第4天 晚餐

日式鮪魚排

材料 生魚片用紅肉鮪魚…70g 細香蔥…5g 白蘿蔔…30g 豌豆嬰…10g 薄片檸檬…1片 A（芥末粒…½小匙 醬油…1小匙 芝麻油…1g）

作法

❶鮪魚切成1cm厚度，再略切。白蘿蔔切絲泡水，撈起後瀝乾水分。

❷A混合，與鮪魚混合，撒上細香蔥，和白蘿蔔、豌豆嬰、檸檬一起盛盤。

豆瓣醬煮油豆腐塊

材料 油豆腐塊…70g 熟筍…25g 青椒…30g 豆瓣醬、砂糖…各½小匙 醬油…1小匙 蠔油…1小匙弱 中式高湯…½杯（100㎖）

作法

❶油豆腐塊用滾水澆淋，縱切為2半，再切成2cm寬度。熟筍切成4cm長度，再縱切成5mm厚度。青椒去籽切成4cm的短條狀。

❷調味料和中式高湯、油豆腐塊、熟筍一起烹煮，不時地攪拌。煮熟後加入青椒，改大火略煮即可。

糖醋蔬菜

材料 小黃瓜…50g 白蘿蔔…20g 醋…1大匙 鹽…少許 醬油…1小匙 砂糖…⅔小匙 柴魚片…2g

埃及皇宮菜味噌湯

材料 埃及皇宮菜…30g 高湯…1杯 味噌…12g

第5天 早餐

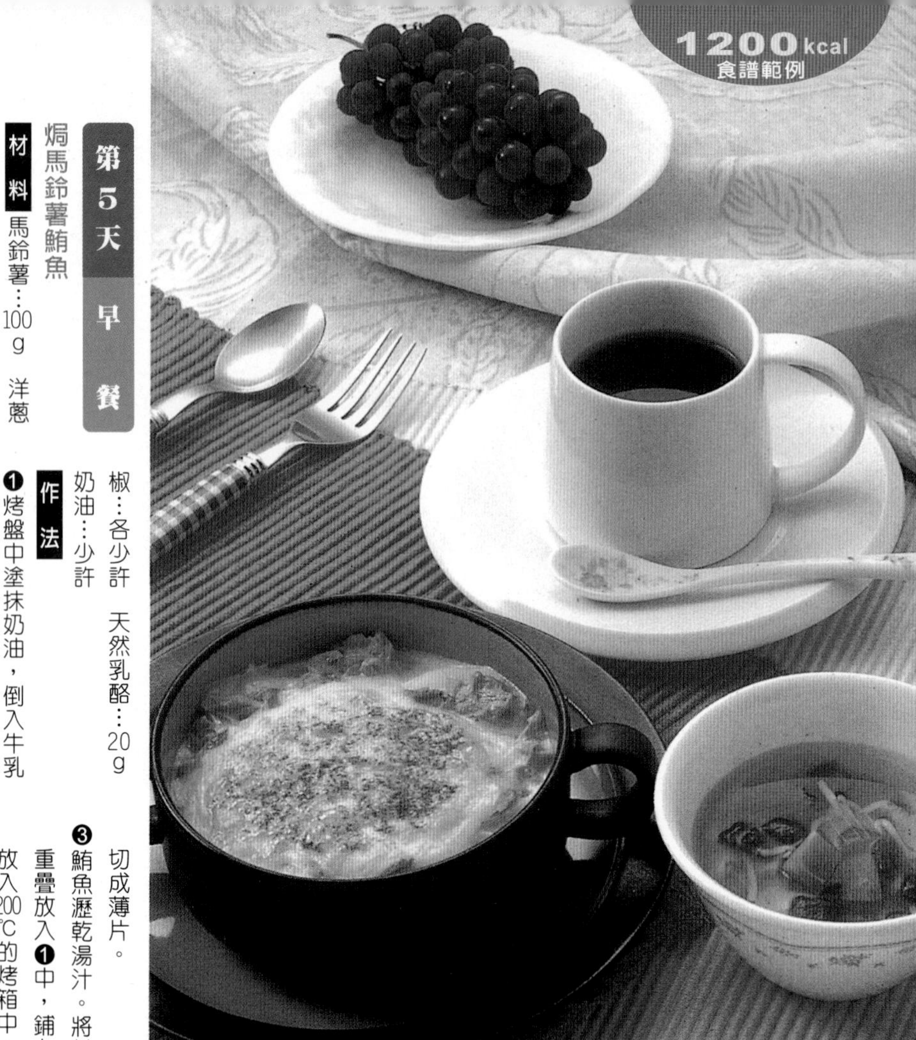

367 kcal

- 焗馬鈴薯鮪魚
- 義大利濃湯
- 水果（葡萄）
- 美式咖啡

醣類	51.0g
蛋白質	17.1g
脂肪	10.3g
食物纖維	3.6g
鈣質	264mg
鐵質	1.9mg
鹽分	2.5g

焗馬鈴薯鮪魚

材料 馬鈴薯…100g　洋蔥…30g　罐頭水煮鮪魚…20g　牛乳…½杯（100mℓ）　鹽、胡椒…各少許　天然乳酪…20g　奶油…少許

作法

❶烤盤中塗抹奶油，倒入牛乳，撒上鹽、胡椒。

❷馬鈴薯去皮切成薄片，洋蔥切成薄片。

❸鮪魚瀝乾湯汁。將材料交互重疊放入❶中，鋪上乳酪。放入200℃的烤箱中，烤15分鐘。

義大利濃湯

材料 番茄…50g　洋蔥、胡蘿蔔…各20g　西洋芹、蔬菜、通心粉…各10g　湯塊…½個　鹽、胡椒…少許

作法

❶番茄去皮去籽，切成1㎝正方形。洋蔥、西洋芹、胡蘿蔔切成1㎝寬的薄片。

❷鍋中放入湯塊，開火加入蔬菜烹煮。用另一個鍋煮通心粉2～3分鐘。

❸加入通心粉，改小火，煮滾後用鹽、胡椒調味。

水果（葡萄…100g）

美式咖啡（1杯）

439 kcal

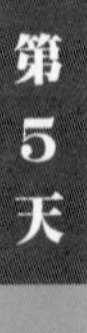

雞肉煮雞蛋

材料 去皮雞胸肉…30g 洋蔥…40g 鴨兒芹…5g 蛋…1個(50g) 高湯…2大匙+½小匙 酒、料理米酒、醬油…各1小匙 砂糖…½小匙

作法

❶去皮雞胸肉去筋後斜切成薄片。洋蔥切成薄的半月形，鴨兒芹切成3㎝長度。

❷用高湯和調味料煮去皮雞胸肉和洋蔥，撒上鴨兒芹。

❸將蛋打散淋在❷上，蓋上鍋蓋煮成半熟狀。

- 雞肉煮雞蛋
- 薑煮雞肝
- 甜味胡蘿蔔
- 炒菠菜
- 飯（110g）與醃鹹梅（1個）

醣類	51.5g
蛋白質	30.6g
脂肪	9.3g
食物纖維	3.3g
鈣質	79㎎
鐵質	7.7㎎
鹽分	2.9g

薑煮雞肝

材料 雞肝…40g 薑…少許 酒…½大匙 醬油…½小匙 料理米酒…1小匙

作法

❶雞肝用清水清洗去除血水，略微煮滾後瀝乾水分。反覆3次將水分充分瀝乾。

❷薑切成薄片，與❶一起放入鍋中，加酒、調味料，注入水蓋過材料，煮至湯汁收乾為止。

甜味胡蘿蔔

材料 胡蘿蔔…30g 高湯…100㎖ 砂糖…½小匙 鹽…少許

作法

❶胡蘿蔔切成3㎜厚的圓片。

❷用小鍋加入高湯、砂糖、少許鹽和❶一起慢慢地熬煮。

炒菠菜

材料 菠菜…40g 沙拉油…½小匙 鹽、胡椒…各少許

作法

❶菠菜煮過切成4㎝長度。

❷用大火炒，撒上鹽、胡椒。

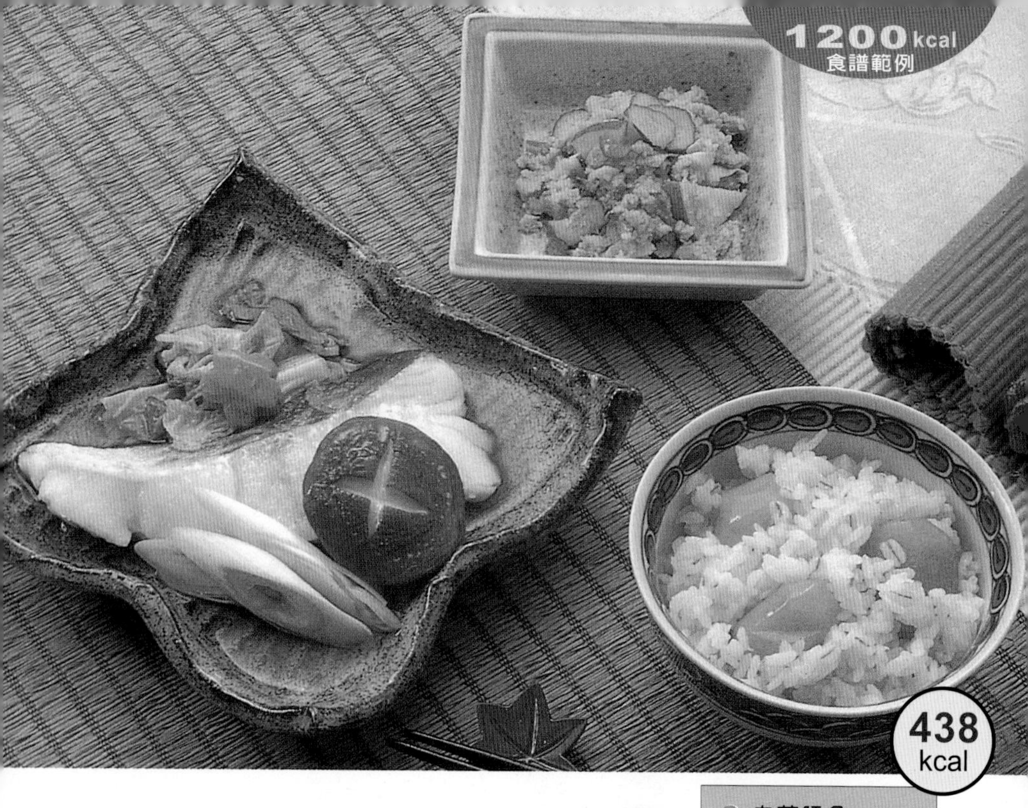

- 白菜鱈魚
- 拌豆腐渣
- 栗子飯

醣類	69.1g
蛋白質	35.2g
脂肪	5.7g
食物纖維	8.8g
鈣質	160mg
鐵質	3.1mg
鹽分	2.6g

第5天 晚餐

白菜鱈魚

材料 鱈魚…70g 胡椒、酒…各少許 太白粉…⅔小匙 白菜…80g 蔥、茼蒿…各20g 新鮮香菇…10g 昆布高湯…1杯（200ml） 鹽…0.8g 醬油…1小匙 裝飾胡蘿蔔

作法

❶鱈魚撒上胡椒、酒。白菜切成3cm，蔥斜切，茼蒿切成2cm，香菇在菇傘的正中央劃上十字。

❷鱈魚沾太白粉，用高湯煮過後取出。煮汁中依序放入白菜、茼蒿、香菇、蔥，燒煮後用鹽、醬油調味。煮汁淋在料理上。

拌豆腐渣

材料 豆腐渣、蛋…各30g 蘋果、高麗菜…各20g 小黃瓜…10g 醋…1小匙強 砂糖…1小匙 鹽…0.5g

作法

❶豆腐渣放入鍋中乾炒，加入蛋汁，充分炒過後，用砂糖、鹽、醋調味。

❷蘋果去皮切成銀杏形，泡入醋水中。高麗菜切成1cm短條狀，略煮。小黃瓜切成小段。

❸待❶冷卻後，與❷涼拌。

栗子飯

材料 胚芽米…50g 栗子…50g（大2個左右） 昆布高湯…70ml

作法

❶栗子去皮浸泡在明礬水中，煮之前用水洗浸。米洗浸。

❷所有材料混合，照一般方式煮。

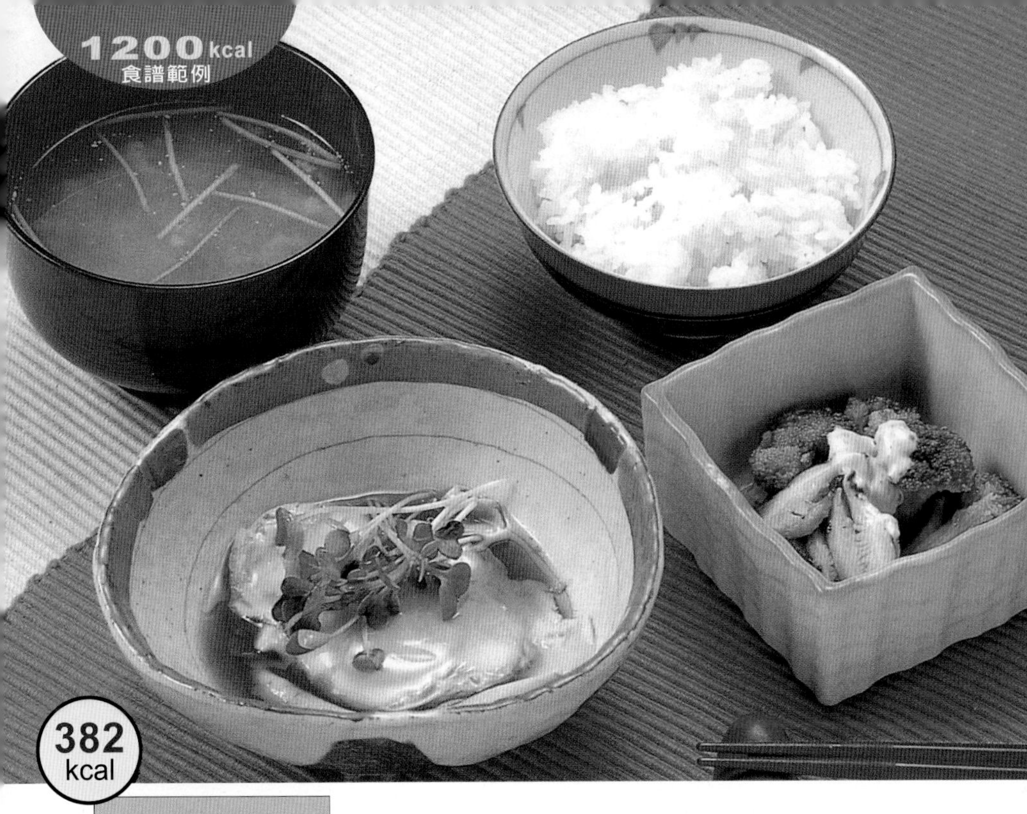

第6天 早餐

土佐蛋

材料 蛋…1個（50g） 豌豆嬰…20g 高湯…½杯（100㎖） 柴魚片…2g 醬油…1小匙

作法

❶豌豆嬰切掉根部。

❷鍋中放入高湯、柴魚片、醬油，煮滾後放入蛋，煮2～3分鐘，在空出的地方加入豌豆嬰略煮。

❸蛋不要弄破，連湯汁一起盛出。

花椰菜拌香菇

材料 花椰菜…50g 新鮮香菇…2個 美乃滋…½大匙 芥末…¼小匙

作法

❶花椰菜煮過後分為小株。香菇兩面烤過，撕成小瓣。

❷美乃滋和芥末混合，淋在花椰菜和香菇上。

山藥味噌湯

材料 山藥…40g 鴨兒芹…5g 高湯…1杯（100㎖） 味噌…12g

作法

❶山藥去皮切成3㎝長的條狀。鴨兒芹也切成3㎝長度。

❷鍋中放入高湯和山藥，煮軟後倒入味噌，煮至融化。盛入碗中撒上鴨兒芹。

飯（110g）

382 kcal

- 土佐蛋
- 花椰菜拌香菇
- 山藥味噌湯
- 飯

醣類	48.9g
蛋白質	17.7g
脂肪	11.8g
食物纖維	4.7g
鈣質	104mg
鐵質	3.0mg
鹽分	1.9g

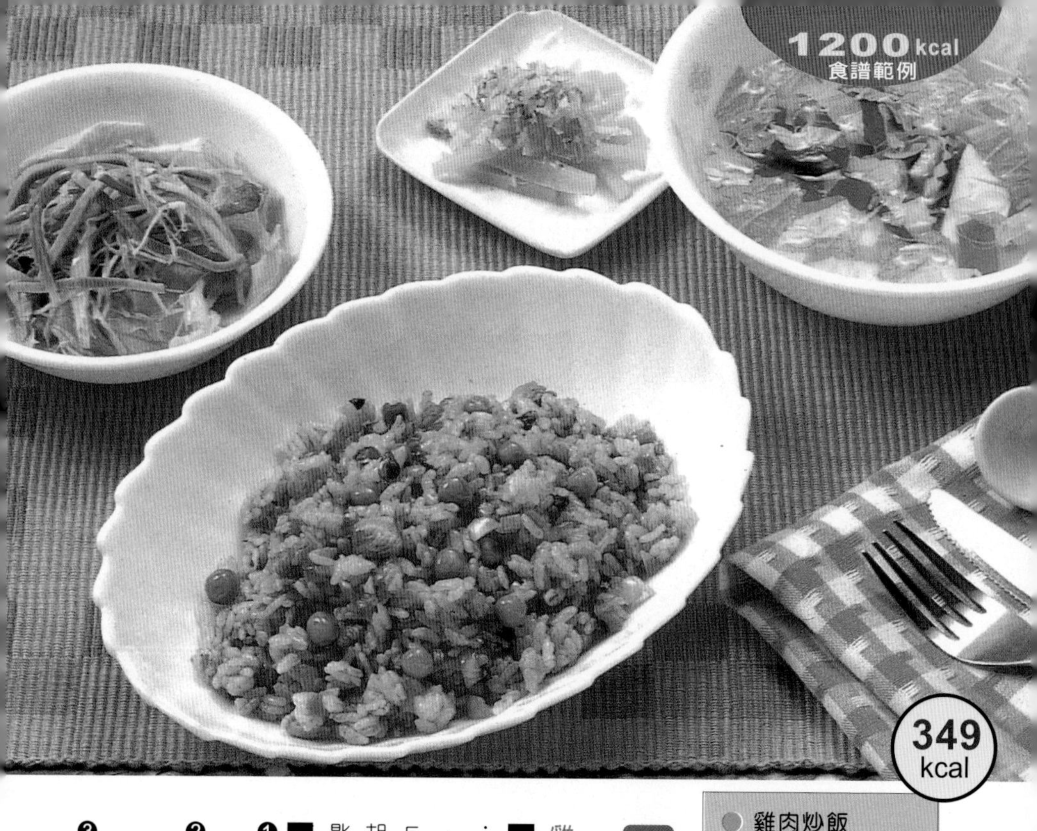

第6天 午餐

- 雞肉炒飯
- 火腿蔬菜沙拉
- 中華湯
- 醃黃蘿蔔

醣類	47.6g
蛋白質	19.2g
脂肪	8.0g
食物纖維	5.2g
鈣質	134mg
鐵質	2.5mg
鹽分	4.5g

雞肉炒飯

材料 米飯…110g 雞胸肉…20g 洋蔥…30g 胡蘿蔔、青椒…各10g 冷凍青豆…5g 沙拉油…½小匙 鹽、胡椒…各少許 番茄醬…1小匙+⅔小匙

作法

❶雞肉切成1㎝正方形，洋蔥、胡蘿蔔、青椒剁碎。

❷煎鍋中熱油，炒雞肉和胡蘿蔔，再加入洋蔥、青椒。加入調味料，放入青豆。

❸熱飯加入❷中，略炒後盛盤。

火腿蔬菜沙拉

材料 烤火腿…20g 小黃瓜、萵苣、高麗菜…各40g 醋、醬油…各1小匙

中華湯

材料 新鮮海帶芽…10g 白菜…30g 蔥…5g 傳統豆腐…40g 雞架子湯…¾杯（150㎖） 醬油…½小匙 鹽…少許（0.3g）

作法

❶雞架子湯煮滾，放入切成1～2㎝正方形的豆腐。

❷待豆腐浮起後，加入略切的海帶芽與切成小段的白菜，用調味料調味。吃之前撒上蔥花。

醃黃蘿蔔

材料 醃黃蘿蔔…20g 柴魚片…1g

作法

❶醃黃蘿蔔切開後泡水。

❷去除鹽分後涼拌柴魚片。

1200kcal 食譜範例

第6天 晚餐

蒸鰈魚

材料 鰈魚…80g 胡椒、酒…各少許 胡蘿蔔、根鴨兒芹…各10g 洋蔥、檸檬…各20g 乾香菇…2g 醬油⅕小匙

作法
❶鰈魚撒上胡椒、酒。
❷胡蘿蔔切成3㎝短條狀，洋蔥切成薄的半月形，香菇泡過後切成1㎝，根鴨兒芹切成2㎝。
❸❶的上面鋪上❷，用鋁箔紙包住，放入蒸器中蒸。擺在盤中淋上醬油，添上梳形檸檬。

煮南瓜

材料 南瓜…60g 四季豆…30g 高湯…¼杯（50㎖）醬油…1小匙 料理米酒…½小匙

作法
❶南瓜切成正方形，刮圓。
❷煮高湯和四季豆，調味後取出。
❸將❶皮朝下放入煮汁中，用小火煮熟後，與❷一起盛盤。

海帶芽味噌湯

材料 海帶芽…10g 蔥…3g

優格冰淇淋

※材料與作法參照116頁。

474 kcal

- 蒸鰈魚
- 煮南瓜
- 海帶芽味噌湯
- 飯（150g）
- 優格冰淇淋

醣類	78.3g
蛋白質	25.4g
脂肪	6.3g
食物纖維	6.1g
鈣質	153mg
鐵質	2.5mg
鹽分	2.4g

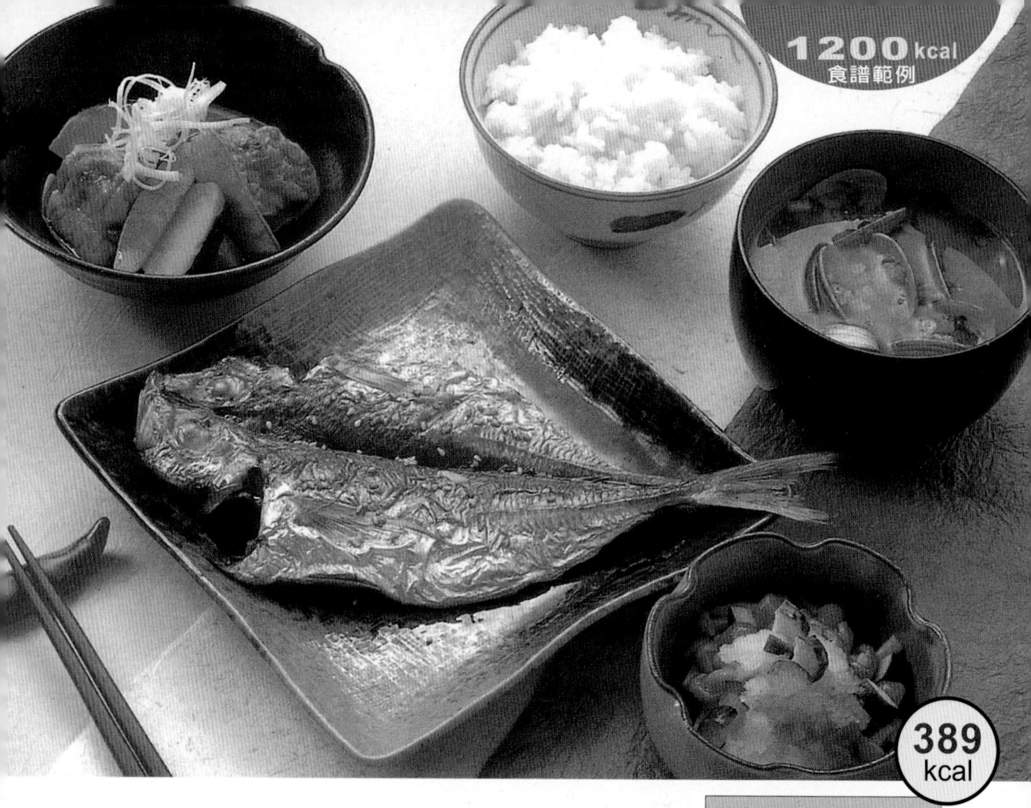

第7天 早餐

- 竹筴魚乾
- 滑子蕈拌白蘿蔔泥
- 青菜絲油豆腐煮蔬菜
- 蛤仔味噌湯
- 飯

醣類	67.8g
蛋白質	21.9g
脂肪	9.6g
食物纖維	3.4g
鈣質	185mg
鐵質	5.1mg
鹽分	2.7g

竹筴魚乾

材料 竹筴魚…40g 料理米酒…1小匙 醬油…½小匙 白芝麻…0.3g

作法

❶竹筴魚去除刺鱗、鰓、內臟，用水洗淨，瀝乾水分，用料理米酒加醬油醃10分鐘，撒上白芝麻，晾乾2～3小時。

❷先煎盛盤時要朝上的那一面，注意不要煎焦。

滑子蕈拌白蘿蔔泥

材料 滑子蕈…30g 白蘿蔔…40g 小黃瓜…20g 醋、醬油…各½小匙

作法

❶滑子蕈洗淨，煮2～3分鐘。

❷白蘿蔔擦碎成泥狀，略將水分去除。小黃瓜切成1㎝正方形。

❸醋、醬油混合，吃之前拌進❶❷。

青菜絲油豆腐煮蔬菜

材料 青菜絲油豆腐…30g 南瓜…40g 豌豆片…10g 蔥…少許 高湯…80ml 砂糖、醬油…各1小匙

作法

❶青菜絲油豆腐用滾水燙過，南瓜切成4㎝正方形，煮3～5分鐘。豌豆片煮過擱一旁待用。

❷用高湯和調味料煮青菜絲油豆腐和南瓜。盛盤後添上豌豆片和蔥。

蛤仔味噌湯

材料 蛤仔…30g 高湯…¾杯（150ml） 味噌…10g 萬能蔥…1g

飯（110g）

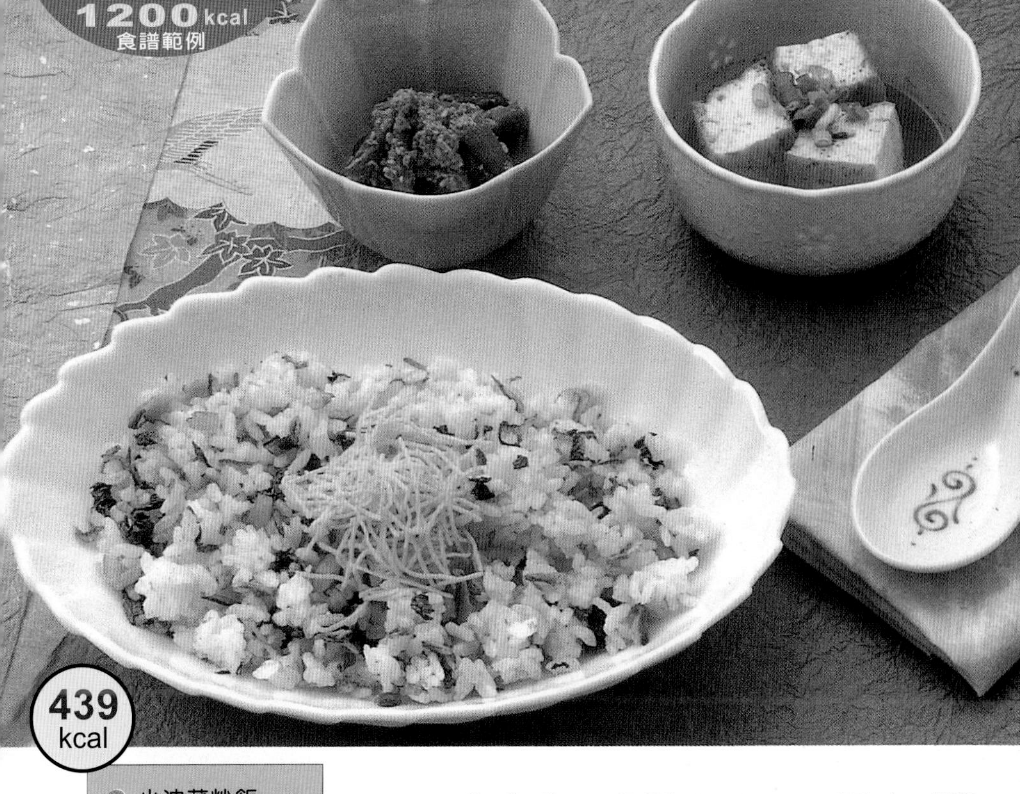

439 kcal

第7天 午餐

- 小油菜炒飯
- 番茄煮油豆腐塊
- 綠蘆筍拌芝麻

醣類	54.5g
蛋白質	18.9g
脂肪	16.3g
食物纖維	4.3g
鈣質	434mg
鐵質	5.2mg
鹽分	1.7g

小油菜炒飯

材料 飯…165g　小油菜…70g　新鮮香菇、櫻蝦…各5g　蛋…35g　芝麻油…1小匙　鹽…0.5g　胡椒…少許　醬油…$\frac{1}{3}$小匙

作法

❶小油菜煮過切成1㎝長度，擠乾水分。

❷香菇去蒂，切成薄片。

❸用煎鍋做蛋皮切成細絲。

❹熱芝麻油炒櫻蝦、小油菜、飯，撒上鹽、醬油，最後沿鍋邊再淋入醬油，略微混合。

❺盛盤用❸裝飾。

番茄煮油豆腐塊

材料 油豆腐塊…50g　萬能蔥…1g　番茄醬…1大匙　高湯…$\frac{1}{4}$杯（50㎖）

作法

❶油豆腐塊切成一口的大小，略煮去除油分。

❷用番茄醬、高湯煮油豆腐塊，盛盤後撒上萬能蔥花。

綠蘆筍拌芝麻

材料 綠蘆筍…60g　白芝麻…1小匙　醬油…$\frac{1}{2}$小匙

作法

❶綠蘆筍煮過，切成3㎝長度。

❷用研缽研碎芝麻，加入醬油混合。

❸用❷拌綠蘆筍後盛盤。

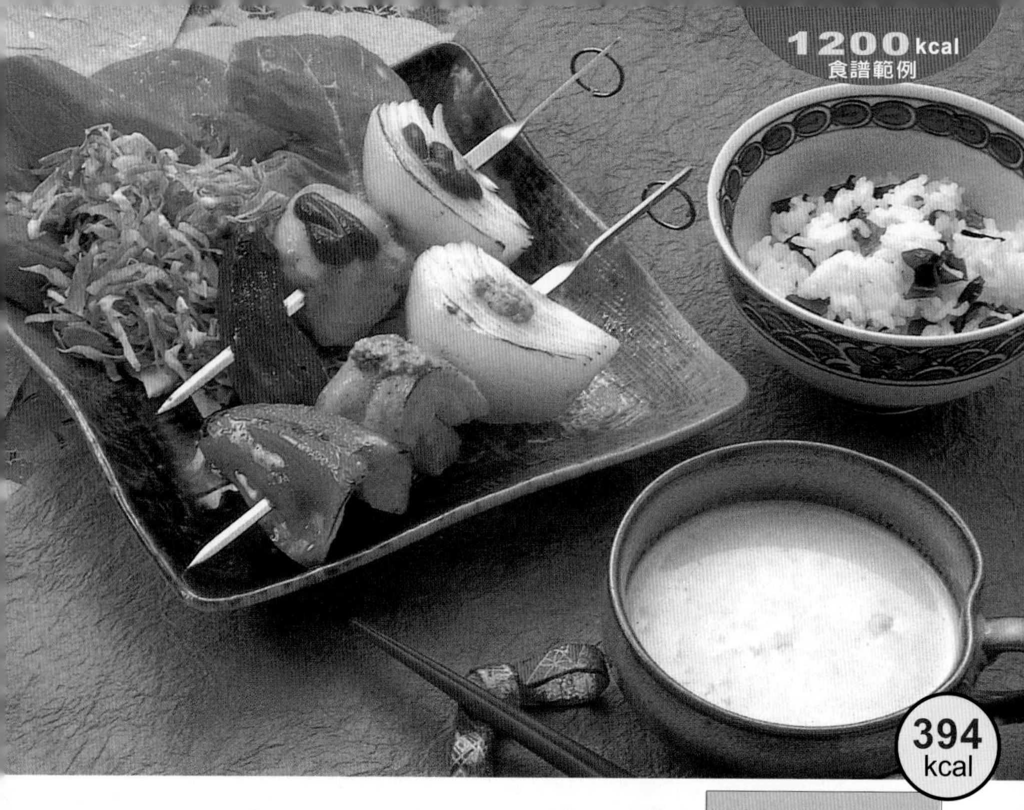

394 kcal

- 雞肉串
- 玉米湯
- 海帶芽飯

醣類	53.4g
蛋白質	18.8g
脂肪	10.5g
食物纖維	3.6g
鈣質	98mg
鐵質	1.8mg
鹽分	1.1g

第7天 晚餐

雞肉串

材料 雞腿肉…60g 洋蔥、青椒、生菜…各20g 沙拉油…½小匙 鹽、胡椒…各少許 番茄醬…1小匙 芥末…½小匙 高麗菜…30g

作法

❶雞肉分成2等分，洋蔥切成梳形，青椒切成一口大小。

❷用2根竹籤將肌肉和蔬菜串起，塗上一層薄薄的油。烤5分鐘，撒上鹽、胡椒。

❸盛盤，塗上番茄醬、芥末醬。鋪在生菜與切絲的高麗菜上。

玉米湯

材料 洋蔥…20g 奶油…½小匙 麵粉…⅔小匙 水…½杯（100㎖） 罐頭奶油玉米…40g 牛乳…50㎖ 胡椒…少許

作法

❶洋蔥剁碎。

❷鍋中加熱奶油炒❶，熟透後加入麵粉拌勻。加入水和玉米一起煮，煮滾後加入牛乳，用小火2~3分鐘。

❸用胡椒調味，盛入碗中。

海帶芽飯

材料 飯…110g 乾海帶芽…2g

作法

❶乾海帶芽泡開，剁碎。

❷在剛煮好的飯中拌入海帶芽，盛入碗中。

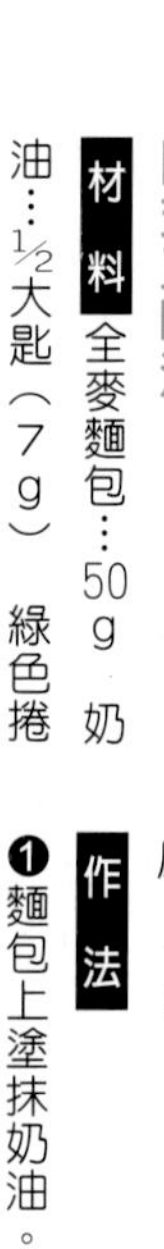

第1天 早餐

開式三明治

材料 全麥麵包…50g 奶油…½大匙（7g） 綠色捲葉萵苣…10g 鬆軟白乾酪…20g 煙燻鮭魚…25g 酸黃瓜…1g

作法
❶麵包上塗抹奶油。
❷依序鋪上萵苣、乳酪、鮭魚、剁碎的酸黃瓜。

陽光萵苣加檸檬調味醬

材料 陽光萵苣、番茄…各40g A（檸檬汁、醬油、沙拉油…各⅔小匙 胡椒…少許）

作法
❶陽光萵苣撕成適當的大小。
❷將❶和略切的番茄一起盛盤。A混合後，淋在上面。

胡蘿蔔奶油湯

材料 胡蘿蔔…50g 牛乳…150ml 湯塊…⅛個（0.2g） 鹽、胡椒…各少許 太白粉…1小匙

作法
❶牛乳加調味料煮胡蘿蔔泥。
❷加入太白粉水勾芡。

425 kcal

- 開式三明治
- 陽光萵苣加檸檬調味醬
- 胡蘿蔔奶油湯

醣類	40.8g
蛋白質	23.8g
脂肪	17.9g
食物纖維	3.7g
鈣質	233mg
鐵質	3.0mg
鹽分	4.0g

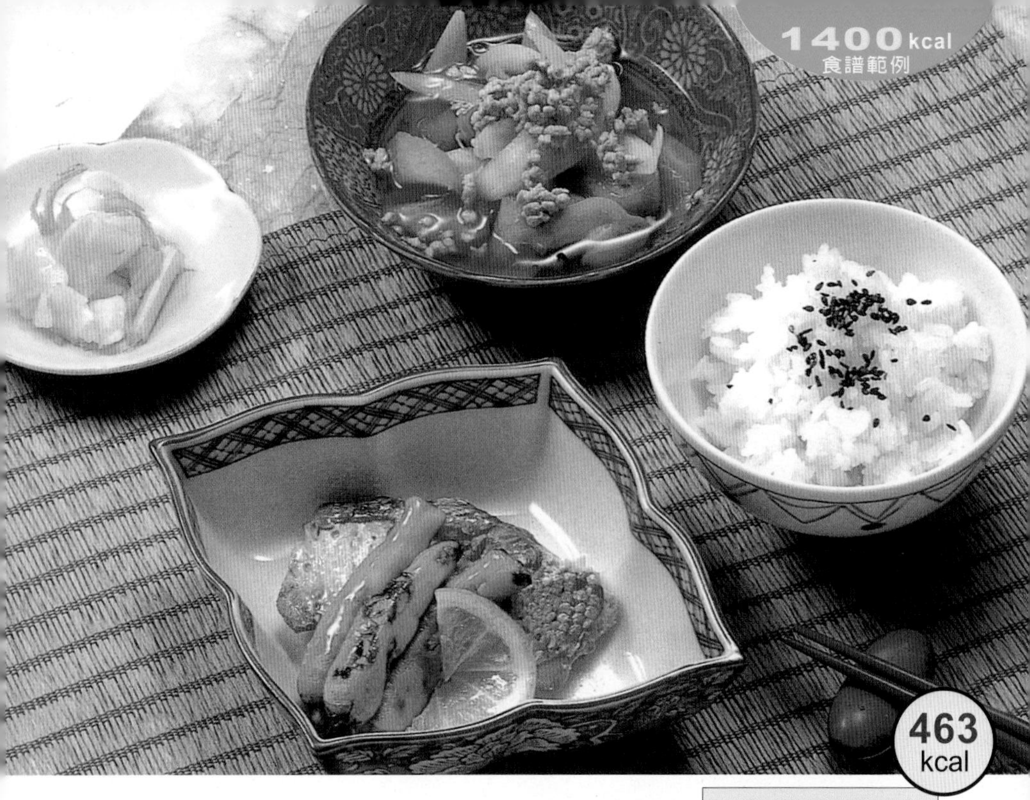

463 kcal

- 醬燒檸檬鮭魚
- 絞肉煮洋蔥
- 揉漬蕪菁
- 飯

醣類	51.0g
蛋白質	26.5g
脂肪	12.5g
食物纖維	5.0g
鈣質	81mg
鐵質	2.0mg
鹽分	2.1g

第1天 午餐

醬燒檸檬鮭魚

材料 新鮮鮭魚…80g　檸檬汁、酒…各2小匙　醬油…1小匙（6g）小青椒…3根

作法

❶鮭魚斜切成易吃的大小，沾上檸檬汁＋酒＋醬油的調味汁。

❷小青椒每根都縱切。

❸用烤箱烤❶和❷，直到變成金黃色為止。

絞肉煮洋蔥

材料 洋蔥…50g　豬絞肉、青椒、胡蘿蔔…各20g　高湯…¼杯（50ml）酒…1小匙（5g）醬油…½小匙（3g）

作法

❶洋蔥切成2cm寬的梳形。青椒去蒂與籽，切成小塊。

❷胡蘿蔔切塊。

❸用高湯加調味料煮❷，煮至八分熟時，加入絞肉與❶。一邊攪拌，一邊煮至湯汁減少為止。

揉漬蕪菁

材料 蕪菁…80g　鹽…少許（0.5g）

作法

❶蕪菁留下少許的莖，將葉子切掉，對半縱切後，再縱切成薄片。

❷蕪菁撒上鹽，醃一下，待軟後輕輕揉捏，擠乾汁液。

飯（130g＋少許黑芝麻）

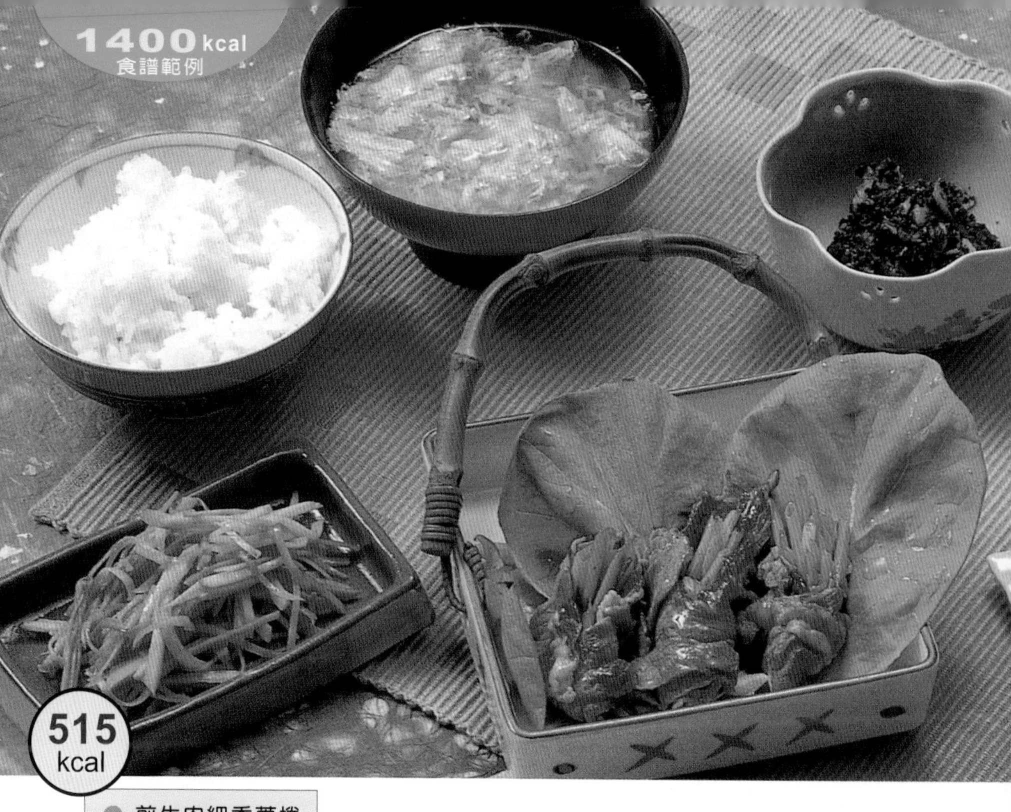

第1天 晚餐

煎牛肉細香蔥捲

材料 薄片牛腿瘦肉…60g 醃料（醬油…⅔小匙 料理米酒…⅓小匙） 細香蔥、生菜…各10g 沙拉油…⅔小匙

作法
❶用醃過的牛肉捲起配合寬度的細香蔥。
❷❶放入煎鍋中煎，改小火，蓋上鍋蓋燜30秒。
❸❷斜切成3㎝長度，擺在鋪上生菜的器皿中。

炒馬鈴薯絲

材料 馬鈴薯…60g 胡蘿蔔…10g 蔥…5g 沙拉油、醬油、砂糖…各1小匙 醋…⅔小匙

作法
❶去皮馬鈴薯切絲，泡水去除澀液。其他蔬菜也切絲。
❷蔥爆香，再放入其他蔬菜。加入調味料快炒，炒至湯汁收乾為止。

芝麻拌小油菜

材料 小油菜…60g 炒過的黑芝麻…⅔小匙 砂糖、醬油…各½小匙 高湯…1小匙

作法
❶炒過的芝麻用研缽略微研碎後，加入調味料。
❷用❶調拌燙過的小油菜。

蛋花湯

材料 蛋汁…15g 高湯…¾杯（150㎖） 鹽…0.7g 醬油…⅕小匙 太白粉…⅓小匙 薑汁…少許

- 煎牛肉細香蔥捲
- 炒馬鈴薯絲
- 芝麻拌小油菜
- 蛋花湯
- 飯（150g）

醣類	71.0g
蛋白質	23.7g
脂肪	13.6g
食物纖維	3.9g
鈣質	238mg
鐵質	4.8mg
鹽分	3.0g

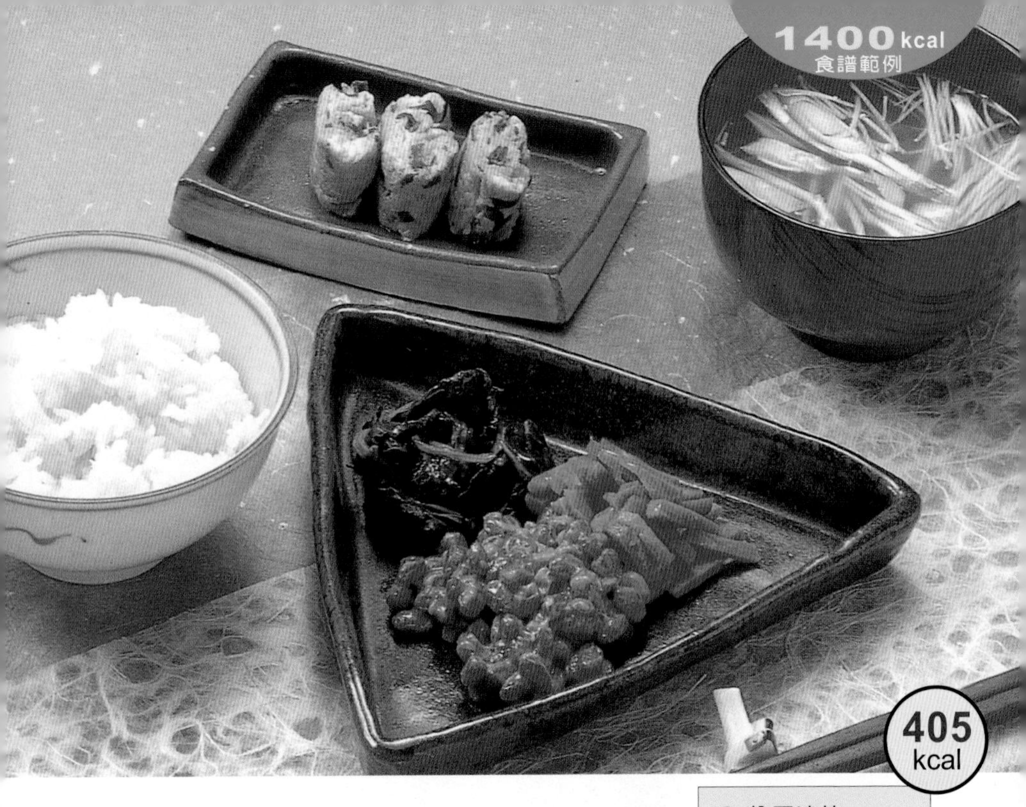

405 kcal

- 納豆沙拉
- 海帶芽煎蛋捲
- 金菇味噌湯
- 飯

醣類	44.3g
蛋白質	22.3g
脂肪	12.5g
食物纖維	9.3g
鈣質	158mg
鐵質	6.4mg
鹽分	2.4g

第2天 早餐

納豆沙拉

材料 納豆…40g 菠菜…80g 胡蘿蔔…30g 醬油…1小匙(6g) 芥末醬…$\frac{1}{2}$小匙

作法
❶納豆中加入醬油和芥末醬，充分攪拌至產生黏性為止。
❷菠菜燙過後泡水，撈起後擠乾水分，切成3㎝長度。胡蘿蔔切成5㎜的棒狀，煮熟後瀝乾水分。
❸將❶和❷盛盤。

海帶芽煎蛋捲

材料 蛋…1個(50g) 海帶芽…20g 沙拉油…$\frac{1}{3}$小匙 高湯…$\frac{2}{3}$大匙(10㎖) 醬油…$\frac{1}{4}$小匙

作法
❶海帶芽燙過後泡水，撈起擠乾水分，切成1㎝寬度。
❷蛋打散，加入高湯和醬油拌勻，加入❶，在煎蛋鍋中倒入$\frac{1}{3}$的量，做成蛋捲。
❸調整❷的形狀，切成易吃的大小。

金菇味噌湯

材料 金菇…20g 蔥…10g 高湯…1杯(200㎖) 味噌…12g

作法
❶金菇剔除根部，長度對半切開。蔥斜切成薄片。
❷鍋中加入高湯，煮滾後放入金菇、蔥略煮，倒入味噌攪勻。

飯(110g)

484 kcal

- 漢堡
- 馬鈴薯沙拉
- 蕪菁拌葡萄柚

醣類	51.0g
蛋白質	23.8g
脂肪	19.9g
食物纖維	4.5g
鈣質	88mg
鐵質	3.3mg
鹽分	1.9g

第2天 午餐

漢堡

材料 漢堡包…50g 乳瑪琳…1小匙 牛絞肉、豬絞肉…各30g 洋蔥…20g 麵包粉…5g 蛋汁、生菜…各10g 鹽、胡椒、豆蔻、芥末…各少許 沙拉油…½小匙 番茄醬…1小匙

作法

❶將絞肉、麵包粉、洋蔥屑、蛋汁、鹽、胡椒、豆蔻混合，捏成圓形，用沙拉油煎。

❷麵包對半橫切，塗上乳瑪琳、放入生菜、❶、番茄醬、芥末醬夾住。

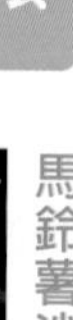

馬鈴薯沙拉

材料 馬鈴薯…50g 胡蘿蔔、火腿…各10g 小黃瓜…25g 美乃滋…1小匙 鹽、胡椒、檸檬汁…各少許

作法

❶馬鈴薯、胡蘿蔔、小黃瓜、火腿切成5㎜正方形。馬鈴薯、胡蘿蔔煮熟。

❷美乃滋＋鹽＋胡椒＋檸檬汁，涼拌❶。

蕪菁拌葡萄柚

材料 蕪菁…50g 胡蘿蔔…10g 葡萄柚…80g 法式調味醬…2小匙

作法

❶蕪菁去皮切成薄片。胡蘿蔔切成薄的銀杏形。

❷葡萄柚取出果肉，切成易吃的大小。

❸用調味醬涼拌❶和❷。

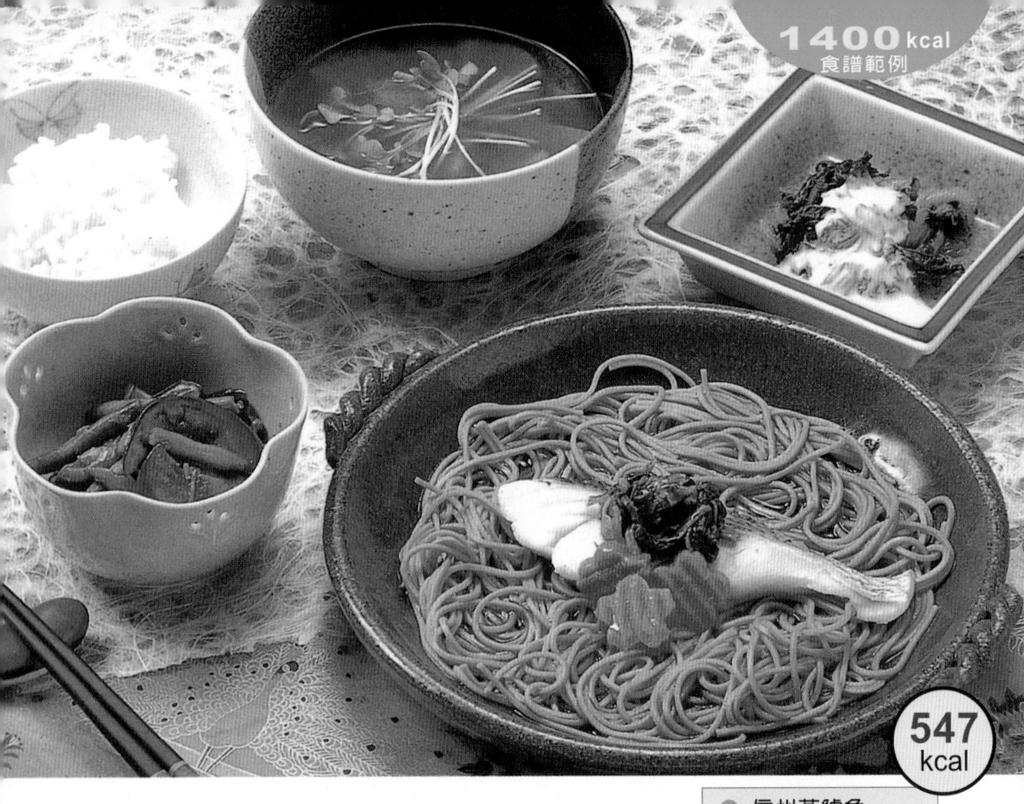

547 kcal

- 信州蒸鱸魚
- 茄子四季豆炒味噌
- 小油菜拌白色調味汁
- 吉野湯
- 飯（140g）

醣類	82.1g
蛋白質	27.3g
脂肪	9.5g
食物纖維	8.8g
鈣質	341mg
鐵質	7.8mg
鹽分	3.2g

第2天 晚餐

信州蒸鱸魚

材料 鱸魚…70g 胡蘿蔔…20g 菠菜…30g 蕎麥麵／乾…15g 鹽…少許 酒…½小匙 A（高湯…2大匙 醬油、料理米酒…各1小匙）

作法

❶鱸魚撒上鹽和酒，約醃30分鐘，放入蒸器中，用大火蒸7~8分鐘。

❷胡蘿蔔和菠菜煮過。蕎麥麵用大量滾水煮過，用冷水漂涼後瀝乾。

❸A混合後煮滾。

❹器皿中鋪上蕎麵條，擺上鱸魚和蔬菜，淋上❸。

茄子四季豆炒味噌

材料 茄子…60g 四季豆…20g 蔥…5g 薑…1g A（味噌…½大匙 砂糖…½小匙 醬油…⅕小匙 酒…1小匙弱） 沙拉油…½小匙（2g）

作法

❶茄子去除澀液，四季豆煮過。蔥、薑剁碎。A混合。

❷用炒菜鍋炒❶，加入A一起拌炒。

小油菜拌白色調味汁

材料 小油菜…60g 奶油…3g 麵粉…3g 牛乳…50ml 鹽、胡椒…少許

吉野湯

材料 白蘿蔔、小芋頭、蒟蒻…各20g 胡蘿蔔…10g 高湯…100ml 醬油…½小匙強 鹽…少許 豌豆嬰…5g 太白粉…1小匙

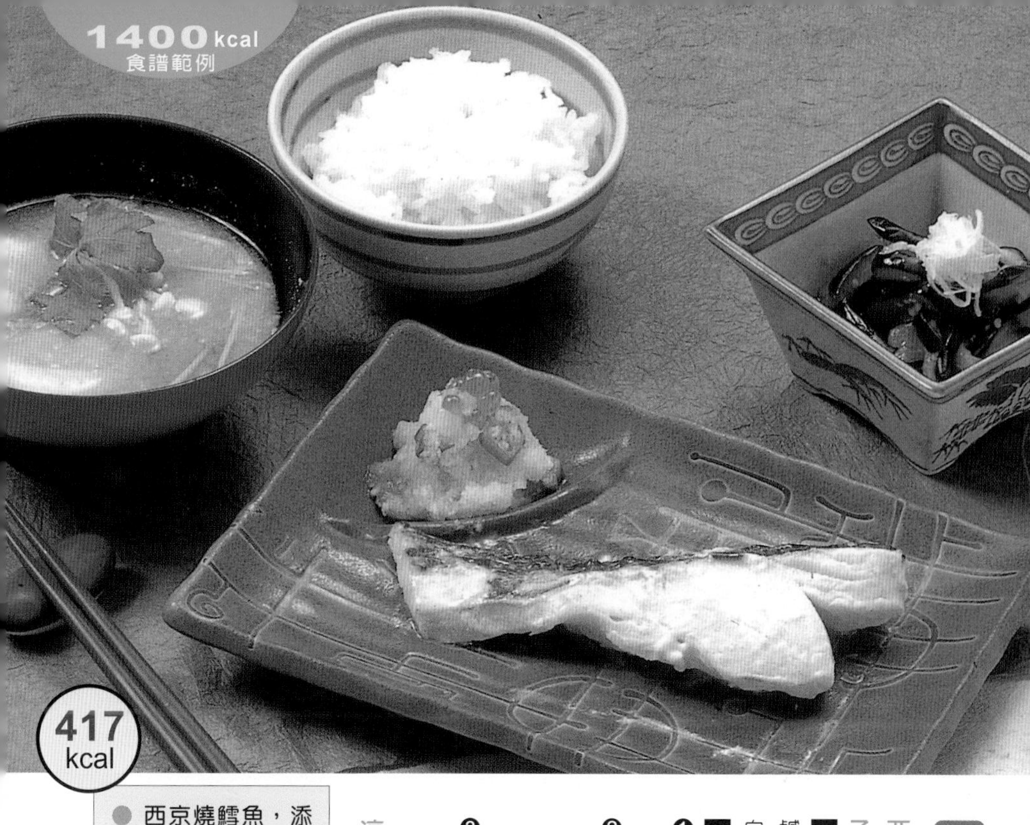

417 kcal

● 西京燒鱈魚，添上鹹鮭魚子秋葵拌白蘿蔔泥
● 涼拌茄子
● 蛋味噌湯 ● 飯

醣類	51.3g
蛋白質	25.2g
脂肪	11.2g
食物纖維	5.9g
鈣質	146mg
鐵質	3.4mg
鹽分	5.4g

第3天 早餐

西京燒鱈魚，添上鹹鮭魚子秋葵拌白蘿蔔泥

材料 西京漬鱈魚…50g 鹹鮭魚子…10g 秋葵…20g 白蘿蔔…120g 醋…⅔大匙

作法

❶西京漬鱈魚去除味噌，用鐵絲網烤，不要烤焦。

❷秋葵用板子摩擦，滾水略燙過後，冷水漂涼，切成小段。白蘿蔔擦碎成泥，瀝乾水分，與醋混合。

❸將❶擺在面前，❷擺在後方，上面添上鹹鮭魚子。

涼拌茄子

材料 茄子…80g 蔥…10g 薑…2g 鹽…少許（0.2g） A（醬油…½大匙 砂糖、芝麻油…各½小匙 醋…1小匙 辣油…¼小匙）

作法

❶茄子對半縱剖後，再縱切成6瓣。用鹽輕輕揉搓，略微沖洗。蔥和薑切絲後泡水，撈起瀝乾水分待用。

❷A混合後拌茄子，上面鋪上蔥、薑。

蛋味噌湯

材料 蛋…1個（50g） 金菇…20g 鴨兒芹…2g 高湯…⅔杯 味噌…12g

作法

❶金菇去根，對半切開後掰開。高湯煮滾後放入味噌，加入金菇。

❷將蛋打入湯中，煮成喜歡的硬度，盛入碗中。撒上鴨兒芹。

飯（110g）

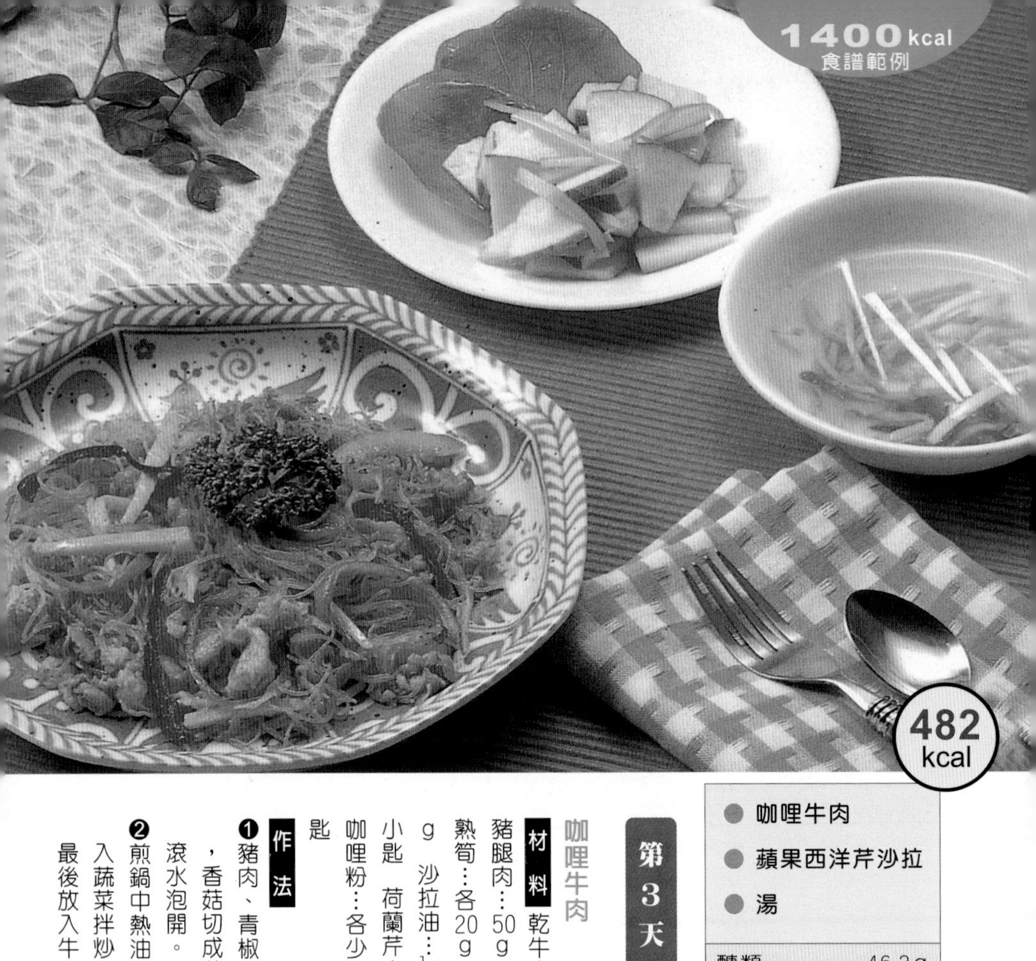

482 kcal

- 咖哩牛肉
- 蘋果西洋芹沙拉
- 湯

醣類	46.2g
蛋白質	20.0g
脂肪	12.6g
食物纖維	4.2g
鈣質	54mg
鐵質	1.9mg
鹽分	2.1g

第3天 午餐

咖哩牛肉

材料 乾牛肉…70g 薄片豬腿肉…50g 紅椒、青椒、熟筍…各20g 新鮮香菇…10g 沙拉油…1/2大匙 鹽…1/5小匙 荷蘭芹…1g 胡椒、咖哩粉…各少許 醬油…1/4小匙

作法

❶豬肉、青椒、熟筍切成細絲，香菇切成薄片。乾牛肉用滾水泡開。

❷煎鍋中熱油炒豬肉，依序加入蔬菜拌炒，加入調味料。最後放入牛肉，炒好後盛盤

❸添上荷蘭芹。

蘋果西洋芹沙拉

材料 蘋果…50g 西洋芹…30g 生菜…10g 法式調味醬…1/2大匙 胡椒…少許

作法

❶蘋果切成銀杏形，西洋芹切成5㎝長的縱薄片。

❷生菜上鋪上用法式調味醬涼拌的❶。

湯

材料 去骨火腿…10g 榨菜…7g 蔥…15g 高湯…3/4杯 鹽、胡椒…各少許

作法

❶榨菜泡水去除鹽分，切成薄片。

❷去骨火腿配合榨菜的大小來切，蔥切絲。

❸高湯煮滾後，放入榨菜、去骨火腿、蔥，略微煮滾後，用鹽、胡椒調味。

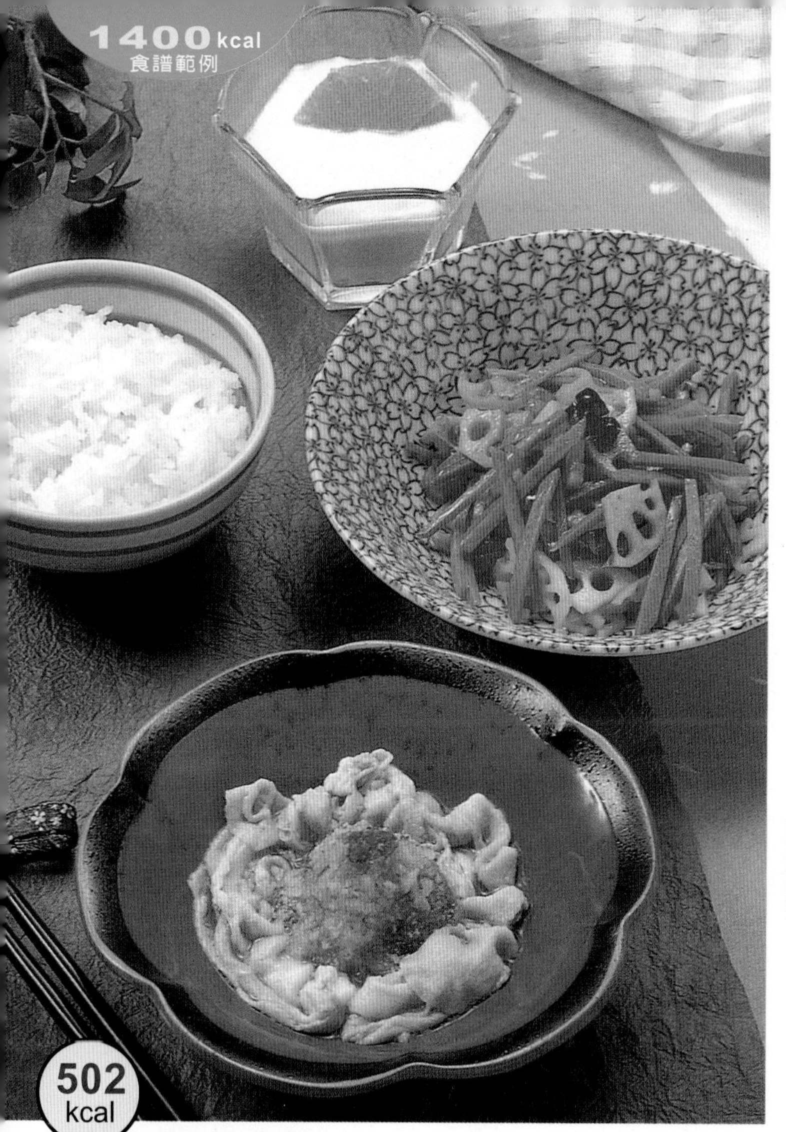

第3天 晚餐

薄片豬肉拌綠色調味汁

材料 薄片豬腿肉…100g
白蘿蔔…50g 小黃瓜…30g
三杯醋（鹽…少許 砂糖…½小匙 醋…1大匙 醬油…1+½小匙）

作法
❶將豬肉一片片放入滾水中，浮起後放入冷水中漂涼，放在簍子裡瀝乾水分。
❷白蘿蔔和小黃瓜擦成泥狀，瀝乾水分後混合，鋪在❶上淋上三杯醋。

金平蓮藕胡蘿蔔

材料 蓮藕…50g 胡蘿蔔…20g 沙拉油…1小匙 紅辣椒…少許 調味料（醬油、料理米酒…各⅔小匙 高湯…1大匙 白芝麻…½小匙）

作法
❶蓮藕切成薄銀杏形，泡水去除澀液。胡蘿蔔斜切成薄片後，切成細絲。
❷炒胡蘿蔔，再加入蓮藕、切成小段的辣椒一起炒，加入調味料，炒至湯汁收乾為止，撒上白芝麻。

橘子優格

材料 橘子…80g 原味優格…100g

飯（150g）

502kcal

- 薄片豬肉拌綠色調味汁
- 金平蓮藕胡蘿蔔
- 橘子優格
- 飯

醣類	73.1g
蛋白質	29.3g
脂肪	9.5g
食物纖維	4.4g
鈣質	88mg
鐵質	2.6mg
鹽分	2.2g

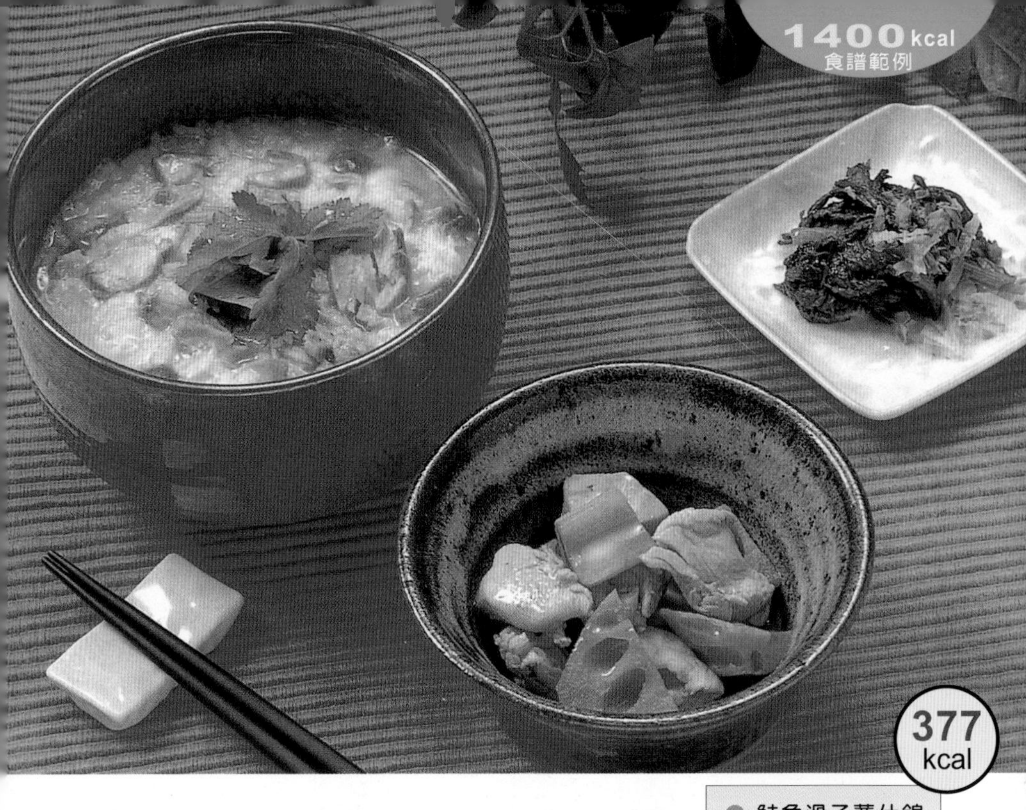

377 kcal

- 鮭魚滑子蕈什錦飯
- 雞肉炒煮蓮藕
- 燙茼蒿

醣類	48.1g
蛋白質	20.4g
脂肪	13.5g
食物纖維	4.0g
鈣質	76mg
鐵質	2.7mg
鹽分	3.4g

第4天 早餐

鮭魚滑子蕈什錦飯

材料 米飯…110g 甜鹹鮭魚、滑子蕈…各20g 蛋…15g 鴨兒芹…10g 高湯…150ml 鹽…1/10小匙(0.5g) 醬油…1/3小匙 酒…1/2小匙

作法

❶飯放在簍子裡淋上水，撥散並去除黏性，瀝乾水分待用。滑子蕈略燙後，放在簍子裡瀝乾水分。

❷鴨兒芹切成3cm長度，鮭魚烤過後將肉掰散，撒上酒。

❸高湯與❶煮滾後，加入鹽、胡椒，再加入蛋汁，蓋上鍋蓋用大火煮10秒。關火撒上鴨兒芹。稍微燜一下，待蛋鬆軟後，盛盤擺上❷。

雞肉炒煮蓮藕

材料 去皮雞腿肉…30g 蓮藕…60g 沙拉油…1小匙（4g） 砂糖…1/2小匙 高湯…1/4杯（50ml） 醬油…1小匙（6g）

作法

❶雞肉斜切成一口大小。蓮藕去皮切塊，泡在醋水中去除澀液。

❷雞肉炒至變色後加入蓮藕拌炒，加入高湯，用砂糖、醬油調味。煮至湯汁收乾為止。

燙茼蒿

材料 茼蒿…50g 柴魚片…2g 醬油…1/2小匙

作法

❶茼蒿煮過，用冷水漂涼後，撈起擠乾水分，切成3cm長度。

❷柴魚片撒在❶上。

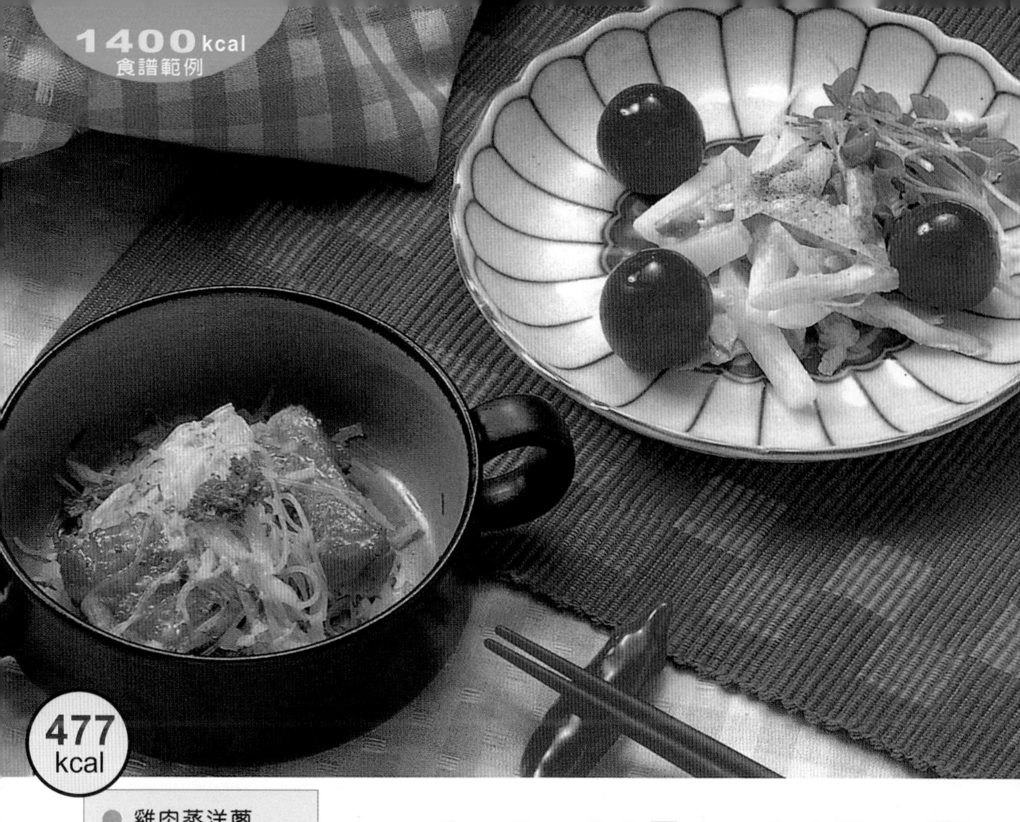

- 雞肉蒸洋蔥
- 煮牛肉
- 牛蒡蕪菁沙拉

醣類	36.5g
蛋白質	25.3g
脂肪	24.9g
食物纖維	3.6g
鈣質	76mg
鐵質	2.0mg
鹽分	0.8g

第4天 午餐

雞肉蒸洋蔥

材料 連皮雞胸肉…100g　洋蔥…50g　沙拉油…1小匙　調味料（芥末、美乃滋、酒醋…各⅔小匙　荷蘭芹…3g　鹽、胡椒…各少許）

作法

❶雞肉撒上鹽、胡椒。

❷煎鍋熱油後，將❶兩面煎成金黃色。

❸洋蔥、荷蘭芹剁碎，與調味料混合。

❹耐熱皿中鋪上一半的❸，再鋪上❷，最後淋上剩下的❸，用微波爐加熱3分30秒。

煮牛肉

材料 牛肉（乾）…30g

作法

❶牛肉用滾水煮過。

❷瀝乾水分，擺在「雞肉蒸洋蔥」旁邊。

牛蒡蕪菁沙拉

材料 牛蒡…20g　蕪菁…30g　豌豆苗…10g　小番茄…3個（45g）　美乃滋…1小匙＋½小匙　牛乳…2小匙　鹽、胡椒…各少許

作法

❶牛蒡用刀背將表皮刮除，切成細絲泡水，稍微煮過後，放在簍子裡冷卻。

❷蕪菁去皮，切成5㎜棒狀。豌豆嬰去除根部。

❸美乃滋與牛乳混合，撒上鹽、胡椒，做成調味汁涼拌牛蒡和蕪菁，添上豌豆嬰和小番茄。

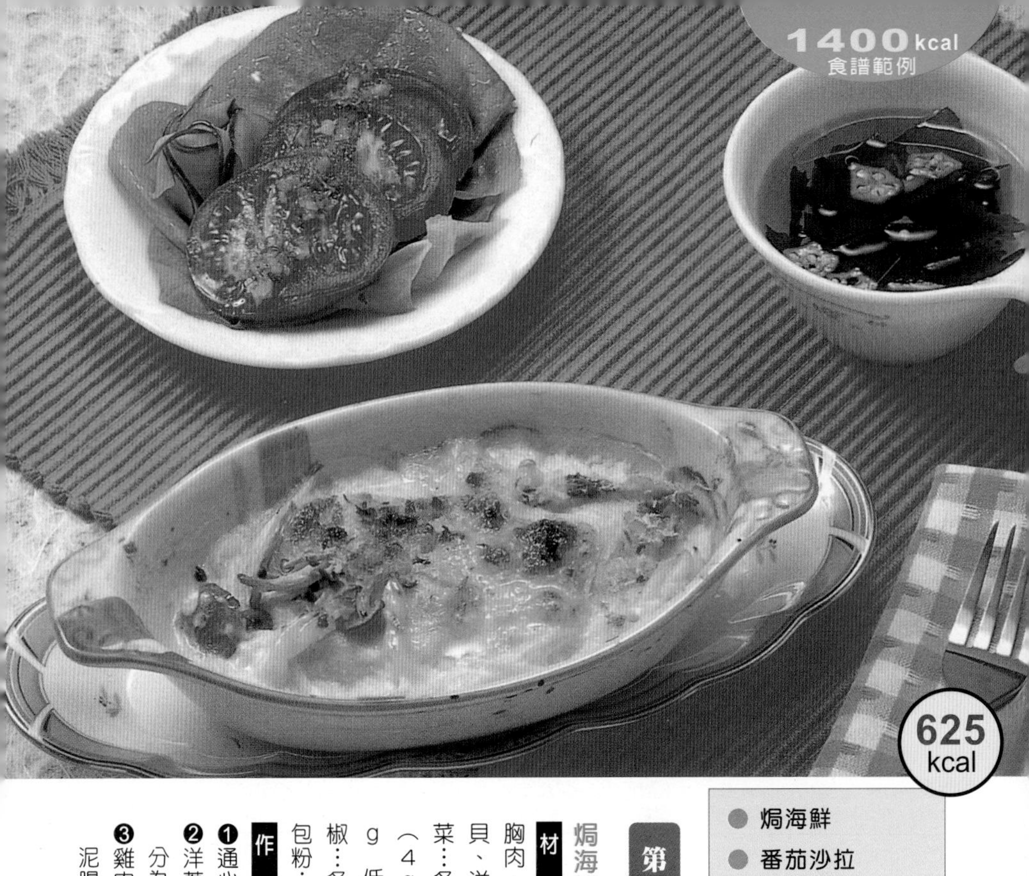

- 焗海鮮
- 番茄沙拉
- 海帶芽湯

醣類	129.1g
蛋白質	39.5g
脂肪	57.6g
食物纖維	6.8g
鈣質	384mg
鐵質	7.1mg
鹽分	3.6g

第4天 晚餐

焗海鮮

材料 熟通心粉…150g 雞胸肉、玉蕈…各20g 蝦、干貝、洋蔥…各20g 蛤仔、淡菜…各25g 沙拉油…1小匙（4g） 麵粉、奶油…各6g 低脂牛乳…120ml 鹽、胡椒…各少許 乳酪…10g 麵包粉…2小匙（2g）

作法

❶通心粉煮過，擱置待用。

❷洋蔥切成薄片，玉蕈去蒂，分為小株待用。

❸雞肉切成一口大小，蝦去除泥腸，貝類充分洗淨，干貝切成易吃的大小。

❹炒熟❷❸。

❺用小火炒奶油和麵粉，加入熱牛乳，做成白色調味汁。用半量攪拌❶❹，用鹽、胡椒調味。

❻烤盤中放入❺，淋上剩下的白色調味汁，撒上麵包粉、乳酪，用烤箱烤。

番茄沙拉

材料 番茄…100g 生菜…30g 小黃瓜…50g 洋蔥…5g 荷蘭芹…1g 調味汁…1大匙

作法

❶番茄去皮切成圓片，小黃瓜斜切成薄片。

❷鋪上生菜，盛上❶，撒上剁碎的洋蔥和荷蘭芹，淋上調味汁。

海帶芽湯

材料 海帶芽、秋葵…各10g 湯塊…0.5g 胡椒…少許

393 kcal

第5天 早餐

燴年糕

材料 年糕…80g 乾香菇…2g 白菜…30g 胡蘿蔔…15g 茼蒿、甜味噌…各10g 高湯…¾杯（150㎖）

作法

❶用高湯煮泡好的香菇、切成適當大小的白菜，以及胡蘿蔔。

❷煮好後放入甜味噌，加入茼蒿，放入烤過的年糕。

蛋捲

材料 蛋…30g 沙拉油…¼小匙（1g） 鹽…少許 高湯…1小匙（5㎖） 白菓…4g 小番茄…10g

作法

❶蛋中加入鹽、高湯。用煎蛋鍋一邊煎，一邊捲起。

❷添上煎過的白菓和番茄。

燙菠菜

材料 菠菜…50g 芝麻…1g 醬油…½小匙

作法

❶菠菜煮過，浸入冷水中。

❷擠乾水氣，切成2㎝長度，撒上芝麻。

納豆豆腐

材料 納豆…20g 豆腐…50g 高湯…50㎖ 芥末…少許 醬油…½小匙 青紫蘇…1g

作法

❶豆腐切丁，用高湯煮過，瀝乾水分冷卻。

❷❶擺在青紫蘇上，上面鋪上納豆，沾芥末、醬油食用。

辣味蒟蒻粉絲

材料 蒟蒻粉絲…30g 葉蔥…3g 高湯…30㎖ 醬油…½小匙

- 燴年糕
- 蛋捲
- 燙菠菜
- 納豆豆腐
- 辣味蒟蒻粉絲

營養成分	含量
醣類	54.7g
蛋白質	19.0g
脂肪	10.6g
食物纖維	10.0g
鈣質	202mg
鐵質	5.3mg
鹽分	2.4g

第5天 午餐

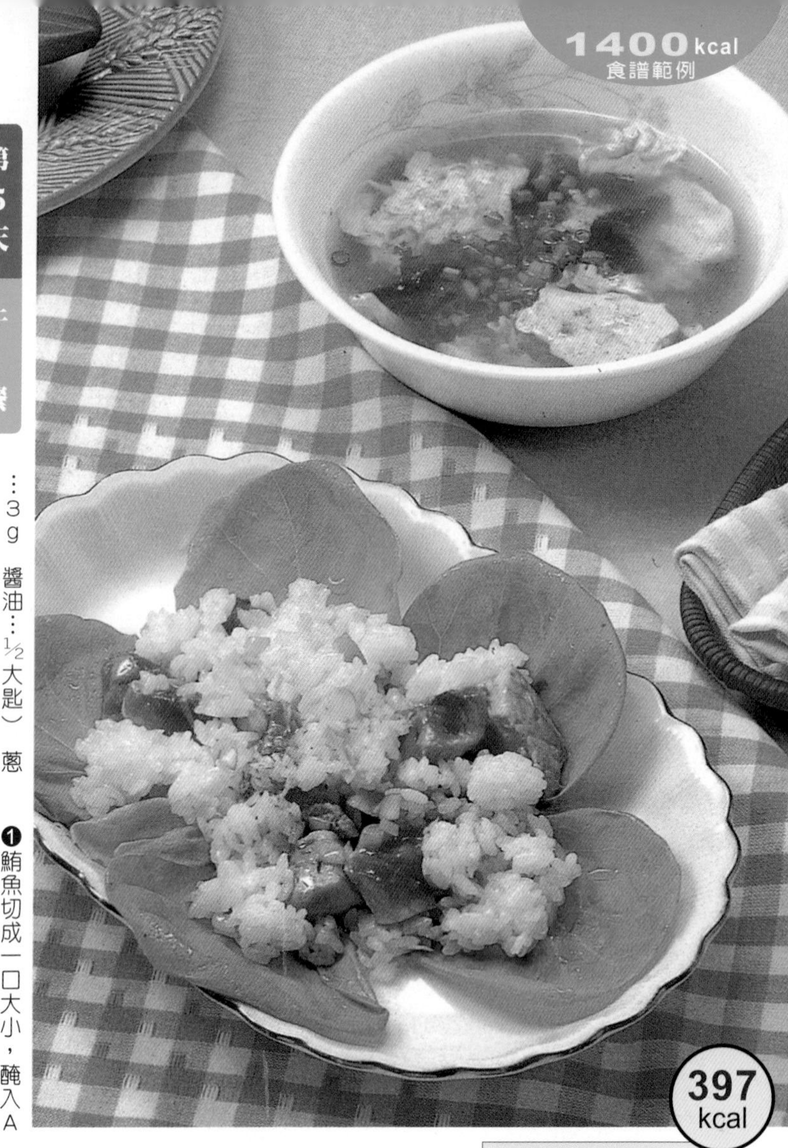

鮪魚飯

材料 生魚片用紅肉鮪魚…70g　A（薑泥…5g　蒜泥…3g　醬油…½大匙）　蔥…20g　奶油…1小匙　松子…4g　飯…110g　生菜…50g

作法

❶鮪魚切成一口大小，醃入A混合而成的調味料中。

❷蔥剁碎，用奶油略炒。

❸松子剁碎。

❹煮好的飯中加入❶和❷，迅速混合。

❺生菜上鋪上❹的飯，撒上❸。用生菜包住鮪魚飯再吃。

番茄蛋花湯

材料 番茄…50g　蛋汁…30g　萬能蔥…10g　A（鮮雞晶…½小匙　水…150㎖）　胡椒…少許

作法

❶番茄切成5㎜厚的銀杏形，蛋打散，蔥切成蔥花。

❷A煮滾後，加入番茄。再煮滾後，倒入蛋汁，用胡椒調味，撒上蔥花。

397 kcal

● 鮪魚飯
● 番茄蛋花湯

醣類	42.5g
蛋白質	30.4g
脂肪	10.6g
食物纖維	3.0g
鈣質	75mg
鐵質	3.9mg
鹽分	3.0g

1400 kcal 食譜範例

555 kcal

- 薑燒豬肉
- 炸煮馬鈴薯
- 醋拌根鴨兒芹海苔
- 飯(150g)

醣類	71.8g
蛋白質	30.6g
脂肪	14.6g
食物纖維	4.2g
鈣質	68mg
鐵質	3.4mg
鹽分	2.3g

第5天 晚餐

薑燒豬肉

材料 豬腿肉…100g 醃料(醬油…1小匙 料理米酒…1/3小匙 薑汁…少許) 沙拉油…2/3小匙 高麗菜…50g 番茄…30g

作法

❶豬肉醃過待用。將瀝乾醃汁的豬肉放入煎鍋加油兩面煎熟。倒入醃汁，用大火煎至入味。

❷高麗菜煮過切成短條狀，擠乾水分。番茄用滾水燙過切成梳形。

❸器皿中擺上❶，添上❷。

炸煮馬鈴薯

材料 馬鈴薯…75g 炸油…7g 青豆…10g A(砂糖…1小匙 醬油…1小匙弱) 高湯…1/4杯(50ml)

作法

❶馬鈴薯用160℃的炸油炸至6分熟。

❷鍋中煮滾A和高湯，放入❶煮熟。煮至湯汁收乾為止，放入青豆略煮。

醋拌根鴨兒芹海苔

材料 鴨兒芹…50g 海苔…1g A(醬油…1/2小匙 高湯…1/3小匙 醋…1小匙)

作法

❶鴨兒芹切掉根部，煮過後用冷水漂涼。撈起擠掉水分，切成3㎝長度，用A涼拌。

❷海苔用手捏碎，撒在❶上。

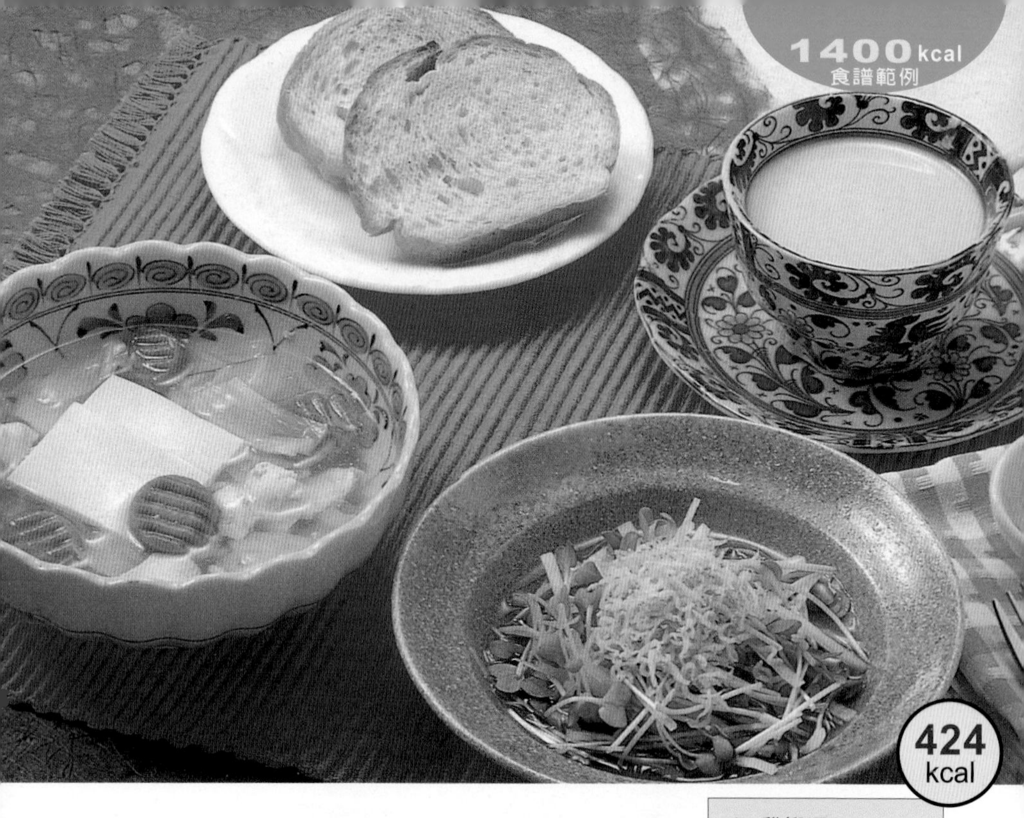

424
kcal

- 雞柳湯
- 德國沙拉
- 奶茶
- 法國麵包

醣類	47.6g
蛋白質	34.7g
脂肪	8.9g
食物纖維	5.4g
鈣質	305mg
鐵質	2.4mg
鹽分	3.2g

第6天 早餐

雞柳湯

材料 去皮雞胸肉…80g 高麗菜…100g 胡蘿蔔…20g 水…½杯（100ml） 酒…½大匙（7.5g） 鹽…少許（0.2g） 胡椒…少許 乳酪片…20g

作法

❶雞胸肉去筋，斜切成易吃的大小。

❷高麗菜去芯，切成4～5cm的正方形。

❸胡蘿蔔切成2mm厚的圓片。

❹鍋中加水，煮滾後放入❶，撈除澀液，加入❷❸。用鹽、酒調味，小火煮10分鐘。

❺高麗菜、胡蘿蔔煮軟後，撒上胡椒。

❻將❺盛入碗中，鋪上乳酪片。

德國沙拉

材料 白蘿蔔…80g 小黃瓜…20g 豌豆嬰…5g 魩仔魚…3g 醬油…1小匙（6g）

作法

❶白蘿蔔和小黃瓜切絲，浸入冷水中，使其爽脆。

❷豌豆嬰去除根部，切成兩段。

❸瀝乾❶❷的水分，混合魩仔魚，用醬油涼拌。

奶茶

材料 濃的紅茶…150ml 牛乳…60ml

法國麵包（60g）

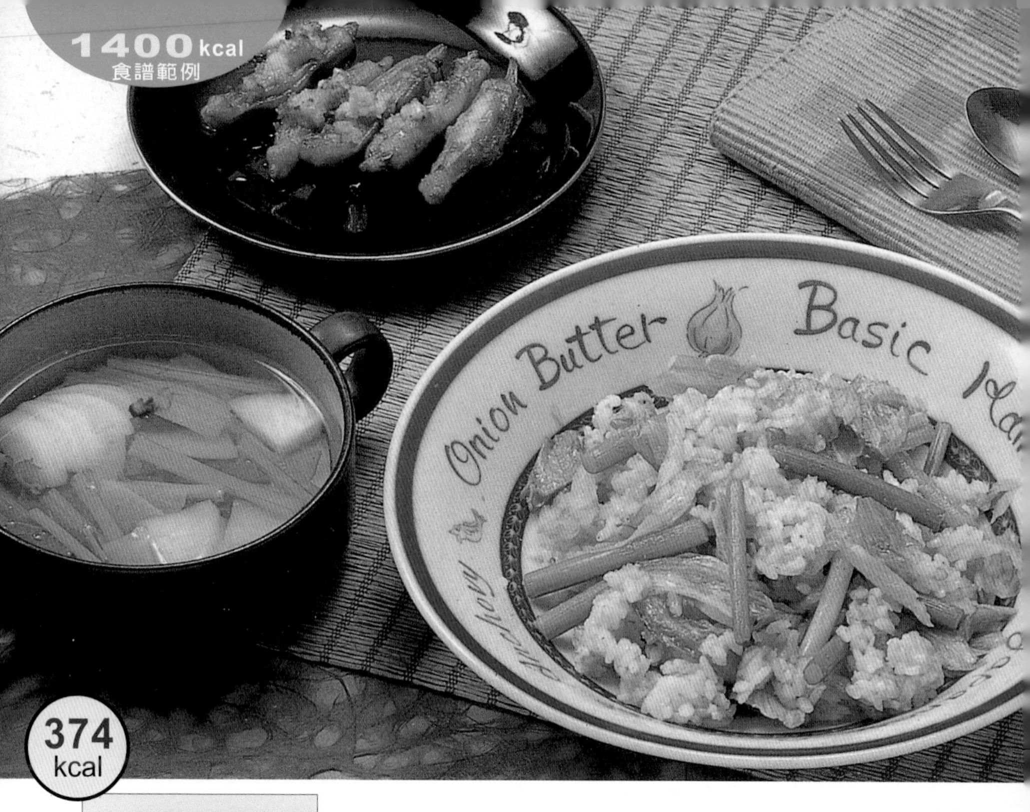

374
kcal

- 鱈魚子炒飯
- 小青椒鑲蝦仁
- 蕪菁湯

醣類	55.9g
蛋白質	20.3g
脂肪	5.6g
食物纖維	4.7g
鈣質	124mg
鐵質	1.9mg
鹽分	4.4g

第6天 午餐

鱈魚子炒飯

材料 飯…140g 甜鹹鱈魚子…30g 蔥…10g 蒜苔…20g 萵苣…50g 芝麻油、醬油…各1小匙 鹽、胡椒…各少許

作法

❶鱈魚子去除薄皮，蔥剁碎。蒜苔切成6～7㎝的寬度，萵苣切成一口的大小。

❷炒菜鍋加芝麻油，爆香蔥、蒜苔，加入飯和萵苣拌炒，加入鱈魚子用調味料調味。

小青椒鑲蝦仁

材料 小青椒、蝦仁…各25g A（蛋白…10g 太白粉…1小匙 酒…½小匙 鹽…少許） 炸油…6g B（高湯…50㎖ 酒、砂糖、醬油…各½小匙 鹽…少許）

作法

❶小青椒縱劃一道，切開後去籽。

❷蝦仁去除泥腸，用刀背剁碎，再用研缽研碎，加入A混合。

❸在❶中塞入❷，用180℃的油炸。

❹鍋中煮滾B，加入❸略煮。

蕪菁湯

材料 蕪菁…70g 中式湯…1杯（200㎖） 蕪菁葉…20g 鹽、胡椒…各少許

作法

❶蕪菁葉煮過切成5㎜寬度。

❷湯中燉煮切成銀杏形的蕪菁，撈除澀液，調味，撒上❶

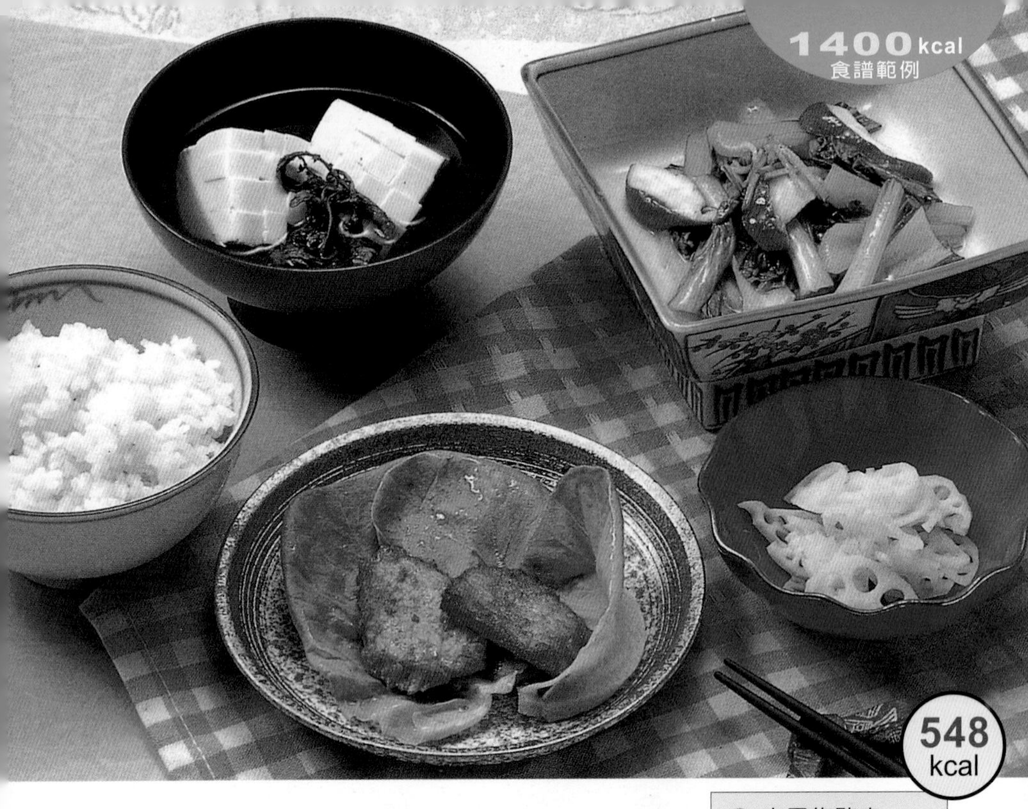

第6天 晚餐

- 立田炸豬肉
- 炒煮青江菜
- 糖醋蓮藕
- 茼蒿豆腐湯
- 飯(165g)

醣類	67.6g
蛋白質	24.8g
脂肪	17.4g
食物纖維	3.4g
鈣質	204mg
鐵質	3.5mg
鹽分	3.1g

立田炸豬肉

材料 豬腿瘦肉…80g 豬肉醃料（醬油…1小匙 料理米酒…½小匙） 太白粉…½大匙 炸油…8g 生菜…10g

作法
❶豬肉切成正方形，醃過。
❷去除❶的醃汁，撒上一層薄薄的太白粉，用160℃的油慢慢炸，炸熟後放在生菜上。

炒煮青江菜

材料 青江菜…100g 新鮮香菇…3g 薑…1g 沙拉油…1小匙 A（醬油…⅔小匙 料理米酒…½小匙 高湯…1大匙）

作法
❶薑絲爆香後，加入略切的青江菜、斜切的香菇一起炒。
❷A放入❶中，煮4～5分鐘。

糖醋蓮藕

材料 蓮藕…40g A（鹽…少許 砂糖½小匙 高湯、醋…各⅔小匙）

作法
❶蓮藕去皮切成薄的半月形，泡醋水去除澀液。
❷❶略煮之後，醃漬在A混合而成的糖醋汁中。

茼蒿豆腐湯

材料 嫩豆腐…50g 茼蒿…10g A（高湯…150㎖ 鹽…少許 醬油…1小匙）

作法
❶豆腐切成小塊。
❷煮過的茼蒿與❶放入碗中，倒入煮滾的A。

第7天 早餐

炒飯沙拉

材料 飯…110g 綜合蔬菜…30g 水煮蛋…30g 法式調味醬…⅔大匙

作法
❶綜合蔬菜用微波爐加熱90秒解凍。
❷水煮蛋切成5㎜厚的圓片。
❸飯中混合❶，拌入調味醬後，用❷裝飾。

牛肉湯

材料 薄片牛腿肉、洋蔥屑…20g 鹽、胡椒…各少許 太白粉…1小匙（3g） 蘑菇…30g 番茄…40g 湯塊（牛肉）…1g 番茄醬…1小匙

作法
❶牛肉切成一口的大小，撒上鹽、胡椒。蘑菇切成薄片。番茄切成1㎝正方形。
❷湯塊和蔬菜一起煮，肉沾上太白粉後放入，用鹽、胡椒、番茄醬調味。

水果優格

材料 原味優格…100g 草莓…30g 奇異果…20g

422 kcal

- 炒飯沙拉
- 牛肉湯
- 水果優格

項目	含量
醣類	56.4g
蛋白質	19.4g
脂肪	12.9g
食物纖維	4.0g
鈣質	159mg
鐵質	2.3mg
鹽分	1.2g

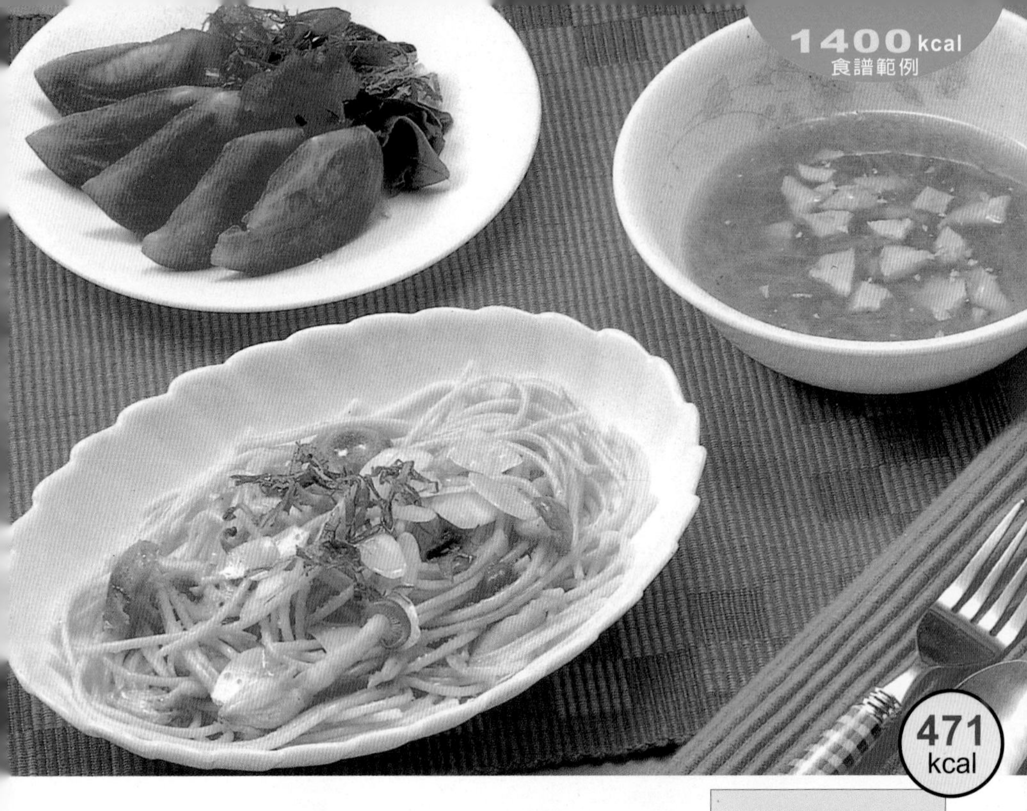

- 鹹鱈魚子義大利麵
- 番茄海藻沙拉
- 洋蔥湯

醣類	59.5g
蛋白質	18.0g
脂肪	18.2g
食物纖維	6.6g
鈣質	91mg
鐵質	2.7mg
鹽分	2.2g

第7天 午餐

鹹鱈魚子義大利麵

材料 乾義大利麵…60g 玉蕈…30g 蘑菇、鹹鱈魚子…各20g 杏仁片…10g 白葡萄酒…2小匙 橄欖油…1小匙 檸檬…1/6個 青紫蘇…1片

作法

❶義大利麵煮過。

❷玉蕈分為小株，蘑菇切成薄片。鹹鱈魚子去除薄皮，混入葡萄酒剝散。

❸煎鍋中熱橄欖油，炒玉蕈和蘑菇。

❹將❶加入❸中炒，再拌入鹹鱈魚子。盛盤後，撒上青紫蘇絲與略烤過的杏仁片，淋上檸檬汁食用。

番茄海藻沙拉

材料 番茄…40g 雞冠海藻／紅、綠、白…15g A（醋、沙拉油…各1小匙 鹽、胡椒、芥末…各少許）

作法

❶雞冠海藻用水泡過去除鹽分，切成適當的大小。番茄切成梳形。

❷海藻混合後，淋上A。

洋蔥湯

材料 洋蔥…75g 奶油…1小匙 蘇打餅乾…1/2片 湯…150ml 鹽…少許（0.5g） 胡椒…少許

作法

❶洋蔥切成薄片，用奶油炒香。倒入湯，加入鹽、胡椒調味。

❷撒上掰碎的蘇打餅乾。

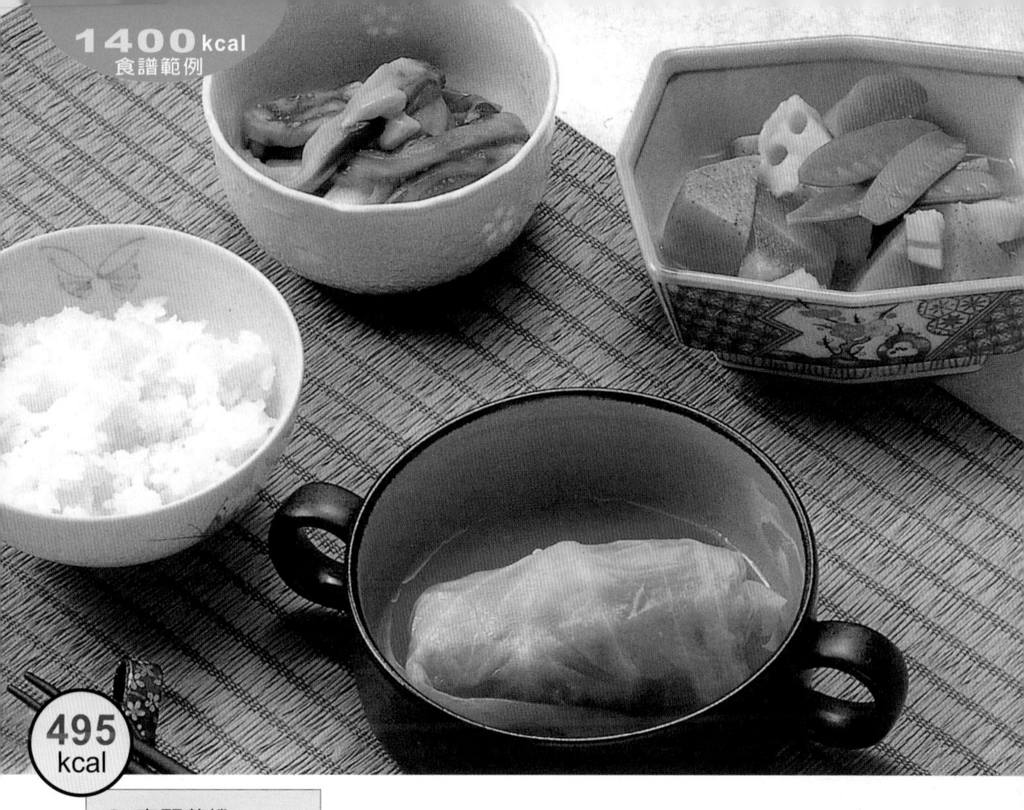

495 kcal

第7天 晚餐

高麗菜捲

材料 高麗菜…100g A（牛絞肉、豬絞肉、洋蔥…各30g 麵包粉…5g 鹽、胡椒…各少許） B（番茄醬、番茄泥…各10g 鹽、胡椒…各少許）

作法

❶高麗菜將葉剝開，用滾水煮軟，將軸斜切掉，較容易捲。

❷A充分拌勻，鋪在攤開的❶上，做成稻草包形，用牙籤固定。排放入鍋中。

❸❷中放入剛好蓋過材料的水，用B調味煮熟。

- 高麗菜捲
- 芥末拌茄子
- 炒煮蔬菜
- 飯（150g）

醣類	77.9g
蛋白質	22.6g
脂肪	7.9g
食物纖維	6.6g
鈣質	100mg
鐵質	3.1mg
鹽分	3.0g

芥末拌茄子

材料 茄子…60g 醬油…1小匙 芥末…少許

作法

❶茄子對半縱切，泡水去除澀液，待用。

❷❶煮好後泡入冰水，剝皮，瀝乾水分，切成粗絲。做好芥末醬油，拌茄子。

炒煮蔬菜

材料 蓮藕…50g 胡蘿蔔、蒟蒻…各20g 豌豆片…5g 沙拉油、砂糖、醬油…各1小匙

作法

❶去皮蓮藕切塊泡水。胡蘿蔔切塊，豌豆煮過。蒟蒻切成一口大小，煮過。

❷充分拌炒❶，加入50mℓ的水，和調味料一起煮。最後放入豌豆片略煮。

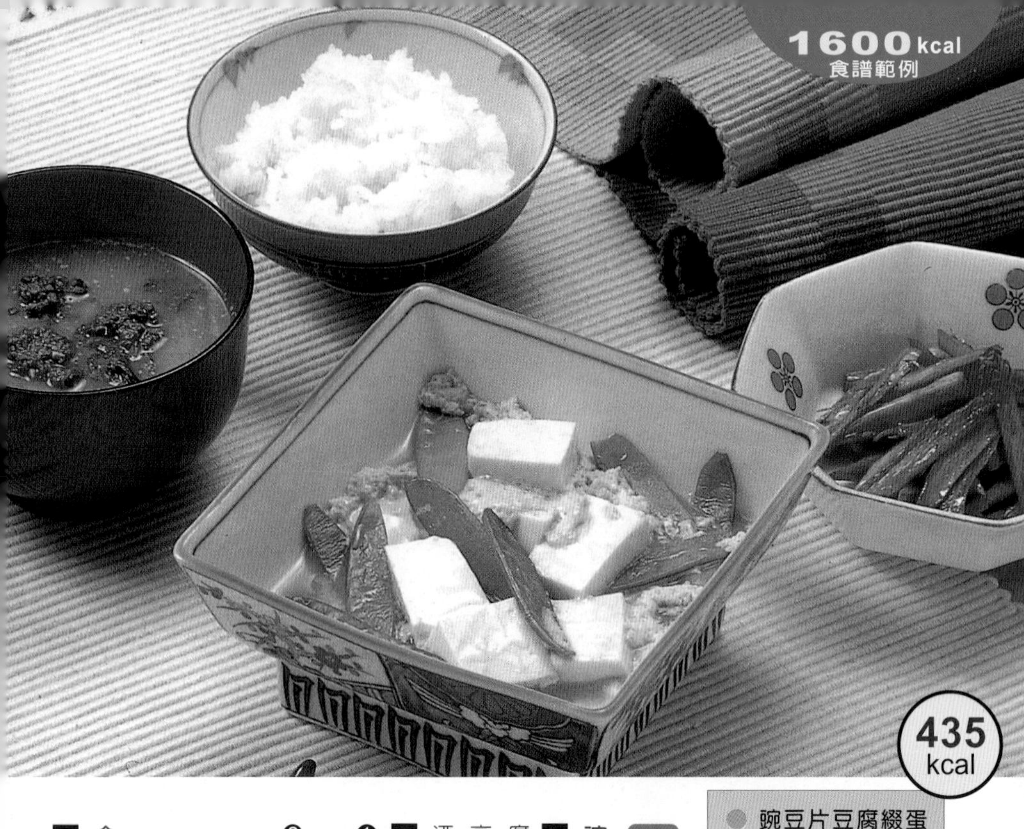

435 kcal

- 豌豆片豆腐綴蛋
- 金平牛蒡
- 油菜花味噌湯
- 飯

醣類	57.7g
蛋白質	18.4g
脂肪	12.0g
食物纖維	9.0g
鈣質	192mg
鐵質	3.9mg
鹽分	2.7g

第1天 早餐

豌豆片豆腐綴蛋

材料 豌豆片：30g　嫩豆腐：50g　蛋：1個（50g）　高湯：½杯（100㎖）　A（酒：½大匙　醬油：1小匙）

作法

❶豌豆片去筋。豆腐切成2㎝正方形。

❷鍋中煮滾高湯與A，加入❶煮1～2分鐘。蛋打散，淋入鍋中，煮至半熟，連煮汁一起盛盤。

金平牛蒡

材料 牛蒡：60g　胡蘿蔔：30g　紅辣椒：½根　芝麻油：1小匙　A（醬油、砂糖：各1小匙）

作法

❶牛蒡削皮斜切成細絲，泡水去除澀液，撈起瀝乾水分。胡蘿蔔切成和牛蒡同樣大小的細絲，紅辣椒去籽切成小段。

❷芝麻油爆香紅辣椒，加入牛蒡和胡蘿蔔，炒至軟。

❸加入A，拌炒至湯汁收乾為止。

油菜花味噌湯

材料 油菜花：30g　高湯：⅔杯　味噌：12g

作法

❶油菜花煮過，冷水漂涼，擠乾水分切成3㎝長度。

❷高湯煮滾，放入味噌，再煮滾時加入❶，略煮即可。

飯（110g）

第1天 午餐

中式涼麵

材料 新鮮油麵…90g 去皮雞胸肉…70g 酒…½小匙 番茄…40g 小黃瓜…30g 西洋芹…20g 豌豆嬰…10g 淋汁(湯…30mℓ 醋、醬油…各½大匙 料理米酒…¼大匙 辣油…數滴)

作法

❶去皮雞胸肉去筋,撒上酒,蒸過後撕開,撒上蒸汁。剝皮的番茄切成梳形,油麵煮過,冷水漂涼,瀝乾水分盛盤。

❷小黃瓜、西洋芹切絲。豌豆嬰去除根部切成兩段。

❸將❶和❷的蔬菜鋪在油麵上,淋上淋汁。

毛豆炒絞肉

材料 豬瘦絞肉…25g 毛豆…35g 辣椒…少許 芝麻油…½小匙 蔥花、薑…各1g 醬油…½小匙(3g)

作法

❶毛豆煮過,從豆莢中取出。

❷芝麻油爆香蔥、薑,豬肉用醬油調味後加入❶拌炒,撒上切成小段的辣椒。

524 kcal

- 中式涼麵
- 毛豆炒絞肉
- 水果(西瓜250g)

醣類	72.9g
蛋白質	36.4g
脂肪	7.8g
食物纖維	7.0g
鈣質	100mg
鐵質	2.8mg
鹽分	2.1g

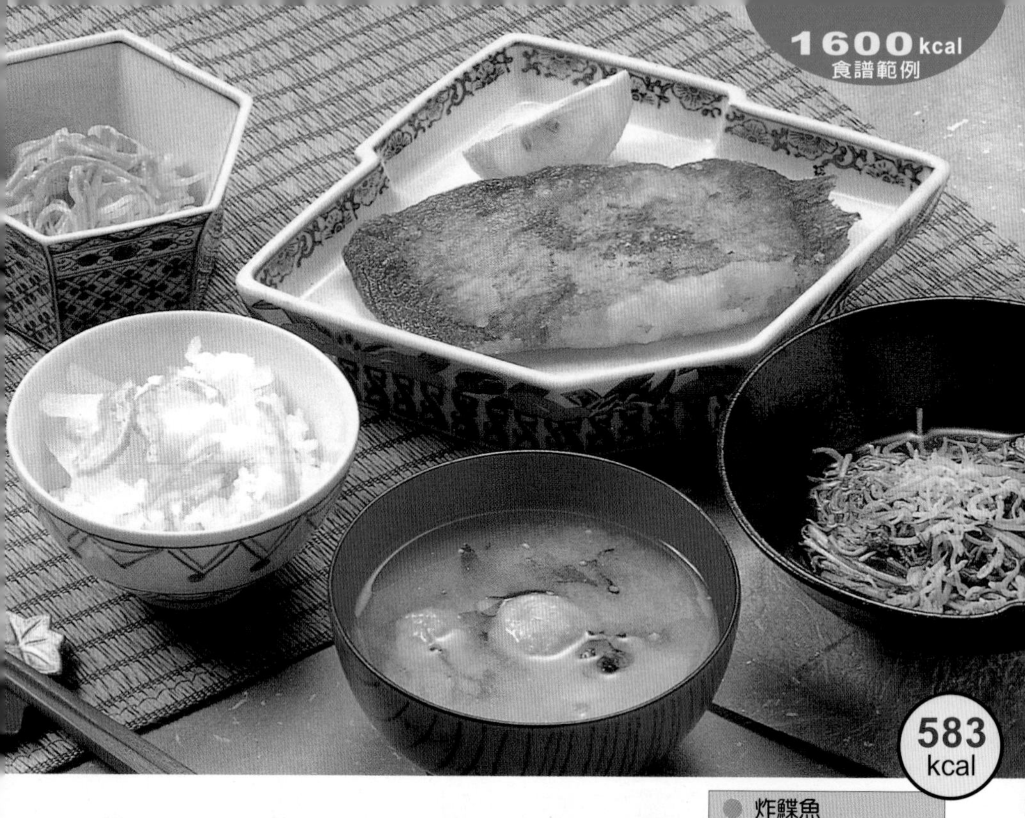

- 炸鰈魚
- 炒煮水菜
- 蒟蒻粉絲拌鱈魚子
- 小芋頭海帶芽味噌湯
- 白蘿蔔飯

醣類	82.5g
蛋白質	27.3g
脂肪	16.2g
食物纖維	9.5g
鈣質	596mg
鐵質	11.1mg
鹽分	8.4g

第1天 晚餐

炸鰈魚

材料 鰈魚…70g　炸油…7g　梳形檸檬…1塊　鹽…少許　麵粉…1小匙

作法
❶撒上鹽的鰈魚沾麵粉，170℃的油來炸。
❷❶添上梳形檸檬。

炒煮水菜

材料 水菜…100g　魩仔魚…3g　沙拉油…1小匙　高湯…50㎖　A(醬油…½小匙　酒…1小匙　料理米酒…⅓小匙)

作法
❶水菜切成3㎝長度，炒過。
❷加入用滾水燙過的魩仔魚，倒入高湯。用A調味煮5分鐘。

蒟蒻粉絲拌鱈魚子

材料 蒟蒻粉絲…50g　金菇…15g　鱈魚子、酒…各5g　鹽…少許

作法
❶蒟蒻粉絲用滾水燙過，切成適當的長度。金菇切成兩段煮過。
❷鱈魚子去皮，用酒和鹽炒過後，拌❶。

小芋頭海帶芽味噌湯

材料 小芋頭…30g　海帶芽…10g　高湯…150㎖　味噌…12g

白蘿蔔飯

材料 白米…80g　白蘿蔔絲…40g　油豆腐皮…5g　酒…1小匙　鹽…少許　醬油…1小匙弱

作法
❶油豆腐皮燙過後，切成細絲。
❷米洗過加入調味料、水，放入❶與白蘿蔔，按平常的方式炊煮。

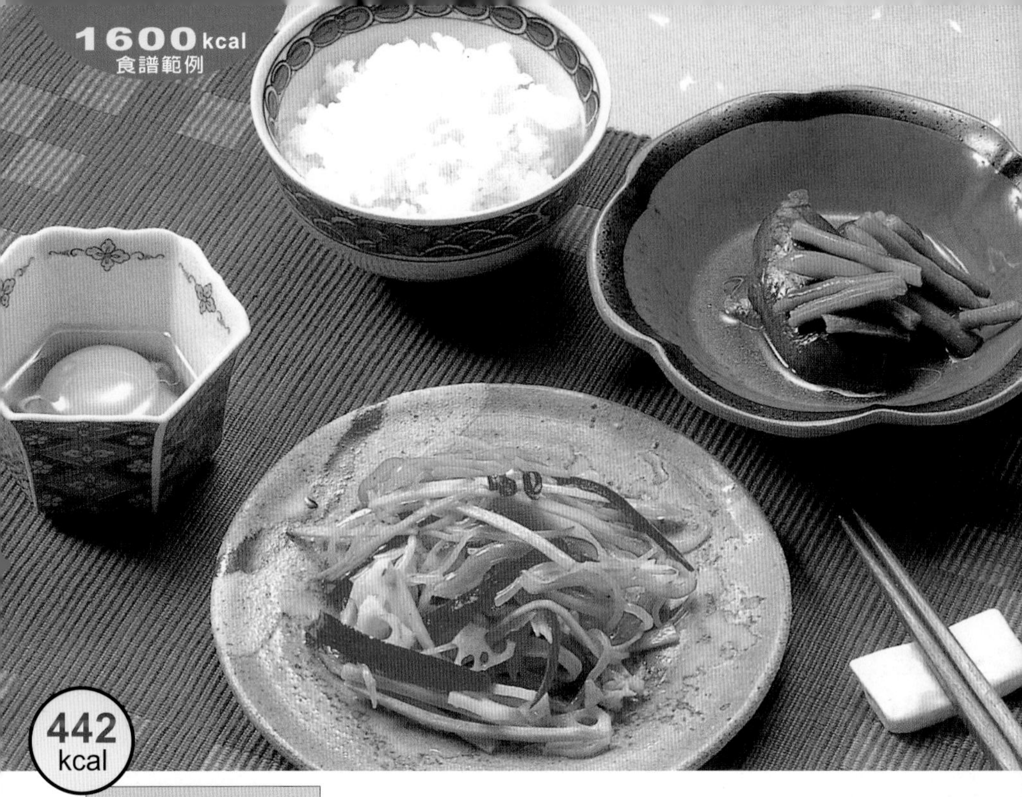

442 kcal

- 金平雞肉蔬菜
- 茄子煮四季豆
- 生蛋1個（蛋…50g 醬油…½小匙）
- 飯

醣類	59.7g
蛋白質	23.6g
脂肪	10.8g
食物纖維	8.0g
鈣質	136mg
鐵質	3.0mg
鹽分	3.2g

第2天 早餐

金平雞肉蔬菜

材料 去皮雞胸肉…40g 蓮藕、牛蒡…各30g 青椒…15g 蒟蒻粉絲…50g 紅辣椒…½根 芝麻油…1小匙 A（砂糖、料理米酒…各⅔小匙 醬油…½大匙） 高湯…2大匙（30ml）

作法

❶雞肉切成1cm寬度。蓮藕切成薄的銀杏形，牛蒡切絲，和蓮藕一起泡醋水。青椒去籽切絲，蒟蒻粉絲略煮，切成適當的長度。紅辣椒去籽切成小段。

❷用芝麻油炒紅辣椒和雞肉，肉變色後加入蒟蒻粉絲、牛蒡一起拌炒，再加入A與高湯煮1～2分鐘。放入青椒和瀝乾水分的蓮藕，混合煮至湯汁收乾即可。

茄子煮四季豆

材料 茄子…80g 四季豆…20g 昆布…3cm正方形1片 高湯…⅔杯 A（料理米酒…1大匙 醬油…1小匙）

作法

❶茄子對半縱切，表面切花泡在水中。

❷四季豆切成3cm長度。

❸鍋中放入高湯、昆布、瀝乾水分的茄子，煮滾後關小火，再煮10分鐘。

❹加入A和四季豆，蓋上鍋蓋煮7～8分鐘。

飯（110g）

第2天 午餐

煎菜餅

材料 高麗菜…100g 蛤仔肉…20g 蝦仁…20g 花枝…20g 薄片豬腿瘦肉…30g 蛋…30g 麵粉…½杯 沙拉油…1小匙（4g） 排骨肉醬…1大匙（16g） 柴魚片…2g 綠海苔…1g

作法

❶高麗菜去芯，稍微剁碎。
❷蝦仁去泥腸。花枝去皮，切花再切成細絲。
❸豬腿肉切成一口的大小。
❹大碗中將蛋打散，加入麵粉混合。
❺用水調節❹的軟硬，加入❶的高麗菜與❷的蝦仁、花枝、❸的豬肉一起混合。
❻煎鍋中倒入油，將❹倒入攤平，周圍變硬後翻面，將反面也煎成金黃色。
❼一面塗上排骨肉醬，撒上大量的柴魚片和綠海苔。

水果（葡萄…100g）

牛乳（低脂牛乳200ml）

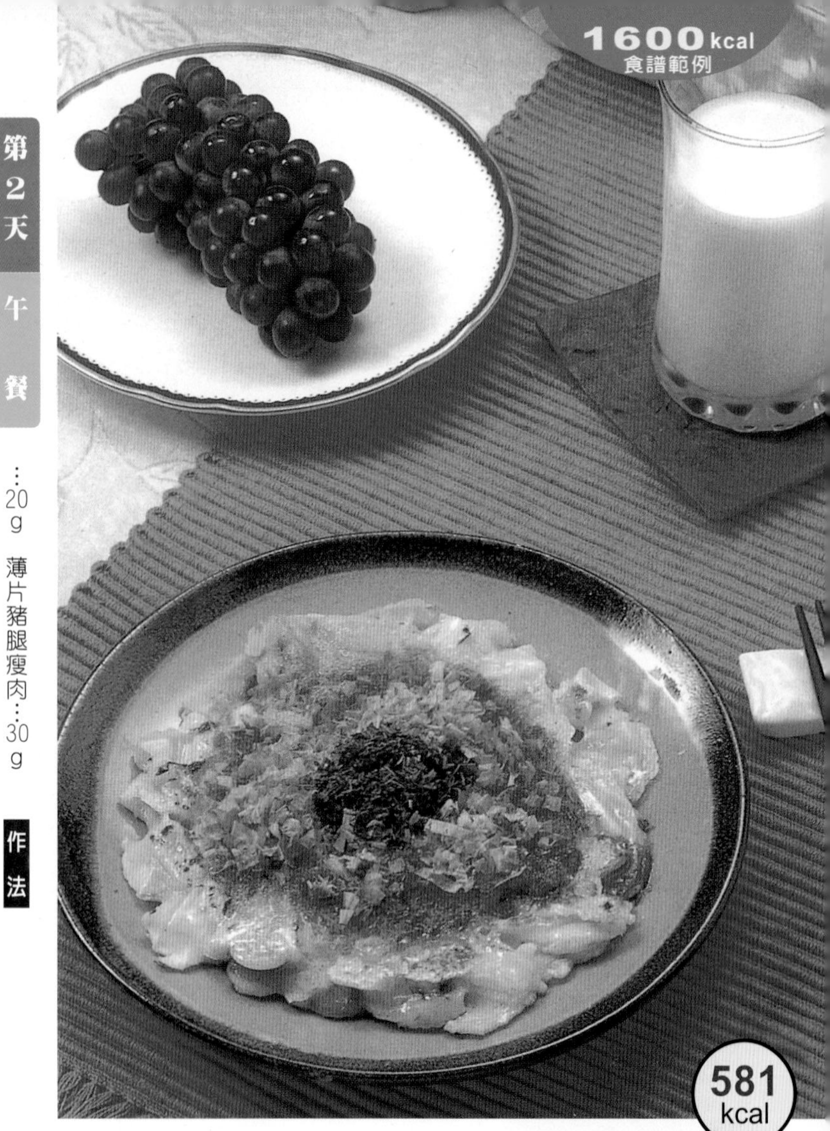

581 kcal

- 煎菜餅
- 水果（葡萄）
- 牛乳

醣類	71.7g
蛋白質	31.8g
脂肪	17.8g
食物纖維	4.0g
鈣質	327mg
鐵質	4.8mg
鹽分	1.6g

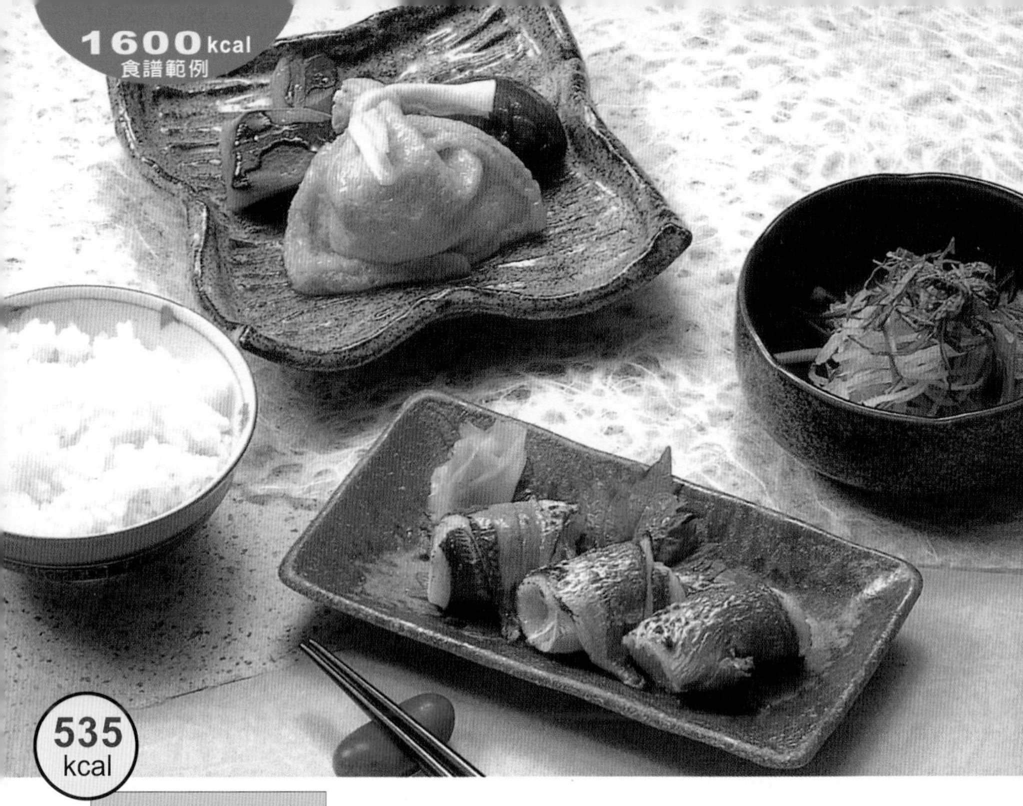

535 kcal

- 烤竹筴魚捲
- 福袋煮蔬菜
- 醋拌蘿蔔絲
- 飯（165g）

醣類	74.1g
蛋白質	29.0g
脂肪	11.5g
食物纖維	5.3g
鈣質	156mg
鐵質	2.2mg
鹽分	2.7g

第2天 晚餐

烤竹筴魚捲

材料 竹筴魚…100g　鹽…少許　糖醋薑…5g　紫蘇葉…3片（2g）

作法

❶竹筴魚去除不要的部分，切成3片。對半切開，3片約為1人份。皮朝外捲起，用鐵絲穿刺撒上鹽，直接放在火上，將兩面烤熟。

❷將❶鋪在紫蘇葉上，添上糖醋薑。

福袋煮蔬菜

材料 福袋（油豆腐皮½片…10g　薄片牛瘦肉、a.牛蒡　b.胡蘿蔔、c.蒟蒻粉絲…各5g　葫蘆乾…1g）　A（高湯…50ml　料理米酒、醬油…各1小匙）　d.乾香菇…2g　B（醬油、砂糖…各⅔小匙）　南瓜…50g　C（高湯…¼杯　砂糖…1小匙　鹽…少許）

作法

❶油豆腐皮過油之後，打開成袋狀。

❷肉切成細絲，a.斜切泡在水中，b.切絲，c.煮過略切。將❷塞入❶中，再用泡開的葫蘆乾綁住袋口。

❸福袋（❷）與A蓋上紙蓋煮，煮滾後用小火煮15分鐘。

❹用泡過d.的水和B煮20分鐘。南瓜去皮切，切成一口的大小，用C煮10～15分鐘。

醋拌蘿蔔絲

材料 白蘿蔔…40g　小黃瓜…30g　胡蘿蔔…10g　鹽…少許　海帶絲…1g　青紫蘇…1片　醋…10g　砂糖…1小匙

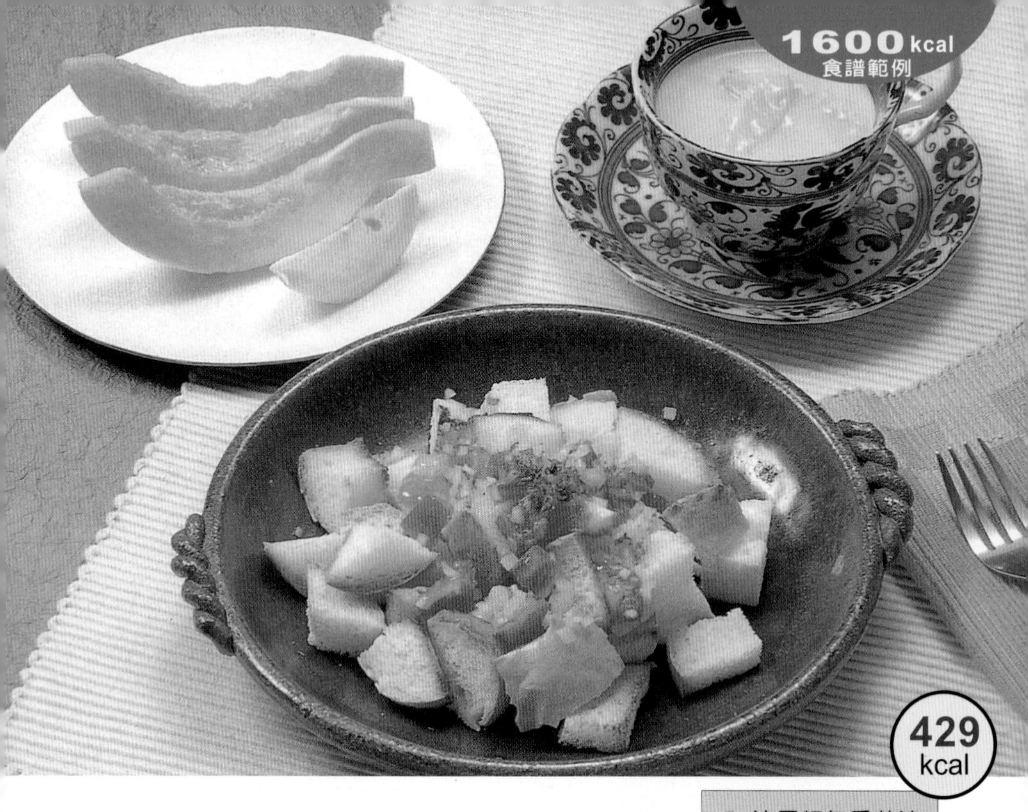

- 法國麵包番茄沙拉
- 牛蒡牛奶湯
- 水果(木瓜)

醣類	73.2g
蛋白質	12.9g
脂肪	9.4g
食物纖維	8.5g
鈣質	200mg
鐵質	1.9mg
鹽分	2.5g

第3天 早餐

法國麵包番茄沙拉

材料 法國麵包…60g 番茄…200g 調味醬材料（洋蔥…10g 橄欖油…½小匙 酒醋…1小匙 鹽、胡椒…各少許） 荷蘭芹…2g

作法

❶洋蔥剁碎，混合調味醬材料，做成調味醬。

❷番茄去蒂，切成1㎝正方形，與❶混合。

❸法國麵包切成3㎝正方形，稍微烤過。淋上❷，撒上剁碎的荷蘭芹。

牛蒡牛奶湯

材料 牛蒡…50g 乳瑪琳…½小匙 麵粉…½大匙 牛乳…120㎖ 鮮雞晶…½小匙 水…120㎖ 胡椒…少許

作法

❶牛蒡用刷子刷洗乾淨，斜切成薄片，泡醋水去除澀液。

❷鍋中放入乳瑪琳，加入❶拌炒。過油之後，撒上麵粉，略炒後加入牛乳和水一起煮。

❸牛蒡煮軟後，用鮮雞晶、胡椒調味。

水果（木瓜）

材料 木瓜…¼個(100g) 檸檬…10g

作法

❶木瓜取籽，盛盤。

❷檸檬切成梳形，添於❶旁。

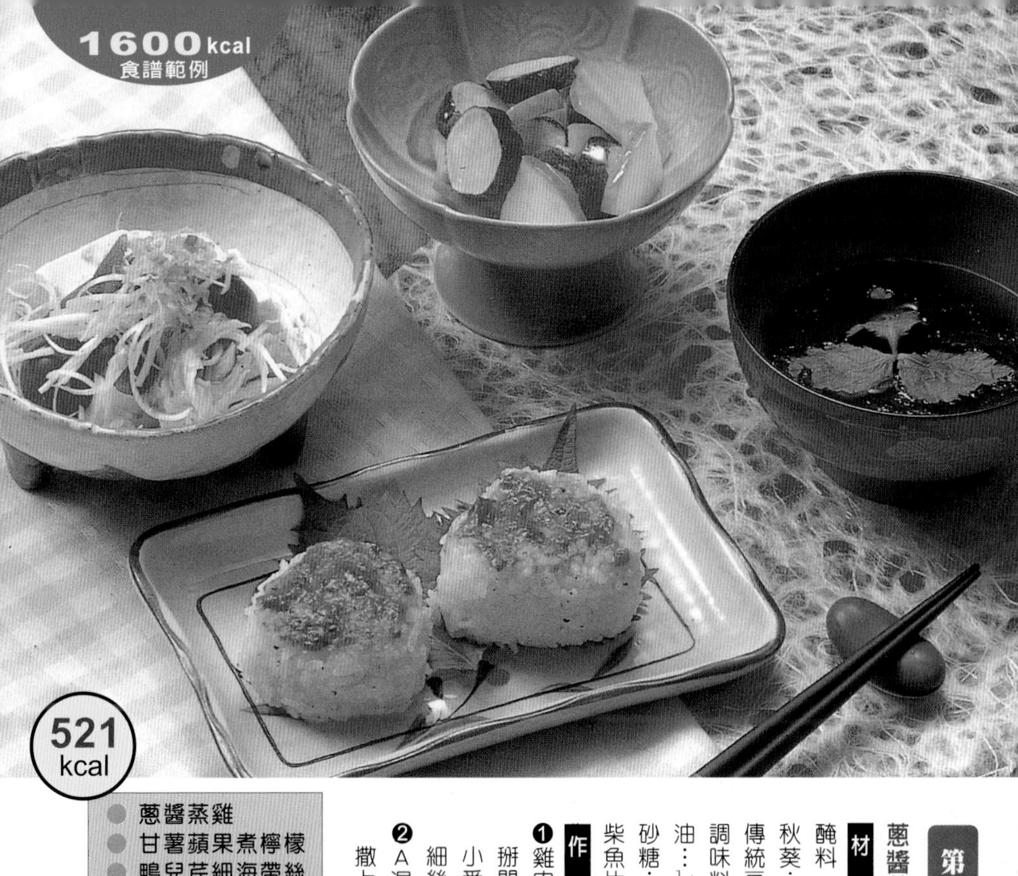

521 kcal

- 蔥醬蒸雞
- 甘薯蘋果煮檸檬
- 鴨兒芹細海帶絲湯
- 梅肉烤飯糰

醣類	75.9g
蛋白質	25.5g
脂肪	10.8g
食物纖維	4.9g
鈣質	209mg
鐵質	2.9mg
鹽分	3.2g

第3天 午餐

蔥醬蒸雞

材料 雞胸肉…50g 雞的醃料（鹽…少許 酒…1小匙） 秋葵…5g 小番茄…2g 傳統豆腐…100g 蔥…25g 調味料（醬油…1小匙 芝麻油…⅓小匙弱 醋…1小匙半 砂糖…¼小匙 鹽…少許） 柴魚片…1g

作法

❶雞肉去皮醃過，蒸熟後略微掰開。秋葵煮過對半斜切，小番茄對半切開。蔥切成長細絲。豆腐切成一口大小。

❷A混合後淋在盛盤的❶上，撒上柴魚片。

甘薯蘋果煮檸檬

材料 甘薯…80g 蘋果…50g 砂糖、酒…各1小匙 檸檬汁…½小匙 鹽…少許

作法

❶甘薯切成薄圓片，蘋果切成梳形，再切成小段。

❷將❶放入鍋中，用砂糖、酒、檸檬汁、鹽、少許的水一起煮。

鴨兒芹細海帶絲湯

材料 鴨兒芹、細海帶絲…各5g 高湯…150㎖ A（醬油…⅓小匙 鹽…少許）

作法

❶高湯煮滾後，用A調味。

❷將❶倒入放有鴨兒芹、細海帶絲的碗中。

梅肉烤飯糰

材料 飯…150g 沙拉油、醬油…各½小匙 梅肉…½個份 紫蘇葉…2片

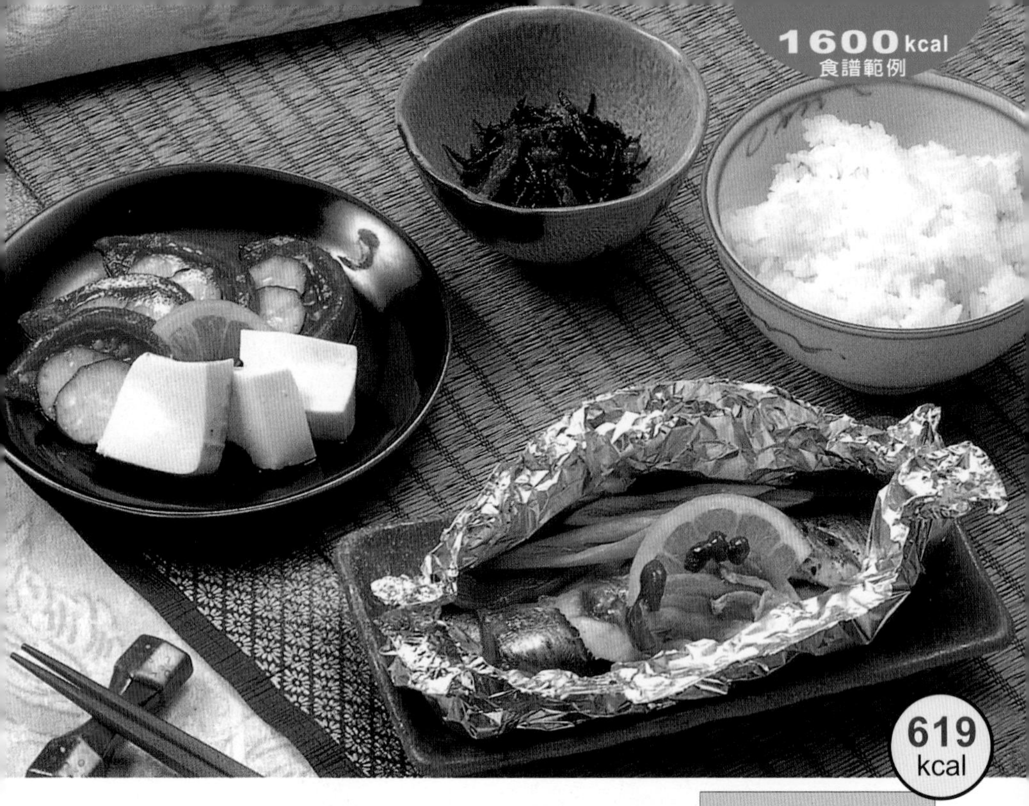

- 烤沙丁魚
- 煮羊栖菜
- 涼拌豆腐
- 飯（165g）

醣類	69.9g
蛋白質	33.6g
脂肪	23.6g
食物纖維	8.2g
鈣質	351mg
鐵質	9.6mg
鹽分	2.9g

第3天 晚餐

烤沙丁魚

材料 沙丁魚…100g 玉蕈…25g 蔥…20g 沙拉油…少許 A（味噌…1小匙 酒、料理米酒…各½小匙 薑汁…少許） 辣椒粉…少許 薄片檸檬…1片

作法

❶沙丁魚去除不要的部分後清洗，切成三片，再切成一口大小。

❷玉蕈去蒂，蔥斜切成薄片，A混合後待用。

❸在鋁箔紙塗上一層薄薄的油，鋪上半量的蔥，擺上❶，再鋪上剩下的蔥。

❹A淋在❸上，添上玉蕈。將鋁箔紙包起來，在180℃的烤箱中烤20分鐘。撒上辣椒粉，添上檸檬。

煮羊栖菜

材料 乾羊栖菜…100g 油豆腐皮…8g 高湯…50ml 料理米酒…1小匙弱 醬油…⅔小匙

作法

❶羊栖菜泡水，換水2～3次，切成適當的大小。油豆腐皮去除油分，切成3cm長的細絲。

❷鍋中放入高湯、料理米酒煮❶。煮好後再加入醬油，略煮。

涼拌豆腐

材料 嫩豆腐…70g 番茄…40g 小黃瓜…20g 醬油、檸檬汁…各⅔小匙

作法

❶番茄和小黃瓜切成薄片。

❷切成薄片的豆腐鋪在❶上，將醬油和檸檬汁混合後淋在上面。

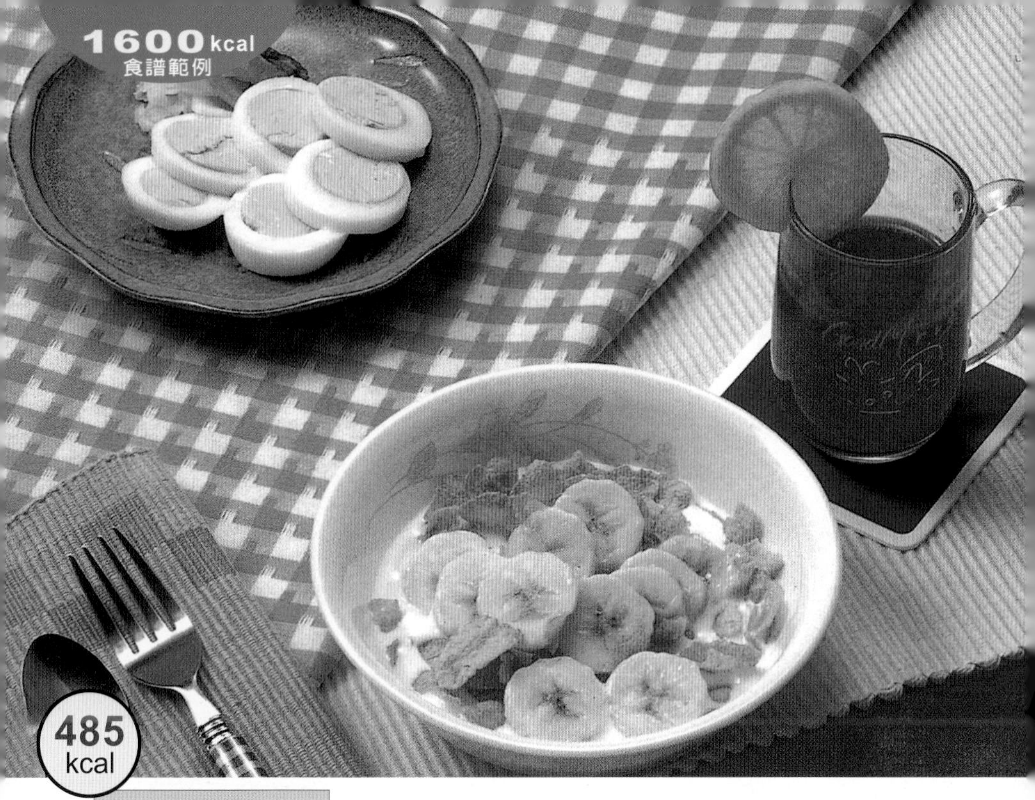

485 kcal

- 香蕉玉米片
- 蛋蕪菁沙拉
- 番茄汁

醣類	69.6g
蛋白質	16.7g
脂肪	14.7g
食物纖維	4.7g
鈣質	241mg
鐵質	2.8mg
鹽分	2.7g

第4天 早餐

香蕉玉米片

材料 玉米片…1杯　牛乳…2/3杯　香蕉…1/2根（50g）　檸檬汁…1小匙

作法

❶香蕉切成5mm厚的圓片，撒上檸檬汁。

❷碗中放入玉米片和❶的香蕉，吃之前倒入牛乳。

蛋蕪菁沙拉

材料 蛋…1個（50g）　蕪菁…50g　蕪菁葉…20g　檸檬汁…1/2小匙　沙拉油…1小匙　鹽…少許（0.2g）　胡椒…少許

作法

❶蕪菁切掉莖去皮，對半縱切，再橫切成薄片。

❷❶撒上鹽，略微揉搓。擱置一會兒變軟後，擠乾水分。

❸蕪菁葉用滾水煮過，冷水漂涼，撈起擠乾水，切成2cm長度。

❹檸檬汁、沙拉油、鹽、胡椒混合做成調味醬。

❺將❷的蕪菁和❸的蕪菁葉略微混合，用❹涼拌。

❻蛋煮硬，剝殼，切成薄圓片。

❼將❺與❻一起盛盤。

番茄汁

材料 番茄汁…200ml　檸檬圓片…1片（5g）

第4天 午餐

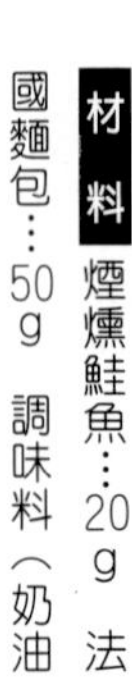

燻鮭魚三明治

材料 煙燻鮭魚…20g 法國麵包…50g 調味料（奶油、美乃滋、芥末…各½小匙） 小黃瓜…30g 鹽…少許 萵苣…20g

作法

❶麵包切成3片。

❷調味料混合，塗在2片麵包的一面上。剩下的1片麵包兩面都塗。

❸小黃瓜切成薄片，撒上鹽後，擠乾水分。

❹兩面塗調味料的麵包擺中間，在三片麵包之間夾入煙燻鮭魚和❸，切成易吃的大小，添上萵苣。

綠色沙拉

材料 萵苣、小黃瓜…各30g 西洋芹…20g 青椒…10g A（橄欖油…1小匙 白葡萄酒醋…1小匙 鹽、胡椒…各少許）

作法

❶萵苣撕成一口大小，其他蔬菜切成薄圓片。

❷用A做調味醬。

❸蔬菜塞入便當盒中，調味醬直接淋上或擺在旁邊。

479 kcal

- 燻鮭魚三明治
- 綠色沙拉
- 水果（橘子1個）
- 牛乳（200ml）

醣類	57.9g
蛋白質	18.5g
脂肪	18.3g
食物纖維	6.2g
鈣質	277mg
鐵質	1.5mg
鹽分	2.9g

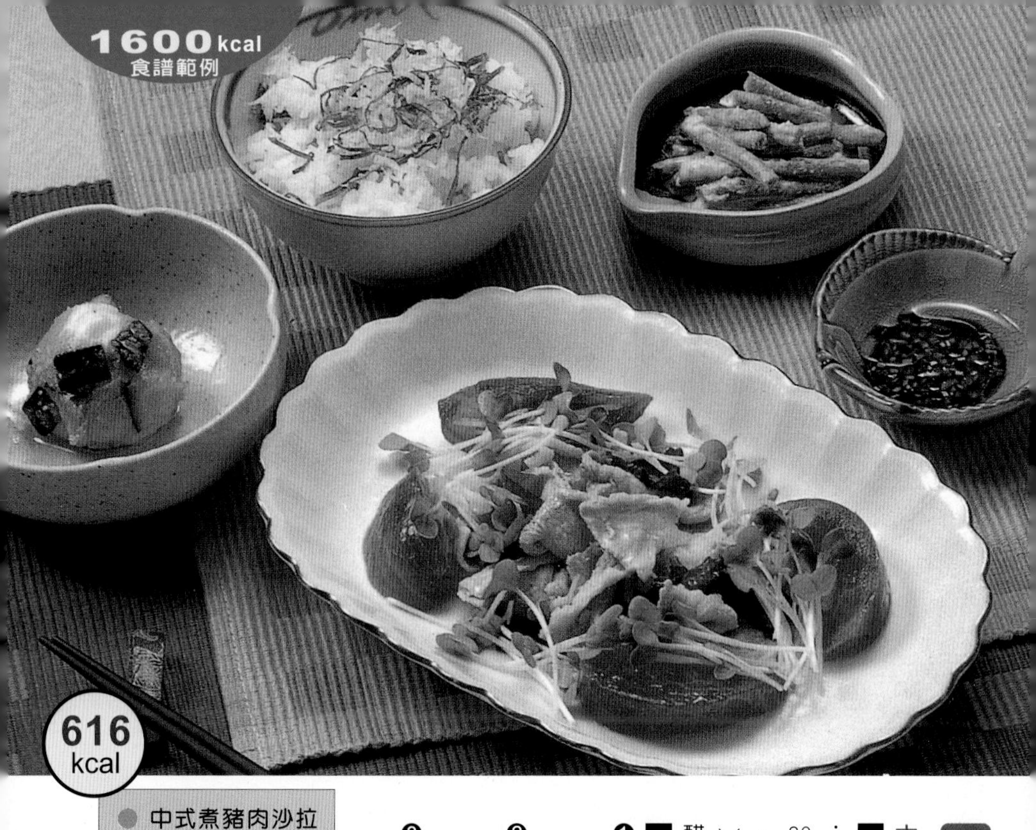

第4天 晚餐

中式煮豬肉沙拉

材料 豬腿肉…90g 木耳…1~2個（4g） 番茄…80g 豌豆嬰…10g A（蒜、薑…各1g 萬能蔥…3g）B（醬油、砂糖…各1小匙 醋、芝麻油…各⅔小匙）

作法

❶豬肉(切成薄片)攤開略煮，冰水漂涼，瀝乾水分後用保鮮膜包住擱置待用。

❷木耳略煮，去蒂切成一口大小。番茄去皮去籽，切成梳形。

❸豌豆嬰去除根部，切成兩段。

❹A剁碎，B混合。❶❷❸混合盛盤，食用之前與A、B調拌。

炸南瓜包

材料 南瓜…70g 鹽…少許（0.2g） 蛋白…少許 加工乾酪…5g 太白粉…1小匙（3g） 炸油…7g

作法

❶南瓜切成3cm正方形，蒸過後撒上鹽。乳酪切成1cm正方形。

❷在濕的布上將南瓜搗碎，鋪上乳酪，擠成包子狀。

❸沾蛋白，撒上一層薄薄的太白粉，用170℃的油炸。

四季豆拌花生醬

材料 四季豆…50g 花生醬、高湯…各⅔小匙 砂糖、醬油…各½小匙

紫蘇飯

材料 飯…165g 青紫蘇…2g 魩仔魚…1g 鹽…少許

- 中式煮豬肉沙拉
- 炸南瓜包
- 四季豆拌花生醬
- 紫蘇飯

醣類	75.1g
蛋白質	29.5g
脂肪	23.0g
食物纖維	7.4g
鈣質	171mg
鐵質	5.2mg
鹽分	2.0g

1600 kcal 食譜範例

第5天 早餐

437 kcal

- 番茄炒蛋
- 蘋果拌鬆軟白乾酪
- 咖啡牛奶
- 全麥麵包

醣類	51.6g
蛋白質	22.8g
脂肪	14.5g
食物纖維	3.6g
鈣質	184mg
鐵質	2.8mg
鹽分	1.7g

番茄炒蛋

材料 番茄…100g　蛋…1個（50g）　乳瑪琳…⅔小匙（3g）　生菜…20g　鹽、胡椒…各少許

作法

❶番茄去蒂，切成一口大小。

❷煎鍋中放入乳瑪琳，將蛋打散倒入，充分混合炒熟。

❸蛋半熟後，放入番茄，撒上少許的鹽、胡椒調味。

❹器皿中鋪上生菜再擺上❸。

蘋果拌鬆軟白乾酪

材料 蘋果…50g　鬆軟白乾酪…40g　杏子醬…10g

作法

❶蘋果去芯，連皮切成5㎜厚的銀杏形。

❷蘋果和鬆軟白乾酪混合，鋪上杏子醬盛盤。

咖啡牛奶

材料 即溶咖啡粉…2g　牛乳…½杯（100㎖）

全麥麵包（60g）

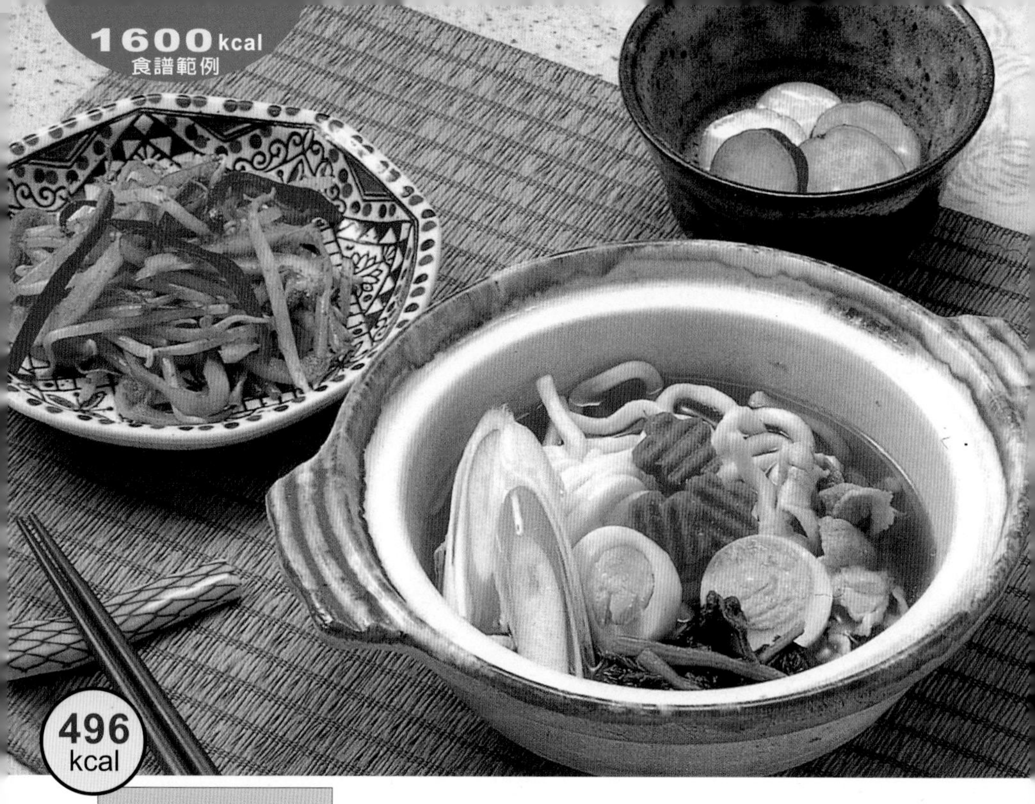

496 kcal

- 鍋燒烏龍麵
- 豆芽菜青椒炒咖哩
- 橘子味煮甘薯

醣類	71.0g
蛋白質	23.0g
脂肪	11.5g
食物纖維	6.1g
鈣質	100mg
鐵質	4.0mg
鹽分	2.6g

第5天 午餐

鍋燒烏龍麵

材料 熟烏龍麵…160g　薄片豬腿肉…50g　豬肉醃料（醬油、料理米酒…各⅓小匙）沙拉油…½小匙　水煮蛋…½個（25g）　菠菜…30g　胡蘿蔔…20g　蔥…10g　高湯…1杯（200㎖）　調味料（醬油…2小匙　料理米酒…½大匙）

作法

❶肉醃過後用沙拉油炒。

❷菠菜煮過，切成3㎝長度。胡蘿蔔切成花形煮過，斜切成薄片。

❸高湯、調味料煮滾，放入煮過的烏龍麵，和蛋、❶、❷一起煮，煮熟即可食用。

豆芽菜青椒炒咖哩

材料 豆芽菜…60g　青椒…20g　沙拉油…½小匙（2g）　調味料（鹽、咖哩粉…各少許）

作法

❶青椒切絲。

❷❶與豆芽菜一起炒，用調味料調味。

橘子味煮甘薯

材料 甘薯…60g　橘子汁…¼杯（50㎖）　砂糖…1小匙（3g）

作法

❶甘薯連皮切成5㎜厚的圓片，泡水去除澀液。

❷橘子汁加砂糖煮甘薯，直到煮軟為止。

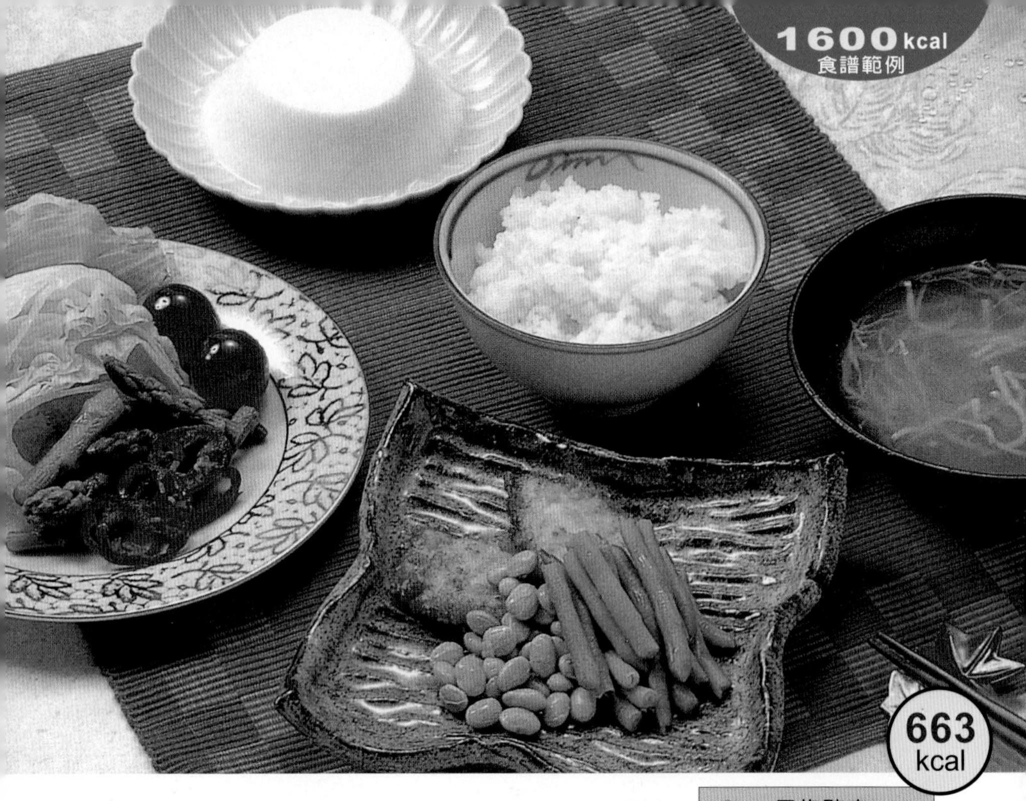

- 一口炸豬肉
- 萵苣綠蘆筍沙拉
- 高麗菜湯
- 牛奶凍
- 飯（165g）

醣類	79.2g
蛋白質	27.9g
脂肪	24.4g
食物纖維	4.5g
鈣質	178mg
鐵質	3.0mg
鹽分	2.2g

第5天 晚餐

一口炸豬肉

材料 豬腿瘦肉…60g 麵粉…1小匙 蛋汁…3g 麵包粉…1+2/3大匙 沙拉油…1/2小匙 四季豆…30g 毛豆…10g 排骨肉醬…2小匙 鹽、胡椒…各少許 炸油…7g

作法

❶豬肉切成一口大小，輕拍一下，撒上鹽、胡椒。依序沾上麵粉、蛋汁、麵包粉，用170℃的油炸到酥脆。

❷四季豆煮過，切成適當的長度。毛豆煮過，從豆莢中取出。

❸炒❷，撒上鹽、胡椒。

萵苣綠蘆筍沙拉

材料 a.萵苣 b.綠蘆筍…各30g c.青椒…15g d.小番茄…20g A（沙拉油…1+1/2小匙 醋、高湯…各1/2大匙 鹽、胡椒…少許）

作法

❶a.切成梳形，b.c.煮過，與d.一起盛盤。

❷A混合淋在❶。

高麗菜湯

材料 a.高麗菜…30g b.去骨火腿…5g 湯塊…1/4個 鹽…少許

作法

❶a.切絲，b.切細。

❷❶用2/3杯的滾水和湯塊一起煮，撒上鹽、胡椒。

牛奶凍

材料 明膠粉…2/3小匙 水…1小匙 牛乳…100mℓ 砂糖…2小匙（6g） 香草精…少許

433 kcal

第6天 早餐

青菜絲油豆腐煮蔬菜

材料 青菜絲油豆腐…30g 甘薯…30g 冬瓜…60g 胡蘿蔔…20g 豌豆片…5g 乾香菇…2g 調味料(砂糖…1小匙 高湯…100ml 醬油…½小匙 鹽…少許(0.2g))

作法
❶青菜絲、油豆腐燙過去除油分，甘薯去皮切成一口的大小，泡水去除澀液。冬瓜去皮斜切，用滾水去除澀液。胡蘿蔔切成一口大小，香菇泡開。
❷豌豆片去筋，略煮後待用。
❸用調味料煮❶，用❷裝飾。

佃煮蒟蒻粉絲

材料 蒟蒻粉絲…40g 雞絞肉…10g 沙拉油…½小匙 砂糖、醬油、酒…各½小匙 高湯…1小匙

作法
❶蒟蒻粉絲切成適當的大小，煮過。
❷用沙拉油炒雞絞肉，加入❶，放入調味料，炒煮到湯汁收乾為止。

涼拌高麗菜沙拉

材料 高麗菜…30g 胡蘿蔔…5g 青椒…10g 調味料(沙拉油…⅔小匙 醋…1小匙 鹽、胡椒…各少許)

作法
❶蔬菜全都切絲。
❷調味料混合後，淋在❶上。

水果(哈蜜瓜100g)

飯(110g)

- 青菜絲油豆腐煮蔬菜
- 佃煮蒟蒻粉絲
- 涼拌高麗菜沙拉
- 水果(哈蜜瓜)
- 飯

醣類	66.9g
蛋白質	13.7g
脂肪	12.6g
食物纖維	5.1g
鈣質	140mg
鐵質	2.8mg
鹽分	1.4g

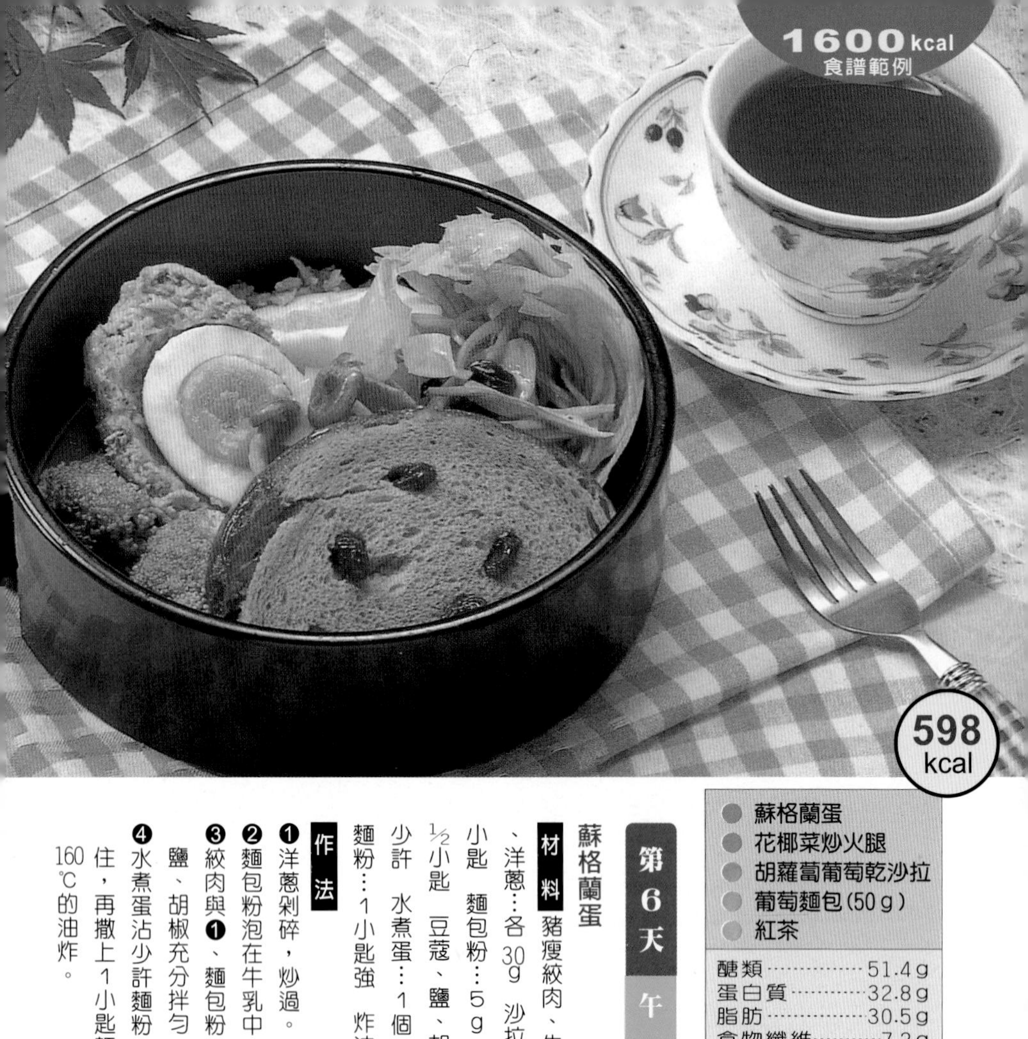

598 kcal

- 蘇格蘭蛋
- 花椰菜炒火腿
- 胡蘿蔔葡萄乾沙拉
- 葡萄麵包(50g)
- 紅茶

醣類	51.4g
蛋白質	32.8g
脂肪	30.5g
食物纖維	7.2g
鈣質	132mg
鐵質	5.1mg
鹽分	1.8g

第6天 午餐

蘇格蘭蛋

材料 豬瘦絞肉、牛瘦絞肉、洋蔥…各30g 沙拉油…1/3小匙 麵包粉…5g 牛乳…1/2小匙 豆蔻、鹽、胡椒…各少許 水煮蛋…1個(50g) 麵粉…1小匙強 炸油…10g

作法

❶洋蔥剁碎，炒過。

❷麵包粉泡在牛乳中。

❸絞肉與❶、麵包粉、豆蔻、鹽、胡椒充分拌勻。

❹水煮蛋沾少許麵粉，用❸包住，再撒上1小匙麵粉，用160℃的油炸。

花椰菜炒火腿

材料 a.花椰菜…60g b.去骨火腿、c.玉蕈…各20g 沙拉油…1小匙 鹽、胡椒…各少許

作法

❶a.煮過，b.切成一口大小。

❷c.剝散，按照b.、c.、a.的順序拌炒，撒上鹽、胡椒。

胡蘿蔔葡萄乾沙拉

材料 a.胡蘿蔔…40g 鹽…少許 b.萵苣…20g 檸檬汁…1/2小匙 c.葡萄乾…5g d.杏仁片…2g A(美乃滋、牛乳、檸檬汁…各1小匙)

作法

❶a.去皮切絲，用少許鹽揉搓，清洗後撒上檸檬汁，與c.混合。

❷d.用煎鍋乾炒。

❸b.鋪在盤中，放入❶，撒上❷。A混合後淋在上面。

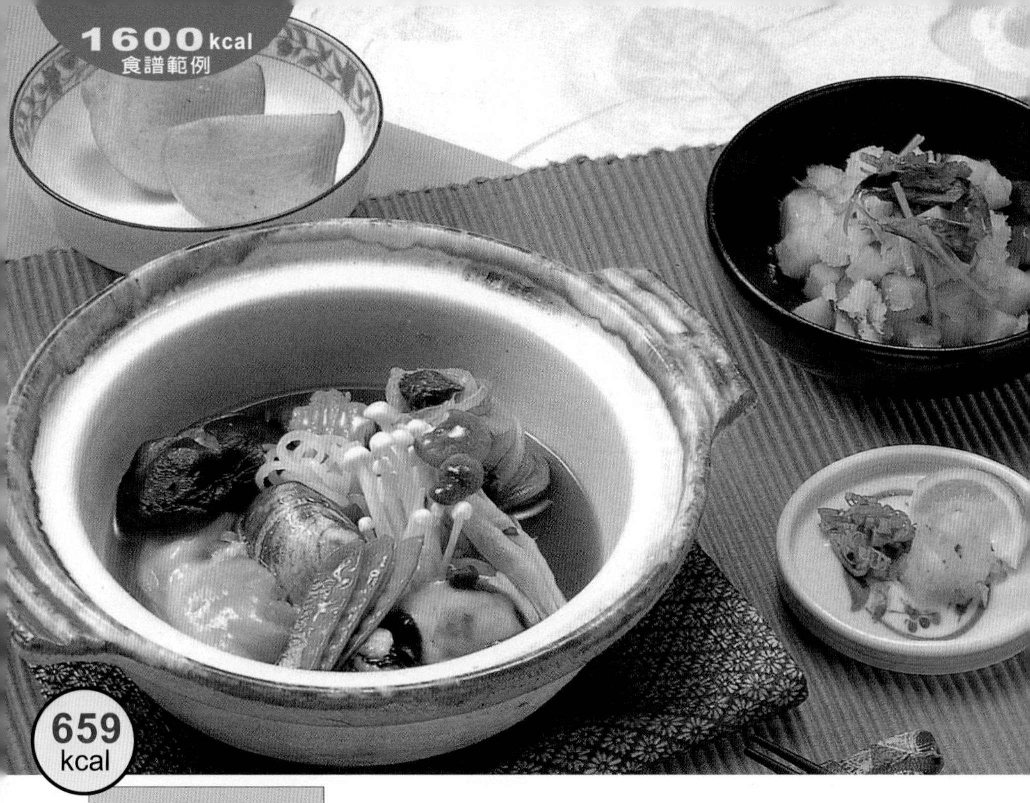

第6天 晚餐

雞肉海鮮什錦火鍋

材料 連殼文蛤…120g 牡蠣…60g 去皮雞胸肉、鱈魚…各40g a.蒟蒻粉絲、b.菠菜、白蘿蔔…各30g 白菜…100g c.胡蘿蔔、d.玉蕈、e.金菇、f.香菇…各20g g.豌豆片…10g 辣椒…少許 酸桔…¼個 細香蔥…5g A（高湯…300ml 醬油…½小匙 鹽…0.5g）

作法

❶文蛤吐沙，搓洗殼。牡蠣也充分洗淨。

❷雞肉斜切成小塊。蒟蒻粉絲煮過，切成適當的長度。

❸白菜與b.分別煮過。白菜攤在捲簾上，b.當成餡捲起。切成3cm長度。

❹c.取花形先煮過。蕈類去蒂，d.分為小株，e.剝散，f.在菇傘上劃十字，g.煮過。

❺白蘿蔔中放入辣椒，擦碎成虹泥。細香蔥切成蔥花，酸桔切成梳形。

❻A混合，放入適量的❶～❹，邊煮邊和❺一起食用。

炸甘薯拌白蘿蔔泥

材料 a.甘薯…50g 白蘿蔔…60g b.鴨兒芹…10g 炸油…5g A（醋…2小匙 砂糖…⅘小匙 鹽…0.3g）

作法

❶a.連皮切成骰子狀，泡水去除澀液。白蘿蔔擦碎成泥狀，鴨兒芹煮過切成2cm長度。

❷a.炸過後，和白蘿蔔泥及b.一起涼拌。沾A的調和醋食用。

- 雞肉海鮮什錦火鍋
- 炸甘薯拌白蘿蔔泥
- 水果（柿子100g）
- 飯（150g）

醣類	102.6g
蛋白質	44.1g
脂肪	10.2g
食物纖維	10.3g
鈣質	388mg
鐵質	12.3mg
鹽分	3.4g

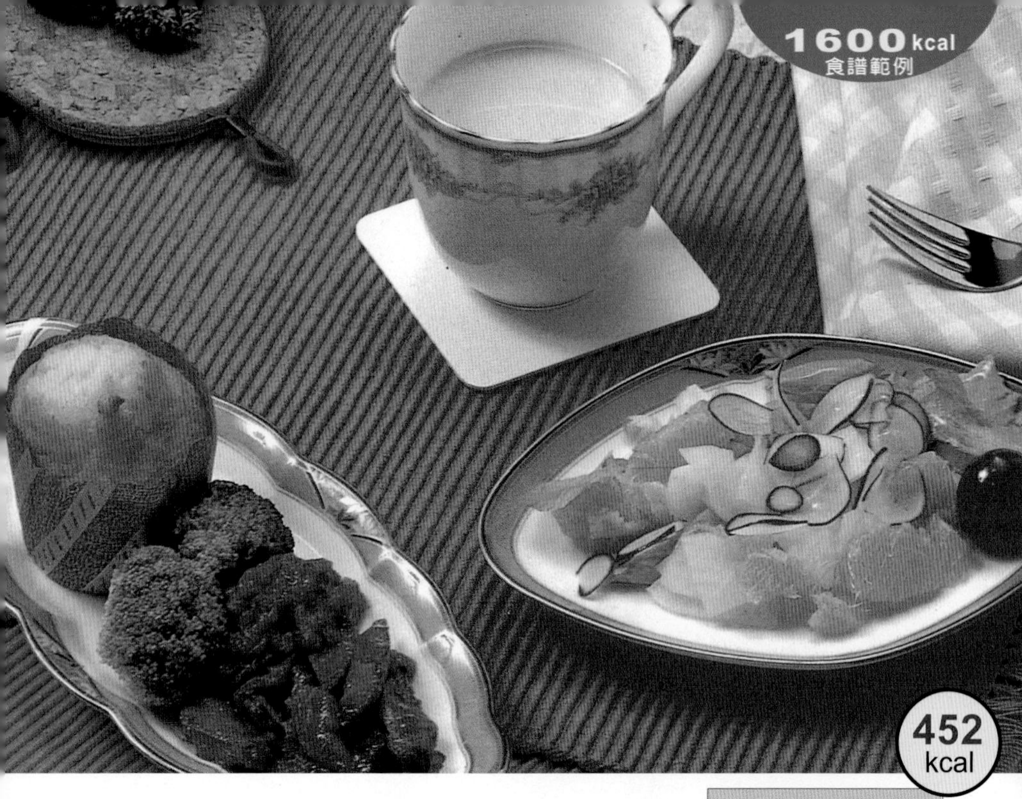

452 kcal

- 煎豬肝
- 白蘿蔔橘子沙拉
- 英式小鬆糕
- 奶茶

醣類	54.9g
蛋白質	25.7g
脂肪	18.4g
食物纖維	7.0g
鈣質	181mg
鐵質	10.4mg
鹽分	1.7g

第7天 早餐

煎豬肝

材料 豬肝、花椰菜…各60g 鹽…少許（0.5g） 胡椒…少許 麵粉、乳瑪琳、巴爾沙米克醋…各1小匙 洋蔥…50g

作法

❶豬肝切成易吃的薄片，泡水去除血水。瀝乾水分撒上鹽、胡椒。

❷洋蔥切成薄片，煎鍋中熱乳瑪琳，將洋蔥炒至變成糖色為止。

❸洋蔥挪至一邊，空出來的地方煎沾上麵粉的豬肝，煎熟為止。加入巴爾沙米克醋，用大火稍微燜一下。

❹花椰菜分為小株，用鹽水煮過。盤中擺上❸❹與小鬆糕

白蘿蔔橘子沙拉

材料 白蘿蔔、橘子…各50g 鹽…少許 小番茄、小胡蘿蔔…各10g 萵苣…30g A（醋…⅔大匙 沙拉油…1小匙 鹽、胡椒…各少許）

作法

❶白蘿蔔去皮切成薄銀杏形，撒上少許鹽。醃軟後用水沖洗，瀝乾水分。

❷橘子取出果肉，萵苣撕成一口的大小。胡蘿蔔切成薄片，與❶混合盛盤。A混合後淋在上面。

英式小鬆糕（60g）

奶茶

材料 紅茶…½杯 牛乳…⅓杯

第7天 午餐

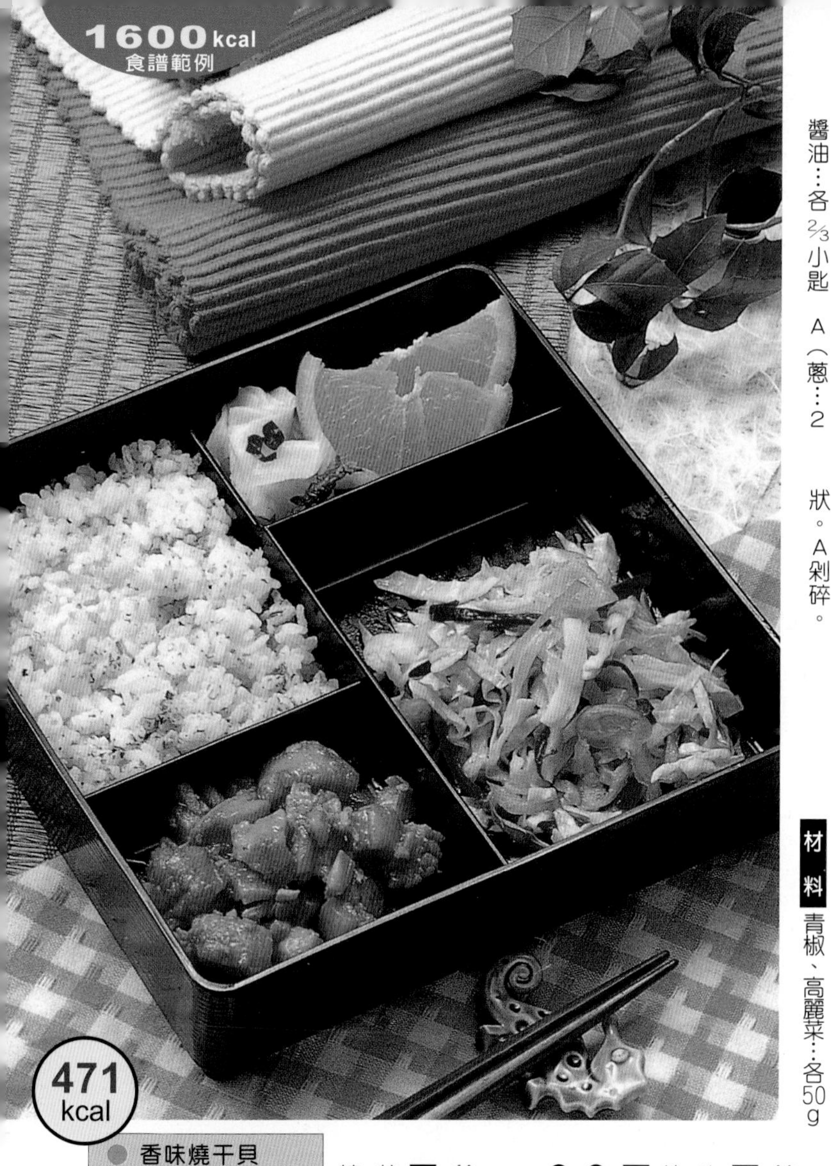

香味燒干貝

材料 干貝…70g 沙拉油、醬油…各⅔小匙 A（蔥…2g 薑、蒜…各1g） 料理米酒…½小匙

作法 ❶干貝斜切，用菜刀劃出格子狀。A剁碎。

❷將干貝放入A＋調味料中醃漬5分鐘，連醃漬汁一起放在煎鍋裡燒。

青椒炒高麗菜

材料 青椒、高麗菜…各50g 沙拉油…⅔小匙 鹽…少許

作法 ❶青椒與高麗菜切細。

❷用沙拉油炒❶，用鹽調味。

辣味蕪菁

材料 蕪菁…40g 鹽…少許 醋、砂糖…各⅔小匙 虹辣椒…少許

作法 ❶蕪菁切成薄片用鹽揉搓。

❷將❶醃漬在醋、砂糖、切成圓形虹辣椒中。

芝麻飯

材料 飯…140g 炒過的白芝麻…1小匙 綠海苔…1g 糖醋薑…2g

471 kcal

- 香味燒干貝
- 青椒炒高麗菜
- 辣味蕪菁
- 芝麻飯
- 橘子(150g)

項目	含量
醣類	74.5g
蛋白質	22.4g
脂肪	9.3g
食物纖維	6.9g
鈣質	117mg
鐵質	1.8mg
鹽分	1.3g

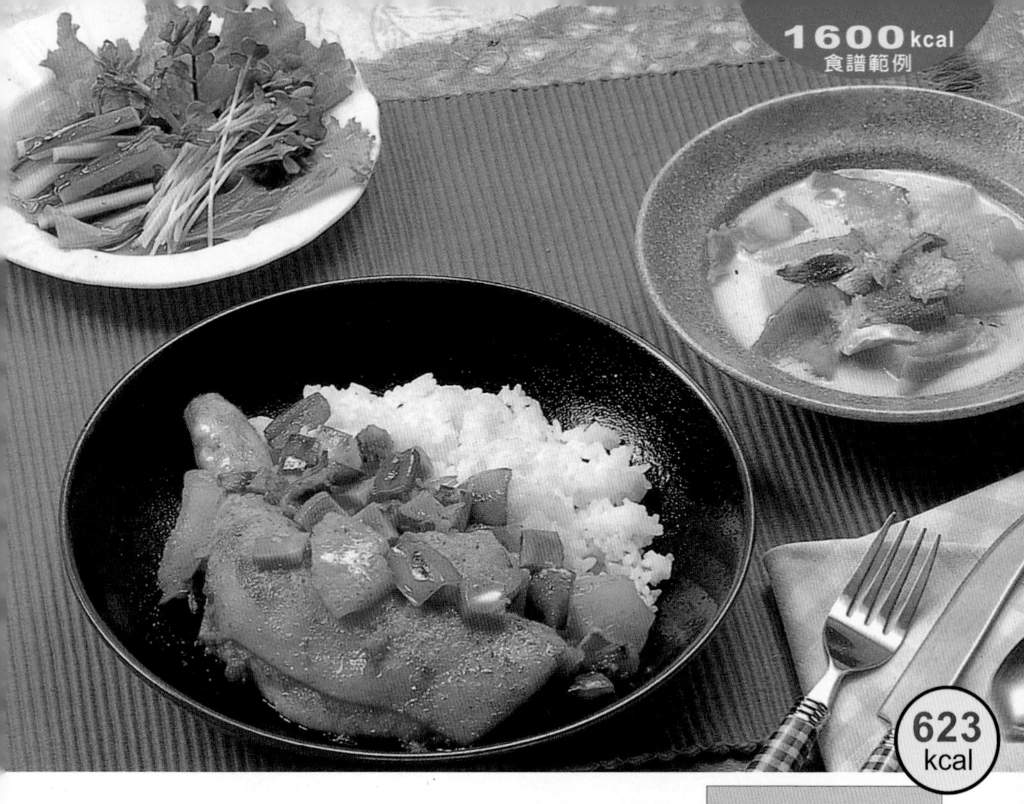

623 kcal

- 咖哩雞
- 奶油冬瓜
- 綠色沙拉

醣類	72.9g
蛋白質	39.5g
脂肪	24.0g
食物纖維	5.7g
鈣質	203mg
鐵質	4.0mg
鹽分	2.7g

第7天 晚餐

咖哩雞

材料 雞腿肉…帶骨1支（淨重100g） a.薑泥…½大匙 咖哩粉…⅔大匙 b.洋蔥…70g c.胡蘿蔔、d.蘋果…各20g e.蒜…1g 奶油…1小匙 湯塊…¼個 f.鳳梨…30g g.青椒…10g 鹽、胡椒…少許 飯…150g

作法

❶雞肉用叉子叉皮，整個抹上a.。放10分鐘後，沾上咖哩粉。

❷b.c.f.g.切成1㎝正方形。e.去皮，擦碎。

❸厚鍋中放入奶油，炒b.和c.，加入薄片的d.略炒。再加入❶炒，加入湯塊用中火煮。

❹將❸的煮汁倒到另一個鍋中，加入e.f.g.略煮。用鹽、胡椒調味。

❺放入咖哩的盤中，放入飯，鋪上❸，淋上❹的調味醬。

奶油冬瓜

材料 冬瓜…100g 培根、新鮮蘑菇…各20g 洋蔥…50g 蒜…1g 湯塊…¼個 水…½杯（100㎖） 鮮奶油…1大匙 鹽、胡椒…各少許

綠色沙拉

材料 水芹…10g 豌豆嬰…10g 小黃瓜…30g 百褶萵苣…20g 調味醬…1小匙 醬油…½小匙（3g）

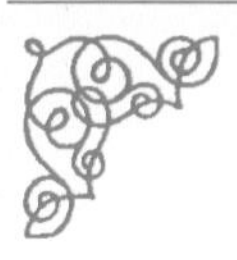
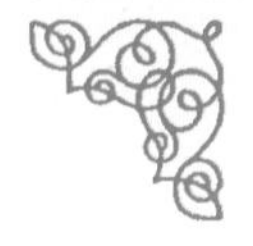

食材別

每 天
親手做的料理

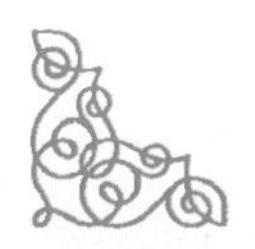
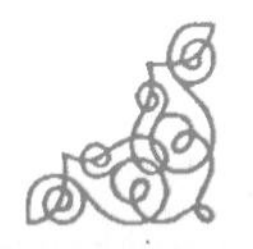

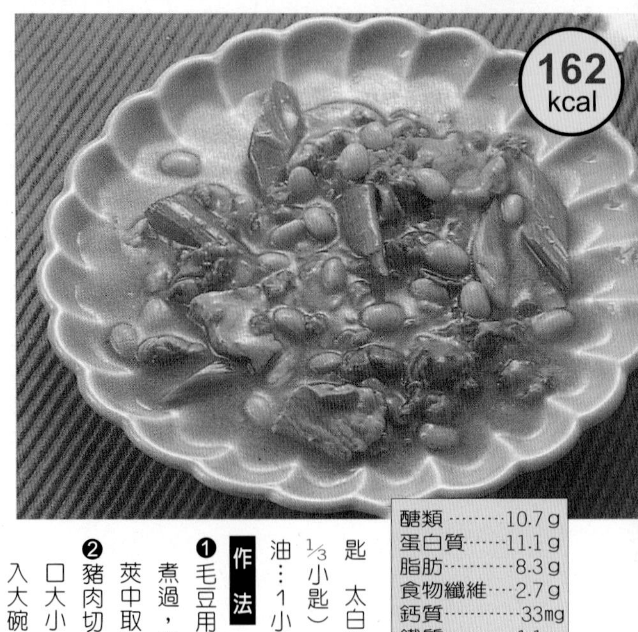

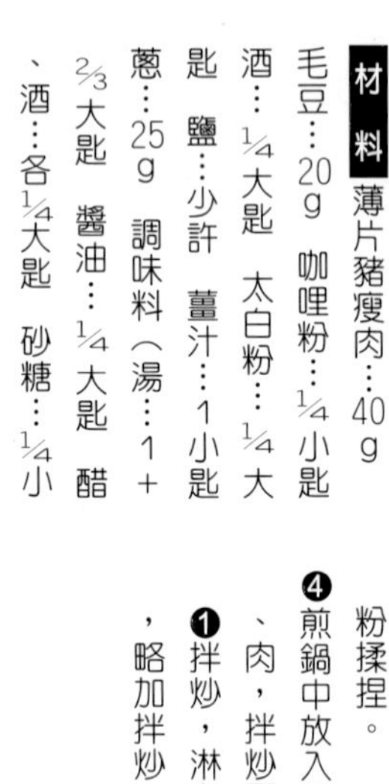

豬肉毛豆炒咖哩

材料 薄片豬瘦肉…40g 毛豆…20g 咖哩粉…$\frac{1}{4}$小匙 酒…$\frac{1}{4}$大匙 太白粉…$\frac{1}{4}$大匙 鹽…少許 薑汁…1小匙 蔥…25g 調味料（湯…1＋$\frac{2}{3}$大匙 醬油…$\frac{1}{4}$大匙 醋、酒…各$\frac{1}{4}$大匙 砂糖…$\frac{1}{4}$小匙 太白粉…$\frac{1}{3}$小匙）沙拉油…1小匙

作法

❶毛豆用鹽水煮過，從豆莢中取出。

❷豬肉切成一口大小，放入大碗中。

❸大碗中加入咖哩、酒、鹽、薑汁，充分混合，撒上太白粉揉捏。

❹煎鍋中放入斜切成薄片的蔥、肉，拌炒至半熟時，放入❶拌炒，淋上調好的調味料，略加拌炒。

醣類	10.7g
蛋白質	11.1g
脂肪	8.3g
食物纖維	2.7g
鈣質	33mg
鐵質	1.1mg
鹽分	0.7g

199
kcal

五目豬肉蔬菜

材料 薄片豬瘦肉…40g 豆芽菜…30g 青椒…30g 熟筍…20g 胡蘿蔔…20g 蔥…5g 薑…1g 豬腿肉醃料（酒…$\frac{2}{3}$小匙 鹽…0.1g）胡椒…少許 醬油…$\frac{1}{4}$小匙 太白粉…1小匙 沙拉油…$\frac{1}{2}$小匙）沙拉油1＋$\frac{1}{2}$小匙 鹽…少許（0.2g）胡椒、芝麻油…各少許 酒…$\frac{1}{2}$大匙

作法

❶豬肉切成（5～6㎝長的細絲）醃過。豆芽菜去除鬚根，其他蔬菜切細。

❷炒鍋中熱沙拉油，大火快炒豬肉，變色後加入胡蘿蔔、熟筍，用鹽、胡椒、酒調味。

❸最後放入其他蔬菜一起拌炒，淋上芝麻油增添風味。

醣類	8.7g
蛋白質	10.7g
脂肪	12.0g
食物纖維	2.0g
鈣質	19mg
鐵質	1.1mg
鹽分	0.6g

番茄煮豬肉

194 kcal

材料 豬腿肉…50g 鹽、胡椒…各少許 番茄…80g 高麗菜…100g 洋蔥…30g 沙拉油…1小匙 湯…¼杯 酒…1大匙 番茄醬…½大匙 荷蘭芹…1g

作法

❶豬肉切成一口大小，撒上鹽、胡椒。
❷番茄去皮去籽，略切。
❸高麗菜、洋蔥切成正方形。
❹鍋中熱沙拉油炒豬肉，變色後加入蔬菜拌炒。
❺放入湯和酒，最後加入番茄醬調味。
❻盛盤，撒上荷蘭芹屑。

醣類	14.9g
蛋白質	12.7g
脂肪	7.9g
食物纖維	3.1g
鈣質	62mg
鐵質	1.5mg
鹽分	0.6g

乳酪燒豬肉配炒青菜

295 kcal

材料 豬腿肉…80g 鹽、胡椒、辣椒粉…各少許 調味料（酒、醬油…各⅔小匙 砂糖…¼小匙） 沙拉油…1小匙 披薩用乳酪…30g 菠菜…70g

作法

❶豬肉去筋略拍一下，調整形狀，撒上鹽、胡椒。
❷菠菜煮過，冷水漂涼，擠乾水分切成3段。
❸煎鍋中用大火煎豬肉（30～60秒），翻面同樣煎過。
❹關小火，加入調味料，煎2～3分鐘，讓湯汁沾到豬肉上。
❺鋪上乳酪、蓋上鍋蓋燜1分鐘，撒上辣椒粉。
❻用剩下的油炒菠菜，撒上鹽、胡椒，擺在肉旁。

醣類	4.8g
蛋白質	25.8g
脂肪	17.9g
食物纖維	2.5g
鈣質	233mg
鐵質	3.8mg
鹽分	1.6g

梅味蒸豬肉

196 kcal

材料 豬腿肉…90g　胡椒…少許　醃鹹梅大1個…15g　醬油…1小匙　酒…¾小匙　砂糖…⅔小匙　蔥…30g　青紫蘇…1g　沙拉油…½小匙

作法
❶豬肉切成一口大小，撒上胡椒。醃鹹梅去籽，與酒、醬油、砂糖混合。
❷醃鹹梅加入沙拉油、豬肉混合。
❸深碗中放入❷，用中火蒸15分鐘。
❹蔥切成長蔥絲，青紫蘇切絲，鋪在❸的碗上。

醣類	7.0g
蛋白質	19.5g
脂肪	9.8g
食物纖維	1.7g
鈣質	47mg
鐵質	1.9mg
鹽分	3.9g

豬肉煮蒟蒻

126 kcal

材料 豬裏脊肉塊…30g　蒟蒻…80g　西洋芹…60g　高湯…80㎖　醬油…1小匙（6g）　砂糖…⅓小匙（1g）

作法
❶豬肉斜切成5～6㎜厚度。
❷蒟蒻用湯匙挖成一口大小先煮過。
❸西洋芹去筋，切塊。
❹鍋中放入調味料（高湯、醬油、砂糖）煮滾。
❺❹中放入蒟蒻和西洋芹，用小火煮5～6分鐘，使其入味。
❻加強❺的火力，加入❶的豬肉，邊拌邊煮至肉熟透為止。

醣類	58g
蛋白質	18.1g
脂肪	3.6g
食物纖維	2.6g
鈣質	60mg
鐵質	1.6mg
鹽分	1.0g

225 kcal

糖醋豬肉

材料 豬腿肉…60g 豬肉醃料（醬油…½小匙 酒…½小匙）熟筍…40g 胡蘿蔔…40g 青椒…30g 洋蔥…30g 乾香菇…7g 沙拉油…1小匙 麵粉…1小匙 調味料（湯…2大匙 醬油…½大匙 番茄醬…½大匙 砂糖…1小匙）醋…½大匙 太白粉…1小匙

作法
❶切成一口大小的豬肉醃過，洋蔥切成梳形，其他材料切塊（胡蘿蔔略煮）。香菇泡開，斜切。
❷煎鍋中放入豬肉，撒上麵粉，煎熟後取出。
❸煮調味料、蔬菜、豬肉，加入醋。煮好時，用太白粉加水勾芡。

醣類	14.9g
蛋白質	12.7g
脂肪	7.9g
食物纖維	3.1g
鈣質	62mg
鐵質	1.5mg
鹽分	0.6g

59 kcal

炸玉米雞塊

材料 去皮雞胸肉2條…60g 荷蘭芹…1g 奶油玉米（罐頭）…4大匙（60g）麵粉…1＋½大匙（12g）醬油…½小匙 炸油…10g

作法
❶去皮雞胸肉切成1cm正方形。
❷荷蘭芹剁成碎屑。
❸奶油玉米、雞丁、荷蘭芹加入麵粉、醬油一起混合。
❹炸油加熱至160℃。
❺❸的雞丁裹上麵衣，用湯匙撈起，放入❹的油中油炸。

醣類	4.8g
蛋白質	25.8g
脂肪	17.9g
食物纖維	2.5g
鈣質	233mg
鐵質	3.8mg
鹽分	1.6g

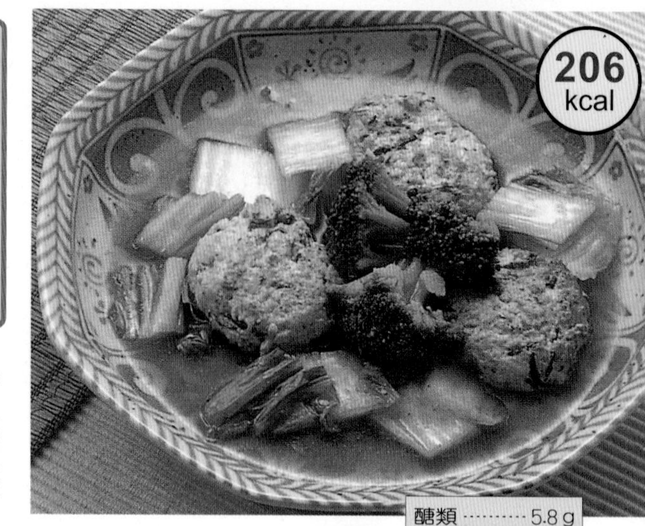

206 kcal

煮雞肉丸子

材料 雞胸肉絞肉（去皮）…60g 傳統豆腐…80g 羊栖菜（乾）…2g 白菜…60g 花椰菜…20g 調味料（高湯…¼杯 酒…2小匙 砂糖…⅓小匙 醬油…⅔小匙）

作法

❶豆腐放簍子裡20分鐘瀝乾水分。羊栖菜泡開，放在簍子裡。和絞肉拌在一起，做成3個小圓餅。

❷白菜切成一口大小，花椰菜分成小株煮過。

❸煎鍋中放入❶，兩面煎成金黃色，放入調味料與白菜，蓋上鍋蓋，用中火燜煮7～8分鐘。開大火加入花椰菜，吸收煮汁。

營養成分	含量
醣類	5.8g
蛋白質	20.6g
脂肪	10.1g
食物纖維	2.9g
鈣質	159mg
鐵質	3.1mg
鹽分	0.7g

244 kcal

巴黎涼拌雞肉

材料 去皮雞胸肉…70g 鹽、胡椒…各少許 西洋芹、洋蔥、胡蘿蔔、檸檬…各5g 白葡萄酒…1小匙 白色調味汁（乳瑪琳、麵粉…各1小匙 牛乳…60㎖） 明膠…1.5g 水…⅔小匙 胡蘿蔔、青椒、小胡蘿蔔…各10g 生菜…20g

作法

❶鍋中放入撒上鹽、胡椒的雞肉，以及切絲的蔬菜類、檸檬和水，開火煮至滾，關小火燜煮10分鐘，冷卻。

❷加水融化的明膠中，加入白色調味汁，淋在雞肉上，放入冰箱中冷藏。

❸上面鋪上煮過的胡蘿蔔、青椒，搭配小胡蘿蔔、生菜一起盛盤。

營養成分	含量
醣類	10.0g
蛋白質	20.8g
脂肪	12.5g
食物纖維	1.6g
鈣質	113mg
鐵質	1.9mg
鹽分	0.4g

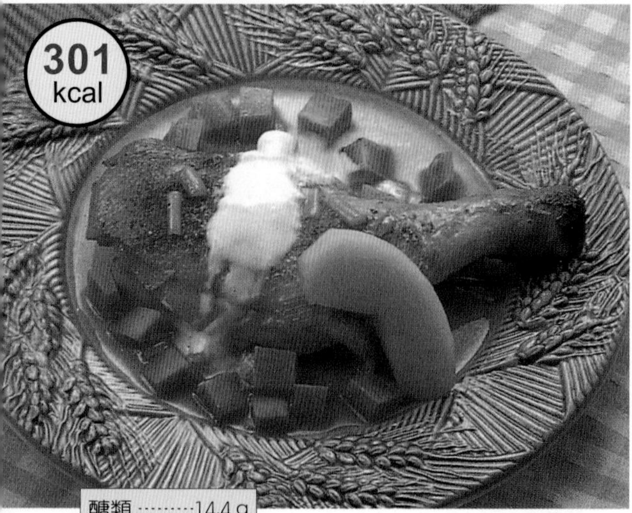
301
kcal

醣類	14.4g
蛋白質	15.8g
脂肪	17.0g
食物纖維	1.9g
鈣質	34mg
鐵質	2.4mg
鹽分	1.1g

蘋果調味醬淋煎雞肉

材料 帶骨雞腿肉…100g 鹽、胡椒…各少許 蘋果…60g 胡蘿蔔…20g 蔥…10g 乳瑪琳…⅔大匙 白蘭地…½大匙 肉桂棒…¼根 湯塊…¼個 酸奶油…⅔大匙

作法

❶雞肉撒上鹽、胡椒。蘋果分為4瓣，去皮和芯。在厚鍋中放入半量的乳瑪琳煎蘋果，盛入盤中。剩下的乳瑪琳煎雞肉的兩面，倒掉油，放入白蘭地，使酒精飛散。

❷加入切成1cm正方形的蔬菜和湯塊、煎過的蘋果，蓋上烘烤紙煮約10分鐘。

❸盛盤前用酸奶油、鹽、胡椒調味。

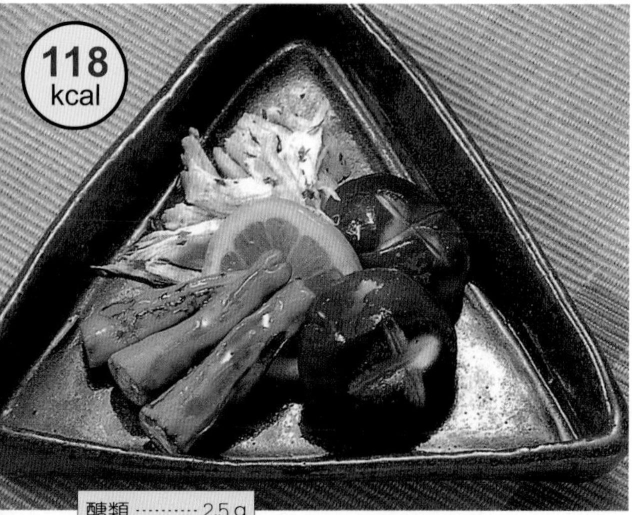
118
kcal

醣類	2.5g
蛋白質	19.6g
脂肪	0.7g
食物纖維	1.0g
鈣質	8mg
鐵質	0.6mg
鹽分	0.3g

烤雞肉配秦椒芽

材料 去皮雞胸肉…80g 鹽…0.2g 酒…1大匙 新鮮香菇…大2個（15g） 小青椒…10g 秦椒芽…4～5片 檸檬（圓片）…1片

作法

❶去皮雞胸肉去筋用刀背輕拍，撒上鹽和酒待用。

❷香菇去蒂，小青椒用竹籤將皮刺2～3個洞。秦椒芽拍過後剁碎。

❸鐵絲網充分加熱之後，鋪上雞肉、香菇、小青椒，邊翻轉邊烤。

❹雞肉撕成一口大小，撒上秦椒芽，和其他烤過的蔬菜一起盛盤，淋上檸檬汁食用。

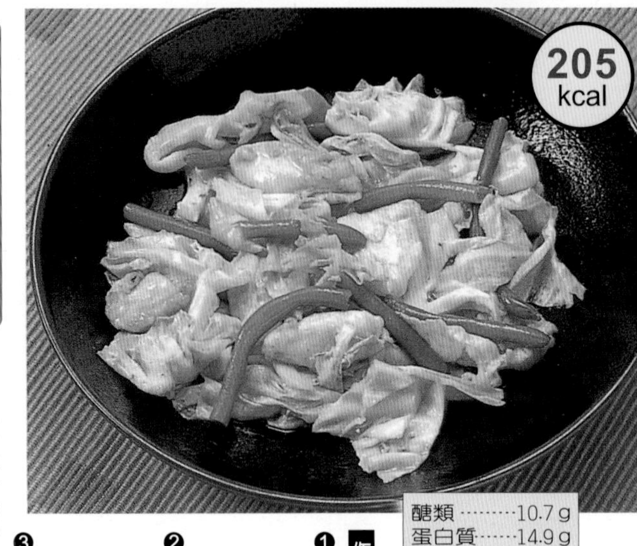

蠔油炒雞肉高麗菜

材料 去皮雞胸肉…60g 雞肉醃料（醬油、酒…各½小匙）高麗菜…100g 太白粉…1小匙 沙拉油…½小匙 鹽…少許 酒…1小匙 水…1大匙 砂糖…⅔小匙 蠔油…⅔小匙 四季豆…20g

作法

❶雞肉斜切成薄薄的一口大小，醃過。

❷高麗菜略切。四季豆去筋，煮過待用。

❸煎鍋熱鍋後，放入撒上太白粉的雞肉，煎至兩面變色之後，再加強火力炒至兩面呈金黃色。

❹❸中加入高麗菜和鹽、酒、水，蓋上鍋蓋燜30秒，加入砂糖、蠔油、四季豆，用大火拌炒。

醣類	10.7g
蛋白質	14.9g
脂肪	8.2g
食物纖維	2.4g
鈣質	59mg
鐵質	0.9mg
鹽分	1.3g

183
kcal

青椒炒雞肉絲

材料 去皮雞胸肉…70g 雞肉醃料（醬油、酒…各½小匙）太白粉…½小匙 青椒…50g 熟筍…50g 沙拉油…½大匙 調味料（醬油…1小匙 酒…½小匙 砂糖…¼小匙）

作法

❶雞肉去筋斜切成薄片，再縱切成細絲。用醃料醃過，撒上太白粉。青椒縱切成細絲。熟筍切絲。

❷煎鍋中加熱半量的油，將雞肉剝散，炒至變色後取出。

❸用剩下的油炒蔬菜，過油後，將❷倒回一起拌炒。

❹調味料混合後，加入其中，迅速拌炒至材料都沾上湯汁為止。

醣類	9.1g
蛋白質	19.6g
脂肪	6.9g
食物纖維	2.6g
鈣質	24mg
鐵質	1.1mg
鹽分	1.4g

178 kcal

醣類	8.4g
蛋白質	14.9g
脂肪	8.9g
食物纖維	2.0g
鈣質	35mg
鐵質	1.9mg
鹽分	0.3g

煎牛肉

材料 薄片牛腿肉（瘦肉）、洋蔥…各60g 沙拉油…1小匙 調味料（砂糖…⅓小匙 醋…¼小匙 鹽…少許） 四季豆…20g 胡蘿蔔…30g 沙拉油、奶油…各¼小匙 鹽、胡椒…各少許

作法

❶肉切成適當的大小，撒上鹽、胡椒。

❷洋蔥切成1㎝寬的梳形，用半量的沙拉油炒7～8分鐘，加入調味料後取出。

❸用剩下的沙拉油炒牛肉，將❷倒回拌炒。

❹四季豆煮過，對半切開炒過，用鹽、胡椒調味。

❺胡蘿蔔切成宮殿形，加入蓋滿材料的水、奶油、少許的鹽，煮軟到湯汁收乾為止。

❻將❸❹❺一起盛盤。

190 kcal

醣類	11.3g
蛋白質	22.1g
脂肪	5.2g
食物纖維	2.5g
鈣質	39mg
鐵質	3.0mg
鹽分	0.7g

日式烤肉糕

材料 牛腿絞肉…80g 蛋汁…10g 紅味噌…⅔小匙 酒…1小匙 蔥花…15g 薑汁…⅓小匙 麵包粉…½大匙 蓮藕…20g 調味料（醋、水…各⅔大匙 砂糖…½小匙 鹽…少許） 花椰菜…30g

作法

❶絞肉和蛋汁、酒一起拌味噌，直到產生黏性為止，加入蔥花、薑汁、麵包粉，繼續拌攪。

❷烤盤上刷上一層薄薄的油，將❶做成魚板形，放入200℃的烤箱中烤15分鐘（然後再切開）。

❸切成圓片的蓮藕用加入少許醋的滾水煮，醃漬在調味料中。花椰菜也先煮過。

❹將❷與❸一起盛盤（一次做4人份時，要烤30分鐘）。

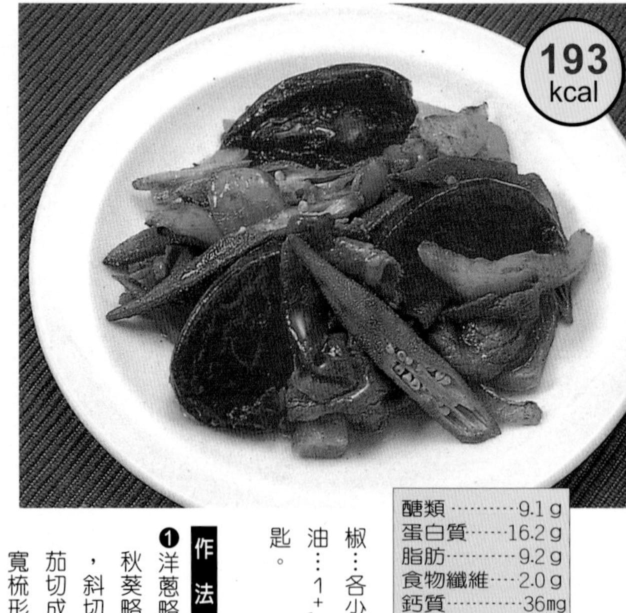

193 kcal

醣類	9.1g
蛋白質	16.2g
脂肪	9.2g
食物纖維	2.0g
鈣質	36mg
鐵質	2.1mg
鹽分	1.1g

咖哩炒牛肉蔬菜

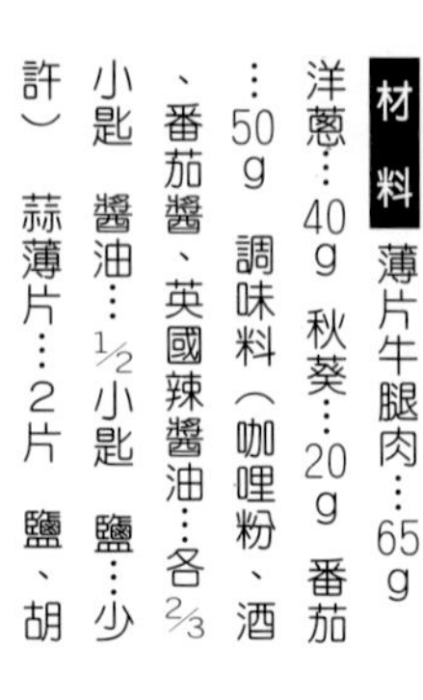

材料 薄片牛腿肉…65g
洋蔥…40g 秋葵…20g 番茄…50g 調味料（咖哩粉、酒、番茄醬、英國辣醬油…各⅔小匙 醬油…½小匙 鹽…少許） 蒜薄片…2片 鹽、胡椒…各少許 油…1+½小匙。

作法
❶洋蔥略切。秋葵略煮後，斜切。番茄切成1㎝寬梳形。
❷牛肉切成3㎝寬度，撒上鹽、胡椒略炒（⅔小匙的油），炒好後取出。
❸用剩下的油將蒜爆香，再放入洋蔥炒至透明為止。放入調和的調味料，迅速拌炒，加入番茄和秋葵，將❷倒回一起拌炒。

201 kcal

醣類	5.5g
蛋白質	28.3g
脂肪	7.1g
食物纖維	1.7g
鈣質	32mg
鐵質	3.2mg
鹽分	0.8g

牛肉豆芽菜捲

材料 薄片牛腿肉…110g
豆芽菜…100g 青紫蘇…6片 裝飾用…2片 乳瑪琳…½小匙（2g） 胡椒…少許 醬油…⅔小匙（4g）

作法
❶牛肉攤開分為6等分。
❷將去掉軸的青紫蘇鋪在❶上，分成幾份的豆芽菜鋪在靠近自己的一邊，捲起。
❸煎鍋中放入乳瑪琳加熱，將❶做成的肉捲尾端朝下煎。
❹待❸固定後，整個一起煎。
❺煎成金黃色後，加入胡椒和醬油，入味後盛盤。

280 kcal

醋燒牛肉

材料 牛腿肉…100g A（洋蔥…50g 胡蘿蔔、西洋芹…各20g 西洋芹莖…2g 蒜…1g 胡椒粒、麝香草…各少許 肉桂…½片 紅葡萄酒…50㎖） B（番茄泥…½大匙 湯塊…⅛個） 奶油、沙拉油…各⅔小匙 四季豆…50g 鹽、胡椒…各少許

作法

❶牛肉和切成1㎝正方形的A的蔬菜，用A的調味料醃漬30分鐘以上。

❷鍋中放入半量沙拉油，用大火煎肉。淋上❶的湯汁1大匙，蓋上鍋蓋煮1～2分鐘後關火。

❸炒❶的蔬菜，用❶的湯汁與B煮成半量之後，撒上鹽、胡椒充分混合，加入奶油，盛盤加上❷與用鹽水煮過的四季豆。

營養成分	
醣類	11.6g
蛋白質	24.8g
脂肪	10.4g
食物纖維	3.0g
鈣質	66㎎
鐵質	3.7㎎
鹽分	0.9g

149 kcal

牛肉煮牛蒡

材料 牛腿肉…50g 牛蒡…50g 蒟蒻粉絲…50g 砂糖…1小匙（3g） 醬油…½大匙（9g） 酒…1+½小匙（7g） 料理米酒…1小匙（6g） 罌粟子…少許

作法

❶薄片牛肉切成一口的大小。

❷牛蒡斜切成5㎜厚度，略煮。

❸蒟蒻粉絲切成5㎝長度。

❹鍋中放入❷的牛蒡，加入½杯的滾水與調味料（砂糖、醬油、酒、料理米酒）。

❺牛蒡煮軟之後，放入❸的蒟蒻粉絲、❶的牛肉一起煮。

❻最後撒上罌粟子。

營養成分	
醣類	16.5g
蛋白質	23.3g
脂肪	2.6g
食物纖維	5.4g
鈣質	67㎎
鐵質	2.0㎎
鹽分	1.4g

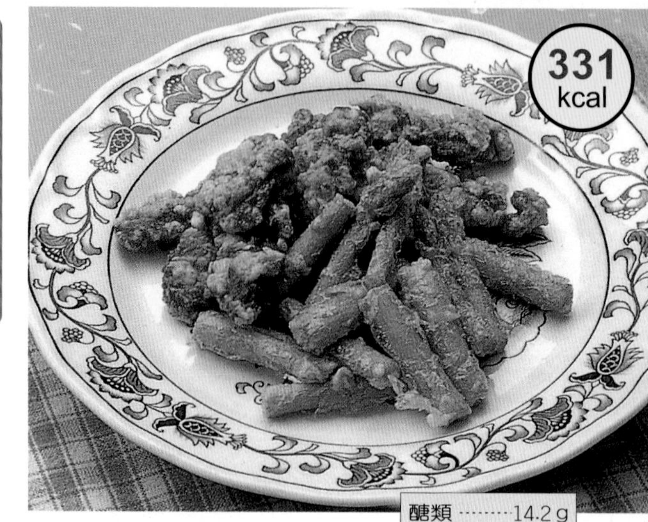

醣類	14.2g
蛋白質	19.9g
脂肪	20.4g
食物纖維	1.4g
鈣質	27mg
鐵質	2.4mg
鹽分	0.6g

辣味炸牛肉

材料 薄片牛瘦肉…70g　醬油…½小匙（3g）綠蘆筍…60g　麵衣（蛋汁…15g　麵粉…2大匙）　辣椒粉…少許　炸油…15g

作法

❶牛肉切成4～5cm長度，先沾醬油醃過。

❷綠蘆筍切掉根部較硬的部分，去除葉鞘切成5～6cm長度

❸將❷裹上麵衣，放入180℃的炸油中，炸出美麗的顏色。

❹去除醃汁的牛肉，混合辣椒粉，迅速沾上麵衣，用高溫的炸油炸至酥脆。立刻撒上少許的辣椒粉，和綠蘆筍一起盛盤。

119 kcal

醣類	7.8g
蛋白質	11.4g
脂肪	3.8g
食物纖維	1.2g
鈣質	41mg
鐵質	1.0mg
鹽分	0.3g

肉丸子煮白菜

材料 豬瘦絞肉…50g　材料A（蔥屑…5g　酒…1小匙　鹽…少許　太白粉…⅓小匙　薑汁…少許）　白菜…100g　乾粉絲…5g　鹽、胡椒…各少許

作法

❶絞肉與材料A充分混合到產生黏性為止，水酌量加減，捏成一口大的丸子。

❷白菜略切。粉絲用滾水泡開，切成易吃的長度。

❸鍋中煮滾½杯的水，放入❶，變色之後關小火。撈除澀液，煮5～6分鐘直到丸子浮起為止。

❹將❷也加入，再煮5～6分鐘，用鹽、胡椒調味。

216 kcal

蔬菜肉丸子菜

材料 雞絞肉…75g　榨菜、紅椒…各15g　乾木耳…2g　薑…1g　青江菜…100g　丸子調味料（醬油、酒…各⅔小匙　砂糖…¼小匙　太白粉…½小匙　胡椒…少許）　淋汁的材料（湯…1大匙　砂糖…¼小匙　醬油、太白粉…各⅓小匙）

作法
❶榨菜用水漂洗去除鹽分，木耳泡開。去籽的青椒和薑剁碎。
❷絞肉與❶和肉丸子的調味料一起混合。分為2等分捏成圓形，放入盤中，用冒著蒸氣的蒸器蒸10～12分鐘。
❸青江菜的軸分為4份，用少許油和鹽煮過。
❹淋汁的材料＋¼大匙的水煮滾後淋在❷和❸上

醣類	9.1g
蛋白質	15.9g
脂肪	12.3g
食物纖維	2.1g
鈣質	168mg
鐵質	3.6mg
鹽分	3.2g

249 kcal

香味燒牛肝

材料 牛肝…80g　蔥…10g　蒜、薑…各3g　醃漬汁（辣椒粉…少許　醬油…1＋½小匙　料理米酒…1小匙）　沙拉油…½大匙＋1小匙　菠菜…60g　鹽、胡椒…各少許

作法
❶牛肝泡水去除血水，切成5㎜厚度。
❷蔥、蒜、薑剁碎。和醃漬汁混合，將❶醃30分鐘，去除醃汁。
❸煎鍋＋油（½大匙）用大火將❷兩面煎成金黃色後，關小火煮至熟。
❹將❷的醃汁倒入❸中，開大火使其入味。
❺菠菜煮過，切成易吃的大小，用剩下的油炒，撒上鹽、胡椒與❹一起盛盤。

醣類	10.0g
蛋白質	18.7g
脂肪	14.1g
食物纖維	2.7g
鈣質	44mg
鐵質	5.7mg
鹽分	1.6g

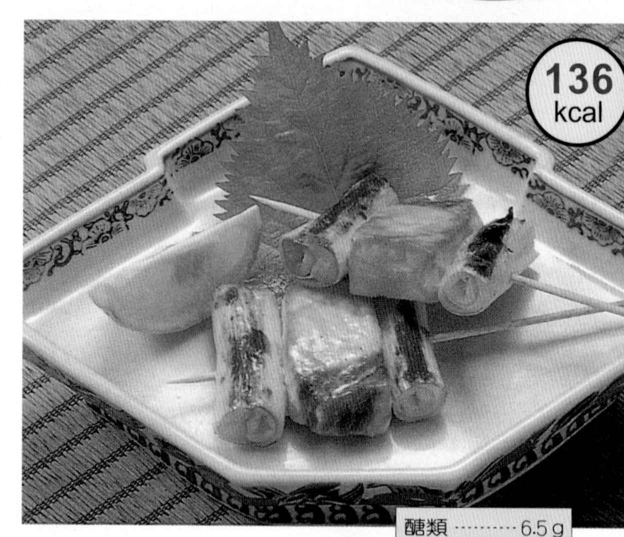

136 kcal

烤旗魚

材料　旗魚…80g　醬油…1小匙+⅓小匙（8g）　料理米酒…1小匙（6g）　蔥…40g　青紫蘇…1片　檸檬…⅛個（10g）

作法

❶旗魚切成一口大的正方形，醃漬在混合醬油與料理米酒的醃汁中10～15分鐘。

❷蔥切成3cm長的小段。

❸鐵絲網燒熱後鋪上❶與❷，將表面烤成焦色。

❹用竹籤將旗魚和蔥交互穿刺，擺在鐵絲網上，刷上❶的醃汁邊烤邊塗抹，反覆2～3次直到烤出美麗的顏色。

❺將❹擺在鋪上青紫蘇的器皿中，添上梳形檸檬。

醣類	6.5g
蛋白質	19.8g
脂肪	2.5g
食物纖維	1.0g
鈣質	35mg
鐵質	0.7mg
鹽分	1.3g

188 kcal

香燒竹筴魚

材料　竹筴魚…80g　蔥…10g　薑…1g　醬油…1小匙（6g）　辣椒粉…少許　芝麻油…1g　麵粉…1+⅔小匙（5g）　沙拉油…1小匙（4g）　小青椒…10g　鹽…少許　長蔥絲…少許　檸檬（圓片）…1片

作法

❶竹筴魚切成3片。

❷蔥剁碎，薑擦碎成泥狀。

❸將❷與醬油、辣椒粉、芝麻油混合，再放入❶醃漬15分鐘。

❹❸沾一層薄薄的麵粉，放入煎鍋中用油煎，煎好盛盤。

❺小青椒去籽略炒，撒上一些鹽，和長蔥絲、檸檬圓片一起添在❹旁。

醣類	5.4g
蛋白質	16.1g
脂肪	10.6g
食物纖維	0.7g
鈣質	60mg
鐵質	0.8mg
鹽分	1.4g

166 kcal

蒸鰆魚

材料 鰆魚…70g　鹽…少許　胡椒…少許　酒…1小匙　筍…30g　胡蘿蔔…15g　乾香菇…1朵（2g）　中華湯…30㎖　醬油…1小匙弱　沙拉油…1小匙　芝麻油…½小匙　太白粉…⅓小匙

作法

❶鰆魚撒上鹽、胡椒、酒。筍、胡蘿蔔切絲，香菇泡開，去蒂切細。

❷盤中塗抹沙拉油，放入鰆魚，撒上蔬菜類，放入蒸器中用大火蒸10分鐘。

❸鍋中放入中華湯、醬油、芝麻油，煮滾之後，用太白粉水勾芡。

❹將❸的淋汁淋在❷上。

醣類	5.6g
蛋白質	14.9g
脂肪	9.4g
食物纖維	2.1g
鈣質	24mg
鐵質	0.8mg
鹽分	1.0g

172 kcal

燉鮭魚

材料 新鮮鮭魚…60g　白蘿蔔…30g　蕪菁…30g　蔥…30g　胡蘿蔔…20g　洋蔥…50g　高麗菜…50g　湯塊…2g　酒…2小匙　鹽…少許（0.2g）　胡椒…少許　荷蘭芹…1g

作法

❶新鮮鮭魚切成一口大小，撒上酒（1小匙）。

❷白蘿蔔、蕪菁、胡蘿蔔去皮切塊。

❸洋蔥切成梳形。高麗菜略切。

❹蔥切成3㎝小段。

❺鍋中放入湯塊，加300㎖的水，調溶後放入❷❸❹煮軟。加入新鮮鮭魚，用小火繼續煮。

❻用酒、鹽、胡椒調味。

❼將荷蘭芹屑撒入❻中。

醣類	12.7g
蛋白質	14.7g
脂肪	5.3g
食物纖維	3.8g
鈣質	82mg
鐵質	1.6mg
鹽分	1.6g

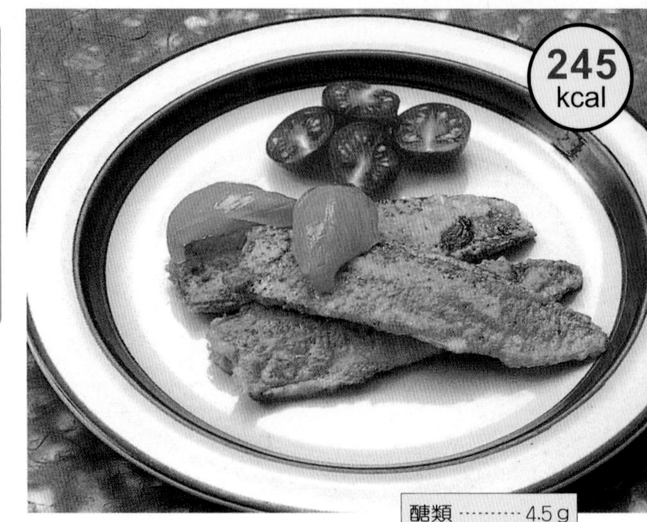

煎沙丁魚

材料 沙丁魚…80g 鹽、胡椒、辣椒粉…各少許 蛋½個…25g 麵粉…½大匙（4g） 奶油…½小匙（2g） 小番茄…20g 羅勒…適量

醣類	4.5g
蛋白質	19.0g
脂肪	15.5g
食物纖維	0.2g
鈣質	73mg
鐵質	2.0mg
鹽分	1.0g

作法

❶沙丁魚切成三片，去除腹骨，撒上鹽、胡椒、辣椒粉。

❷❶沾麵粉、蛋汁。煎鍋中熱奶油（中火），將沙丁魚肉面朝上，不時地搖晃，魚皮也要煎成金黃色，翻面也煎成一樣。

❸沙丁魚盛盤，添上去蒂對半切開的小番茄，鋪上羅勒。

150
kcal

梅煮竹筴魚

材料 竹筴魚…80g 醃鹹梅…1個（8g） 新鮮香菇…15g 豌豆片…10g 砂糖…1小匙 酒…½大匙 水½杯 醬油…1小匙

作法

❶竹筴魚去除刺鱗，去除內臟和鰓，將腹部洗淨。將水分沾乾，在盛盤時朝上的一側劃兩刀。

❷醃鹹梅戳幾個洞。豌豆片去筋用鹽水煮過，香菇劃上十字。

❸用大火煮滾砂糖、酒、水，澆在❶的表側，然後朝上放入鍋中，加上醃鹹梅，蓋上鍋蓋煮2~3分鐘。加入醬油，煮至湯汁減少為止。

❹蔬菜類用煮汁煮過，添在❸旁，淋上煮汁。

醣類	2.2g
蛋白質	16.2g
脂肪	17.3g
食物纖維	0.4g
鈣質	38mg
鐵質	1.5mg
鹽分	0.5g

鯖魚夾檸檬

237 kcal

材料

鯖魚……………………80g
鹽……………少許（0.3g）
檸檬…………………20g
沙拉油………1小匙（4g）
生菜……………中3片（15g）

作法

❶在鯖魚皮上劃5刀，撒上少許鹽。
❷檸檬切成5㎜厚的半月形。
❸將❷的檸檬夾入鯖魚的切開處。
❹沙拉油倒在鐵板上，擺上❸的鯖魚。
❺用250℃的烤箱，將❹烤15分鐘。
❻盤中鋪上15g生菜（中型3片左右）。
❼將❺的鯖魚擺在❻上。

醣類	2.2g
蛋白質	16.2g
脂肪	17.3g
食物纖維	0.4g
鈣質	38㎎
鐵質	1.5㎎
鹽分	0.5g

番茄煮虹鱒

130 kcal

材料

虹鱒……………………70g
鹽………1/10小匙（0.5g）
番茄…………………100g
湯……………3/4杯（150㎖）
荷蘭芹……………………少許
生菜……………中2片（10g）

作法

❶虹鱒去除刺鱗、鰓、內臟，撒上鹽、胡椒。
❷❶的虹鱒瀝乾水分略煎。
❸番茄切成圓片，用鹹湯煮過。
❹❸的番茄煮好後，放入❷的虹鱒一起煮。
❺荷蘭芹剁碎。
❻❹盛盤，撒上荷蘭芹屑。
❼❻添上10g生菜（2片左右）。

醣類	3.7g
蛋白質	14.9g
脂肪	5.8g
食物纖維	0.9g
鈣質	34㎎
鐵質	2.7㎎
鹽分	0.7g

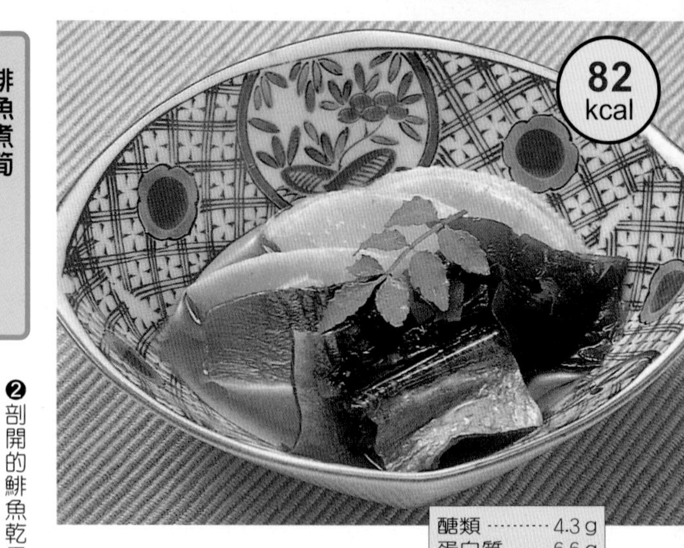

醣類	4.3g
蛋白質	6.6g
脂肪	4.4g
食物纖維	2.0g
鈣質	46mg
鐵質	0.7mg
鹽分	1.2g

鯡魚煮筍

材料 剖開的鯡魚乾…15g　酒…少許　筍…50g　新鮮海帶芽…10g　高湯…50ml　醬油…2/3小匙（4g）　秦椒芽…少許

作法

❶新鮮竹筍去皮，留下內側的皮，用菜刀劃開。鍋中放入水和米糠，將竹筍煮軟至筷子可刺穿為止。冷卻後，用水充分洗淨，切成半月形。

❷剖開的鯡魚乾用淘米水醃漬，水洗淨後切成2cm左右，撒上少許酒，待用。

❸鍋中放入筍和鯡魚，加入高湯蓋滿材料後開始燉煮。最後放入醬油。

❹盤中鋪上筍和鯡魚，用秦椒芽裝飾。

213
kcal

醣類	10.4g
蛋白質	25.1g
脂肪	7.2g
食物纖維	2.3g
鈣質	30mg
鐵質	1.0mg
鹽分	0.3g

咖哩旗魚

材料 旗魚…100g　薑泥…1大匙（10g）　洋蔥…90g　番茄…80g　蒜…1g　咖哩粉…1+1/2小匙　鹽、胡椒…各少許（0.1g）　萬能蔥…1g　沙拉油…4g

作法

❶旗魚沾薑泥醃10分鐘。

❷洋蔥切成1cm正方形，番茄用滾水燙過，去皮略切。蒜擦碎。

❸爆香蒜，接著炒洋蔥，加入❶兩面煎，加入咖哩粉一起炒。

❹加入番茄，蓋上鍋蓋，用中火慢慢地熬煮。撒上鹽、胡椒、蔥花。

143 kcal

蛋黃燒鱒魚

材料 鱒魚…80g　酒…1小匙　鹽…小匙（0.5g）　蛋黃…5g　小青椒…2個（10g）　酒…¼小匙（1g）　淡味醬油…¼小匙（1g）

作法
❶鱒魚選肉較厚的，撒上酒和鹽醃30分鐘入味。
❷用鐵絲刺穿❶的中央，直接用火將兩面慢慢地烤。烤熟後，將盛盤時朝上的一面塗上蛋黃。
❸❷蛋黃變乾烤好後，趁熱將鐵絲拔出。
❹小青椒也用鐵絲穿刺，用火直接烤，趁熱醃漬在酒、淡味醬油所調成的醃漬汁中，瀝乾醃汁添在❸旁。

醣類	0.8g
蛋白質	18.6g
脂肪	5.9g
食物纖維	0.4g
鈣質	18mg
鐵質	1.2mg
鹽分	0.9g

116 kcal

秋葵醬淋酒蒸鯛魚

材料 鯛魚…70g　酒…½大匙　鹽…少許（0.2g）　秋葵…10g　襄荷…30g　淋汁（高湯…5大匙　酒…1小匙　醬油…1小匙　太白粉…⅔小匙）

作法
❶鯛魚去骨切成一口大小。
❷❶排在平鍋中，撒上酒和鹽，蓋上鍋蓋燜煮4～5分鐘。關火，冷卻之後盛盤。
❸秋葵切成薄的小段，襄荷切絲泡在水中。
❹小鍋中放入高湯、酒、醬油，煮滾後，加入❸的秋葵略煮。
❺❹中加入太白粉水勾芡，然後冷卻。
❻將❺連汁一起淋在❷上，撒上襄荷。

醣類	4.8g
蛋白質	14.5g
脂肪	2.4g
食物纖維	1.8g
鈣質	58mg
鐵質	0.6mg
鹽分	1.2g

炸竹筴魚青紫蘇捲

232 kcal

醣類	11.0g
蛋白質	14.2g
脂肪	13.7g
食物纖維	1.1g
鈣質	81mg
鐵質	1.1mg
鹽分	0.5g

作法

❶竹筴魚切成3片，撒上鹽、胡椒，擦乾水分。皮面朝下，鋪上青紫蘇，捲好後用牙籤固定。

❷依序沾上麵粉、蛋汁、麵包粉，放入170℃的油中炸。

❸胡蘿蔔切絲。小黃瓜斜切成薄片後，縱切成細絲，和苜蓿一起盛盤。

❹竹筴魚切成易吃的大小盛盤，小胡蘿蔔切成梳形，添上檸檬。

材料 竹筴魚…60g 青紫蘇…2片 麵粉…½大匙 炸油…8g 小黃瓜、胡蘿蔔…各20g 麵包粉…1+¼大匙 苜蓿…5g 蛋汁、小胡蘿蔔、檸檬…各10g 鹽、胡椒…各少許

鰹魚燒漬菜

168 kcal

醣類	3.8g
蛋白質	22.1g
脂肪	6.4g
食物纖維	1.4g
鈣質	83mg
鐵質	1.9mg
鹽分	0.8g

作法

❶鰹魚去皮對半斜切。山菜洗淨擠乾水分，剁碎。蒜、薑剁碎。

❷煎鍋中倒入芝麻油，將鰹魚煎成金黃色（大火），再用小火煎1~2分鐘。煎熟後，翻面續煎。

❸加入❶的蔬菜繼續煎，撒上芝麻。青椒切絲，小胡蘿蔔切成薄的半月形，用A涼拌後，和鰹魚一起盛盤。

材料 鰹魚…80g 醃漬山菜…25g 蒜、薑…各0.5g 芝麻油…¼大匙 熟白芝麻…½小匙 青椒…15g 小胡蘿蔔…10g A（芝麻油…¼小匙 鹽、胡椒…各少許）

176 kcal

比利時海鮮湯

材料

新鮮鱈魚…60g　鹽…少許　明蝦…小2尾（30g）　煙燻鮭魚…1塊（10g）　奶油…½小匙　A（咖哩粉…1小匙　白葡萄酒…1＋⅓大匙　水…50ml）　紅花油…0.2g　牛乳…⅓杯　胡椒…少許　罐頭白蘆筍…50g　荷蘭芹屑…½大匙

作法

❶鱈魚切成2塊，撒上鹽。

❷明蝦留下蝦尾剝殼，剖開背部，去除泥腸。

❸鍋中放入奶油，擺入❶，鋪上煙燻鮭魚，周圍擺上❷，加入A，蓋上鍋蓋用小火燜煮6～7分鐘。

❹將❸的煮汁煮至剩半量時，加入牛乳、胡椒繼續煮。煮好後盛盤，周圍裝飾白蘆筍撒上荷蘭芹屑。

營養成分	含量
醣類	5.6g
蛋白質	22.3g
脂肪	5.2g
食物纖維	0.9g
鈣質	130mg
鐵質	1.5mg
鹽分	2.1g

218 kcal

飛鳥鍋

材料

去皮雞胸肉…30g　蝦白肉鱈魚、干貝…各20g　蝦、菠菜、胡蘿蔔…各15g　白菜、馬鈴薯…各40g　新鮮香菇…1朵　蔥…各10g　A（牛乳…100ml　湯塊…¼個　鹽…少許）

作法

❶雞肉切成一口大小，擺在簍子裡，用滾水澆淋，鱈魚也用同樣的方式處理。

❷蝦去除泥腸，剝殼。

❸白菜和菠菜煮過，白菜橫鋪在捲簾上，再鋪上菠菜捲起，切成3cm長度。馬鈴薯和胡蘿蔔略煮。香菇在菇傘上劃十字，蔥斜切成1cm寬度。

❹砂鍋中放入A，與❶❷❸一起煮。

營養成分	含量
醣類	16.6g
蛋白質	31.8g
脂肪	7.3g
食物纖維	2.3g
鈣質	160mg
鐵質	1.9mg
鹽分	2.2g

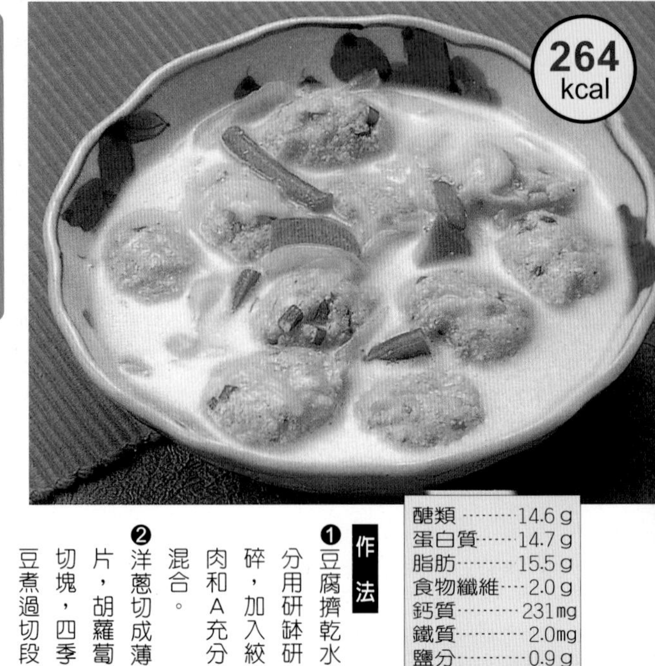

醣類	14.6g
蛋白質	14.7g
脂肪	15.5g
食物纖維	2.0g
鈣質	231mg
鐵質	2.0mg
鹽分	0.9g

燉豆腐肉丸

材料 傳統豆腐…80g 豬瘦肉絞肉、四季豆…各20g A（蛋白、切成小段的萬能蔥…各5g 鹽、胡椒…各少許）洋蔥…50g 胡蘿蔔…10g 奶油、麵粉…各⅔大匙 湯塊…⅛個 牛乳…100㎖

作法

❶豆腐擠乾水分用研缽研碎，加入絞肉和A充分混合。

❷洋蔥切成薄片，胡蘿蔔切塊，四季豆煮過切段。

❸用奶油炒洋蔥，加入麵粉。炒熟後加入湯塊，煮滾後，將❶捏成1.5㎝直徑的丸子。

❹丸子浮起後，加入胡蘿蔔煮10分鐘。加入牛乳煮6～7分鐘。產生黏性後，加入四季豆略煮，撒上鹽、胡椒調味。

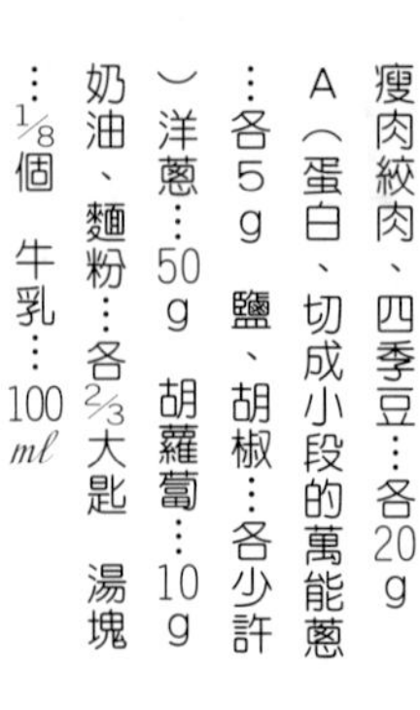

186
kcal

醣類	6.5g
蛋白質	10.6g
脂肪	11.9g
食物纖維	1.2g
鈣質	57mg
鐵質	1.4mg
鹽分	0.6g

雞肉雞蛋燒

材料 蛋1個…50g 鹽…少許 雞絞肉…20g 胡蘿蔔…10g 新鮮香菇…5g 鴨兒芹、青紫蘇葉…各1g 白蘿蔔…70g 調味料（酒、砂糖…各⅔小匙 料理米酒…⅓小匙 淡味醬油…¼小匙 高湯…30㎖）沙拉油…⅔小匙。

作法

❶胡蘿蔔切成薄的短條狀，香菇切成薄片。加入絞肉與高湯，開火煮熟。

❷加入其他調味料，以及切成2㎝長的鴨兒芹。

❸冷卻後，將蛋打入其中。

❹將❸分3～4次倒入煎蛋鍋煎熟。用捲簾調整其形狀為筒形，切開後擺在鋪上青紫蘇的盤中，添上白蘿蔔泥。

129 kcal

蟹醬淋蛋豆腐

材料 蛋…1個（50g） 高湯…60 ml＋100 ml 鹽…少許 罐頭蟹肉…30g 胡蘿蔔…20g 豌豆片…20g A（醬油…½小匙 料理米酒…1小匙 鹽…少許） 太白粉…½小匙

作法

❶蛋打散，混合60 ml的高湯與少許鹽，過濾後倒入蒸蛋器中，放入蒸器用小火蒸15分鐘。

❷罐頭蟹肉瀝乾水分後剝散。

❸胡蘿蔔切絲，豌豆片斜切成細條。

❹用100 ml的高湯煮❷❸。

❺胡蘿蔔煮軟後，加入A（醬油、料理米酒、鹽）調味，倒入太白粉水勾芡。

❻將❶盛盤，淋上❺的蟹醬。

醣類	6.2g
蛋白質	10.9g
脂肪	5.7g
食物纖維	1.0g
鈣質	75mg
鐵質	1.6mg
鹽分	1.4g

178 kcal

豆腐蛤仔綴蛋

材料 傳統豆腐…100g 蛤仔肉、胡蘿蔔…各10g 洋蔥、豌豆嬰…各20g 蛋…½個（25g） 沙拉油…¾小匙 高湯…50 ml 醬油…⅓小匙 料理米酒…1小匙

作法

❶豆腐略微掰碎，擺在鋪著布的簍子裡瀝乾水分。

❷蛤仔洗淨，去除水分。

❸洋蔥切成薄片，胡蘿蔔切成薄的短條狀，豌豆嬰去掉根部。蛋打散。

❹鍋中熱油炒洋蔥和胡蘿蔔，加入蛤仔略炒。加入❶，加入高湯煮5分鐘，用醬油和料理米酒調味。

❺將蛋汁淋入鍋中，加入豌豆嬰略煮即可。

醣類	5.9g
蛋白質	11.6g
脂肪	10.9g
食物纖維	1.2g
鈣質	177mg
鐵質	3.0mg
鹽分	0.5g

馬鈴薯鮪魚蒸蛋捲

196 kcal

材料

蛋…1個（50g）
馬鈴薯…60g　罐頭水煮鮪魚…20g　鹽、胡椒…各少許
荷蘭芹屑…2g　沙拉油…¾小匙　番茄醬…1小匙　小番茄…2個（15g）　生菜…2片（10g）

作法

❶馬鈴薯連皮用保鮮膜包住，用微波爐加熱3分鐘，去皮用叉子叉碎。罐頭鮪魚倒掉湯汁剝散。

❷蛋打散，加入鹽、胡椒，與❶和荷蘭芹混合。

❸煎鍋中放入沙拉油，倒入❷略加混合，呈半熟狀後，從面前翻蓋做成蛋捲。盛盤後淋上番茄醬，添上小番茄、生菜。

營養成分	含量
醣類	13.5g
蛋白質	12.5g
脂肪	9.9g
食物纖維	1.1g
鈣質	43mg
鐵質	2.4mg
鹽分	1.0g

木耳炒蛋

186 kcal

材料

蛋…50g　薄片豬腿肉…25g　蔥、熟筍…各10g
乾木耳…3g　韮菜…15g
薑屑…1g　沙拉油…1小匙
A（醬油…½小匙　鹽…少許　砂糖…⅓小匙　酒…1小匙）
肉的醃料（酒…½小匙　醬油…⅕小匙　太白粉…⅓小匙）。

作法

❶豬肉切成一口大小，用醃料醃過。蔥斜切成薄片，木耳泡開，切成一口大小，韮菜切成2cm長度，熟筍切成薄片。

❷炒菜鍋中加入半量的沙拉油，將蛋炒至半熟取出。

❸用剩下的沙拉油爆香薑，放入肉，邊撥散邊炒。

❹加入❶的蔬菜炒，將❷倒回鍋中，淋上A略微混合後關火。

營養成分	含量
醣類	6.6g
蛋白質	12.6g
脂肪	11.5g
食物纖維	1.1g
鈣質	50mg
鐵質	2.8mg
鹽分	1.0g

358 kcal

焗豆腐山藥鰈魚

材料 嫩豆腐…150g 鰈魚、花椰菜…各30g 鹽…少許 酒…1小匙 山藥…100g 甜鹹鮭魚子、金菇、溶化型乳酪…各20g 胡椒…少許 奶油…1小匙（4g）

作法

❶豆腐瀝乾水分，切成一口大小。鰈魚去皮及骨，斜切成薄片，撒上鹽和酒。花椰菜煮過，放在器皿中。

❷山藥去皮擦碎，和去除薄皮的鱈魚子混合，用少許胡椒調味。

❸器皿中擺上豆腐和鰈魚，撒上切成3～4cm長的金菇，淋上❷，撒上乳酪。在各處鋪上奶油，放入200℃的烤箱烤7～8分鐘。

醣類	25.8g
蛋白質	27.6g
脂肪	15.0g
食物纖維	3.5g
鈣質	289mg
鐵質	3.2mg
鹽分	2.3g

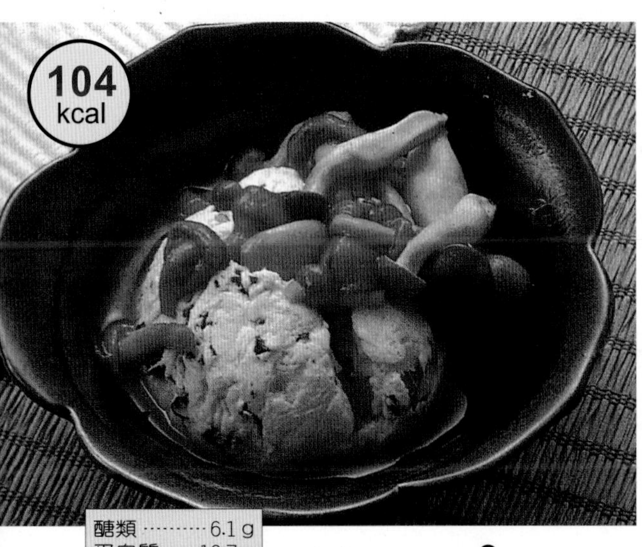

石榴豆腐

材料 傳統豆腐…80g 蝦仁…20g 鹽…少許 酒…½小匙 熟銀杏…2個 木耳…少許（1g） 四季豆…3g 玉蕈、滑子蕈…各15g A（高湯…50mℓ 醬油、料理、米酒…各⅓小匙 太白粉…¼小匙）

作法

❶豆腐用紙巾包住，放入微波爐中用強火加熱40秒，瀝乾水分。

❷蝦子切成5mm長，撒上鹽、酒。銀杏切成兩半，木耳泡開切絲。四季豆煮過，切成小段。

❸將❶❷混合，用保鮮膜包成包子狀，用保鮮膜製的繩子紮緊袋口，放入圍波爐中用強火加熱30秒。

❹用A的調味料煮玉蕈與滑子蕈，加入太白粉水勾芡，淋在❸上。

醣類	6.1g
蛋白質	10.7g
脂肪	4.2g
食物纖維	1.4g
鈣質	110mg
鐵質	2.1mg
鹽分	0.6g

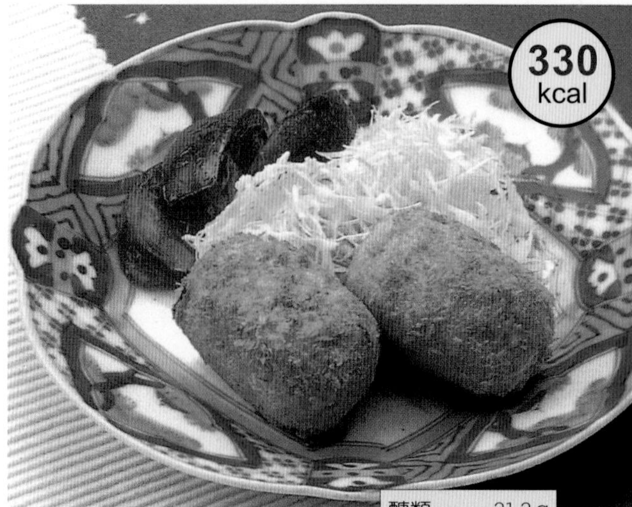

炸豆腐丸子

材料 豆腐渣、高麗菜絲…各30g 洋蔥…50g 罐頭鮪魚…20g 蛋汁…15g 麵衣（麵粉…2小匙 蛋汁…15g 麵包粉…3大匙） 番茄…60g 沙拉油…2小匙 炸油…8g 鹽、胡椒…各少許

營養成分	含量
醣類	21.2g
蛋白質	12.7g
脂肪	20.5g
食物纖維	5.1g
鈣質	79mg
鐵質	1.8mg
鹽分	0.5g

作法

❶豆腐渣用等量的水泡開，將洋蔥剁碎。鮪魚也掰碎。煎鍋中加入1小匙的油炒洋蔥，再加入1小匙油，放入鮪魚和豆腐渣拌炒，撒上鹽、胡椒。

❷❶和蛋汁混合分為2等分，做成稻草包形，依序沾上麵粉、蛋汁、麵包粉，放入180℃的炸油中炸。

❸添上切絲的高麗菜、梳形檸檬盛盤。

豆腐煎蛋

159
kcal

材料 蛋…½個（25g） 砂糖、淡味醬油、沙拉油…各⅔小匙 料理米酒…¼小匙 煎豆腐…¼塊（80g） 蔥…15g 梅醋薑…5g

營養成分	含量
醣類	5.1g
蛋白質	9.7g
脂肪	10.4g
食物纖維	0.8g
鈣質	142mg
鐵質	1.9mg
鹽分	0.7g

作法

❶豆腐瀝乾水分搗碎。蔥切成薄的小段。

❷蛋打散加入調味料，與❶略微混合。

❸煎蛋鍋加熱，倒入一層薄薄的油，將1/3量的❷倒入，煎成半熟狀，在面前摺成3摺。再倒入❷剩下的半量，煎好之後折成2摺，剩下的同樣折成2摺煎好。

❹熱度稍微冷卻後，切成三角形盛盤，添上梅醋薑。

納豆煎蛋捲

168 kcal

材料

蛋……1個（50g）
小顆納豆……30g
醬油……1小匙（6g）
沙拉油……½小匙（2g）
白蘿蔔……30g
生菜……2片（10g）

作法

❶納豆加入醬油，充分混合。
❷將蛋打散後，加入❶中混合。
❸煎鍋中熱沙拉油倒入❷，用筷子一邊混合，一邊煎熟。
❹❸呈半熟狀後，盛盤。
❺白蘿蔔擦碎成泥狀，略微去除水分，和生菜一起添在❹的煎蛋捲旁。

醣類	5.0g
蛋白質	12.0g
脂肪	10.6g
食物纖維	2.5g
鈣質	70mg
鐵質	2.3mg
鹽分	1.2g

豆腐炒煮蟹肉

159 kcal

材料

嫩豆腐…150g　罐頭蟹肉…25g　冬蔥…2根（10g）　A（湯…100ml　酒…1小匙　鹽、胡椒…各少許）　沙拉油…1小匙（4g）　太白粉…1小匙（3g）

作法

❶豆腐對半切開，橫切成5mm厚度。罐頭蟹肉去除軟骨，將蟹肉剝開。冬蔥切成3cm長度。A混合，太白粉用1倍量的水調溶。
❷炒菜鍋中熱沙拉油，放入蟹肉略炒後加入冬蔥。略微拌炒後，加入豆腐，邊炒邊搖晃鍋子，不要將豆腐炒破。
❸加入❶的綜合調味料，煮滾後，淋上太白粉水勾芡。

醣類	6.1g
蛋白質	10.9g
脂肪	9.1g
食物纖維	0.9g
鈣質	163mg
鐵質	1.9mg
鹽分	0.6g

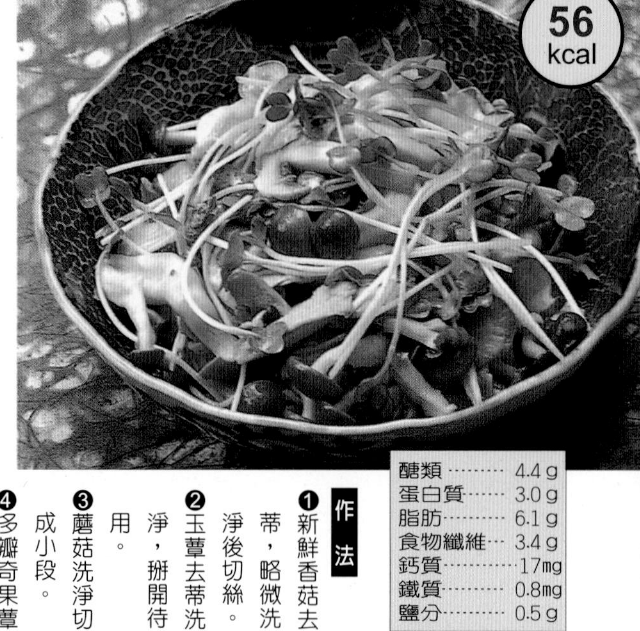

醣類	4.4 g
蛋白質	3.0 g
脂肪	6.1 g
食物纖維	3.4 g
鈣質	17㎎
鐵質	0.8㎎
鹽分	0.5 g

蕈類沙拉

材料

新鮮香菇……………20g
蘑菇……………20g
玉蕈……………30g
多瓣奇果蕈……………30g
豌豆嬰……………10g
調味醬……1大匙（15g）

作法

❶新鮮香菇去蒂，略微洗淨後切絲。
❷玉蕈去蒂洗淨，掰開待用。
❸蘑菇洗淨切成小段。
❹多瓣奇果蕈去蒂，洗淨後剝開。
❺❶～❹用滾水略燙後，撈起冷卻。
❻豌豆嬰切掉根部洗淨。
❼將❻與❺的蕈類混合，食用前淋上調味醬。

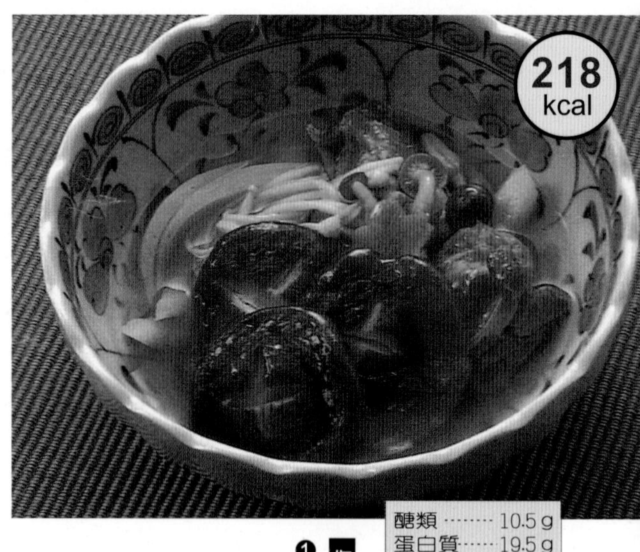

醣類	10.5 g
蛋白質	19.5 g
脂肪	8.4 g
食物纖維	3.9 g
鈣質	23㎎
鐵質	3.2㎎
鹽分	0.2 g

蕈類蒸煮雞肉

材料

新鮮香菇3朵…15g　玉蕈、金菇…各40g　洋蔥…60g　雞腿肉…80g　鹽、胡椒…各少許　沙拉油…½大匙（6g）　白葡萄酒…⅓杯　湯…100㎖

作法

❶新鮮香菇去軸。玉蕈、金菇去蒂剝開。洋蔥切成梳形。雞肉切成6㎝正方形，撒上鹽、胡椒。
❷鍋中熱沙拉油，將雞肉兩面煎好取出。繼續炒洋蔥，倒回雞肉，加入葡萄酒、湯、鹽、胡椒，蓋上鍋蓋煮10分鐘，加入香菇再煮5分鐘，然後加入玉蕈和金菇，略煮即可盛盤，用胡蘿蔔裝飾。

37 kcal

番茄醋拌鮮香菇

材料 新鮮香菇…30g 番茄…50g 調味料（醋…½小匙 鹽…少許（0.1g） 番茄泥…1小匙 芥末醬…⅛小匙）沙拉油…½小匙（2g） 荷蘭芹屑…少許 西洋芹細絲…20g

作法

❶香菇去軸。番茄用滾水燙過後剝皮對半橫切，去籽切成圓片。

❷大碗中放入調味料充分混合，再加入番茄泥、芥末醬混合。

❸煎鍋中熱油，香菇略炒後，趁熱醃漬在❷中。加入番茄混合，放入冰箱中冷藏，食用前撒上荷蘭芹，添上西洋芹。

醣類	5.6g
蛋白質	1.3g
脂肪	2.2g
食物纖維	2.1g
鈣質	16mg
鐵質	0.4mg
鹽分	0.4g

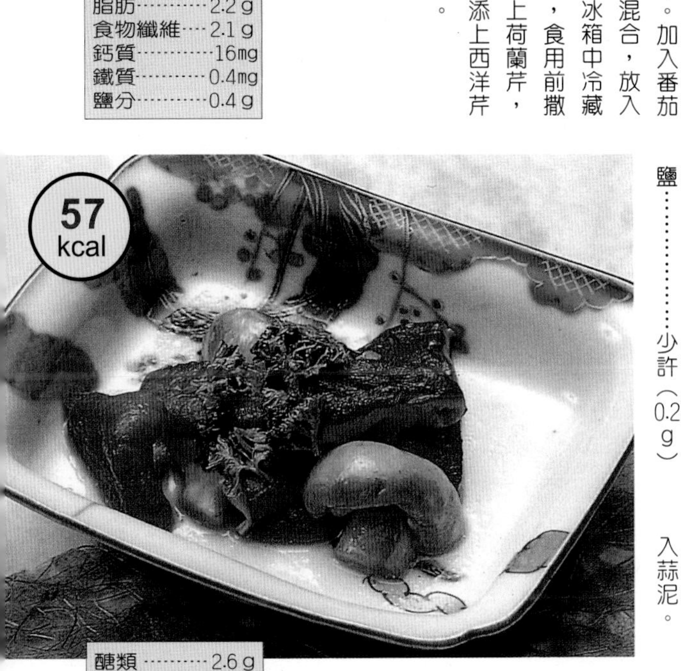

57 kcal

巴爾沙米克式炒蕈類沙拉

材料

新鮮香菇…………30g
蘑菇…………20g
橄欖油…………½大匙
荷蘭芹…………3g
鹽…………少許（0.2g）
胡椒…………少許
蒜泥…………1g
巴爾沙米克醬…………½大匙

作法

❶蕈類去蒂，對半縱切。

❷煎鍋中熱橄欖油，炒❶。

❸充分吸油後，放入剝開的荷蘭芹，用鹽、胡椒調味，加入蒜泥。

❹淋上巴爾沙米克醬，煮滾後即可盛盤。

醣類	2.6g
蛋白質	1.5g
脂肪	5.2g
食物纖維	1.9g
鈣質	7mg
鐵質	0.5mg
鹽分	0.2g

28 kcal

醣類	1.9g
蛋白質	1.0g
脂肪	2.1g
食物纖維	2.0g
鈣質	77mg
鐵質	1.6mg
鹽分	0.2g

羊栖菜、截果豬毛菜沙拉

材料

乾羊栖菜…2g　截果豬毛菜…30g　調味醬（洋蔥泥…1/4小匙　鹽、胡椒、芥末…各少許　白葡萄酒…1小匙　醋…1小匙　沙拉油…1/2小匙）

作法

❶鍋中放入乾羊栖菜，加入蓋滿材料的水，開火煮。

❷煮滾後，待羊栖菜變軟，放至簍子裡切成易吃的長度。

❸截果豬毛菜用鹽水略煮後，放在簍子瀝乾水分，切成易吃的長度。

❹將❷與❸混合，用調味醬涼拌後盛盤。

46 kcal

醣類	22.4g
蛋白質	4.5g
脂肪	4.6g
食物纖維	5.5g
鈣質	372mg
鐵質	4.9mg
鹽分	4.7g

海帶絲炒煮蕈類

材料

海帶絲…………50g
金菇…………50g
沙拉油………1小匙（4g）
高湯…………1大匙（15ml）
酒…………1小匙（5g）
醬油………1小匙（6g）

作法

❶海帶絲洗淨，瀝乾水分切成易吃的大小。

❷金菇去除根部。

❸鍋中熱沙拉油，將❶的海帶絲與❷的金菇放入拌炒。

❹❸中加入高湯與調味料（酒、醬油）調味。

❺❹用小火再煮5分鐘。

136 kcal

白芝麻拌羊栖菜油豆腐皮

材料

乾羊栖菜…7g 胡蘿蔔…10g 油豆腐皮…7g
先煮的調味料（砂糖…⅔小匙 醬油…½大匙） 豆腐…50g
白芝麻…1小匙 豆腐的調味料（砂糖…1小匙 鹽…少許 料理米酒…1小匙）

作法

❶乾羊栖菜用溫水泡軟。
❷胡蘿蔔切成2㎝的細絲。
❸油豆腐用滾水澆淋去除油分，對半縱切再切成小段，❶❷用先煮的調味料（砂糖、醬油）燒煮。
❹豆腐擠乾水分，白芝麻炒過後充分研碎。白芝麻和豆腐混合，加入豆腐的調味料（砂糖、鹽、料理米酒）。
❺將❸與❹涼拌。

營養成分	
醣類	14.9g
蛋白質	6.9g
脂肪	7.0g
食物纖維	3.7g
鈣質	233mg
鐵質	5.6mg
鹽分	1.8g

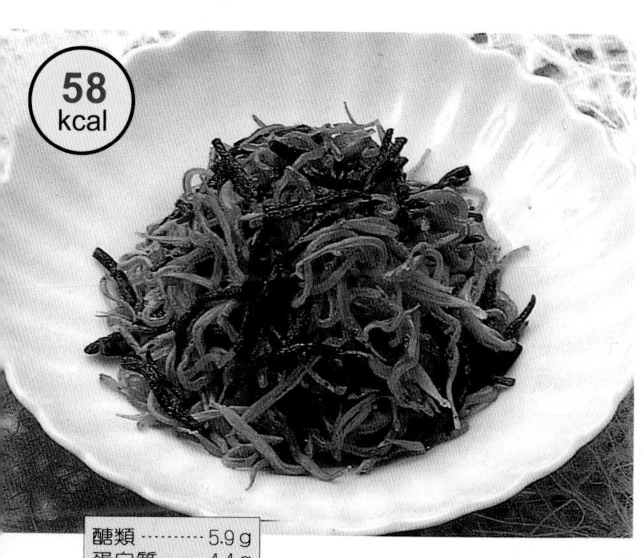

58 kcal

羊栖菜煮小魚

材料

乾羊栖菜…5g
蒟蒻絲…50g
玉筋魚…20g
高湯…¼杯（50㎖）
醬油…1小匙（6g）
料理米酒…½小匙（3g）
酒…1小匙

作法

❶羊栖菜溫水泡開，洗淨後瀝乾水分。
❷蒟蒻絲略切，先煮過。
❸鍋中放入高湯與調味料（醬油、料理米酒、酒）煮滾。
❹❸中放入❶的羊栖菜與玉筋魚。
❺❹充分混合，用中火煮到湯汁收乾為止。

營養成分	
醣類	5.9g
蛋白質	4.4g
脂肪	0.8g
食物纖維	3.3g
鈣質	164mg
鐵質	3.8mg
鹽分	1.2g

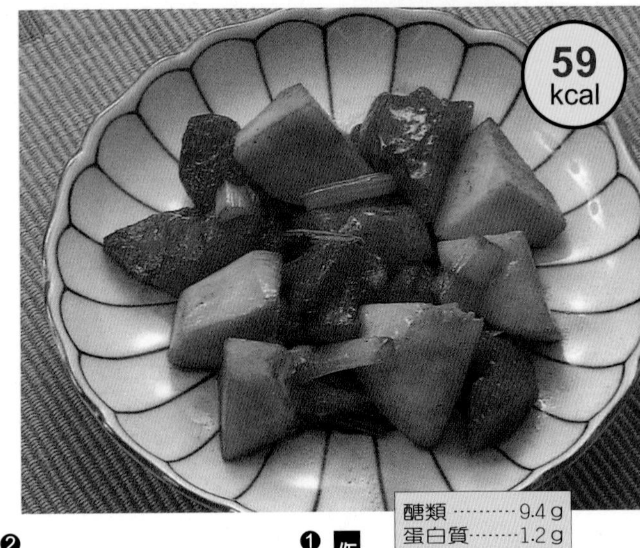

59 kcal

蕪菁炒煮蒟蒻

材料 蕪菁…100g　蒟蒻…60g　芝麻油½小匙（2g）
調味料（酒…1小匙　高湯…50㎖　英國辣醬油…½大匙　砂糖…½小匙（2g））

作法
❶蕪菁留下1㎝的莖，切掉葉子，在水中用竹籤去除莖中的灰塵。縱剖為4瓣後，對半橫切。
❷蒟蒻用湯匙挖成一口的大小，先煮過，瀝乾水分。
❸鍋中熱芝麻油炒❶與❷。全部過油後，加入調味料。用中火炒煮至湯汁收乾為止。
❹盛盤。

醣類	9.4g
蛋白質	1.2g
脂肪	2.1g
食物纖維	3.1g
鈣質	75㎎
鐵質	1.3㎎
鹽分	0.8g

196 kcal

辣味蒟蒻雞肉

材料 蒟蒻…100g　雞腿肉…50g　牛蒡…30g　沙拉油…1＋½小匙　芝麻油…⅓小匙　調味料（砂糖…⅔小匙　醬油…1大匙　酒、料理米酒…各½大匙　紅辣椒…½根）

作法
❶蒟蒻先煮過，兩面劃上格子狀花紋，切成一口大小，用1小匙的沙拉油和芝麻油炒過，待用。
❷牛蒡削皮，切成5㎝長度。對半縱切後泡水。先煮過，冷水漂涼。
❸雞肉切成一口大小。
❹加熱剩下的沙拉油，炒❷和❸，加入❶拌炒，加入調味料與蓋滿材料的水，用小火煮20分鐘。

醣類	15.7g
蛋白質	12.5g
脂肪	8.3g
食物纖維	4.8g
鈣質	75㎎
鐵質	1.3㎎
鹽分	0.8g

55 kcal

蘿蔔乾沙拉

材料

蘿蔔乾…10g　胡蘿蔔…30g
蔥…20g　生菜…2片（10g）
調味醬（高湯…½大匙
醋…1小匙　醬油…1小匙
砂糖…½小匙　鹽…少許）

作法

❶蘿蔔乾搓洗一下，用大量的水泡開。
❷瀝乾❶的水分，放入滾水中迅速攪動，待膨脹後，撈起瀝乾水分。
❸胡蘿蔔、蔥切絲，生菜切成5㎜寬度。
❹在大碗中放入調味醬的調味料（高湯、醋、醬油、砂糖、鹽）混合。
❺❹中加入❷❸，涼拌入味後盛盤。

醣類	11.5g
蛋白質	2.1g
脂肪	0.2g
食物纖維	33g
鈣質	74mg
鐵質	1.6mg
鹽分	1.1g

112 kcal

葡萄酒煮萵苣青豆

材料

萵苣…100g
青豆（冷凍）…50g
烤火腿…20g
白葡萄酒…1大匙
鹽…少許（0.3g）
胡椒…少許

作法

❶萵苣整個切成梳形。
❷青豆用滾水澆淋解凍。
❸烤火腿切成1㎝寬度。
❹鍋中放入❶的萵苣、❷的青豆、❸的烤火腿，撒上白葡萄酒。
❺蓋上鍋蓋用小火燜煮。
❻萵苣煮軟後，用鹽、胡椒調味。

醣類	8.5g
蛋白質	8.0g
脂肪	3.2g
食物纖維	5.2g
鈣質	36mg
鐵質	1.8mg
鹽分	0.9g

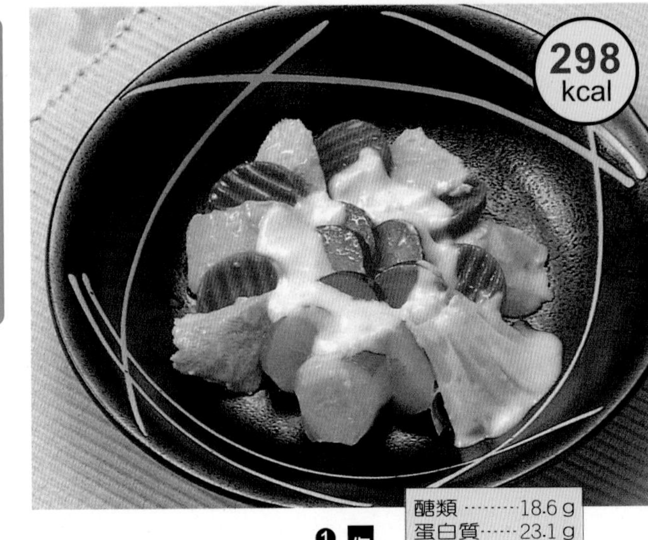

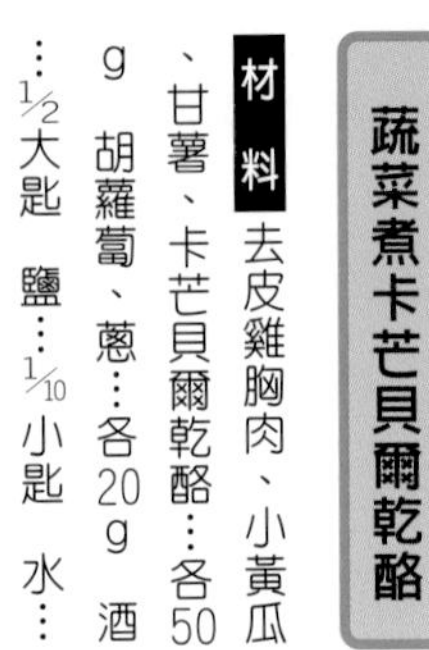

蔬菜煮卡芒貝爾乾酪

298 kcal

項目	含量
醣類	18.6g
蛋白質	23.1g
脂肪	13.0g
食物纖維	2.3g
鈣質	279mg
鐵質	1.2mg
鹽分	1.6g

材料

去皮雞胸肉、小黃瓜、甘薯、卡芒貝爾乾酪…各50g 胡蘿蔔、蔥…各20g 酒…½大匙 鹽…1/10小匙 水…⅔杯 胡椒…少許

作法

❶雞肉去筋斜切成一口的大小。小黃瓜去皮切成2cm厚的圓片。胡蘿蔔切成5mm厚的圓片，甘薯連皮切成5mm厚度。蔥切成4cm的短條狀。

❷在❶中放入酒、鹽加水，用小火煮撈除澀液。

❸煮熟後，將卡芒貝爾乾酪撕碎加入其中，用胡椒調味。

❹乳酪溶化後關火，盛盤。

茄子青椒煮味噌

53 kcal

項目	含量
醣類	6.1g
蛋白質	2.4g
脂肪	2.5g
食物纖維	2.6g
鈣質	66mg
鐵質	1.0mg
鹽分	0.4g

材料

茄子…60g
青椒…30g
高湯…½杯（100ml）
西京味噌…1小匙
白芝麻屑…⅔小匙

作法

❶茄子和青椒切成一口大小。

❷❶的茄子泡水去除澀液。

❸鍋中煮滾高湯，放入味噌調溶。

❹將❷的茄子擠乾水分，放入❸的鍋中。用大火煮5~6分鐘。

❺❹中加入青椒，再煮4~5分鐘。

❻❺中放入芝麻屑，稍煮一下，使其入味。

65 kcal

醣類	3.4 g
蛋白質	10.7 g
脂肪	0.6 g
食物纖維	0.8 g
鈣質	29mg
鐵質	0.5mg
鹽分	3.6 g

款冬煮魚子

材料

款冬……60 g
鹽……少許
魚子……40 g
醬油……1小匙（6 g）
料理米酒……⅔小匙（4 g）

作法

❶款冬擺在砧板上，撒上一些鹽。
❷❶用板子摩擦，滾水略煮。
❸將❷去皮切成3 cm長度。
❹用醬油和料理酒煮魚子和❸的款冬。

107 kcal

醣類	9.5 g
蛋白質	5.7 g
脂肪	4.4 g
食物纖維	3.9 g
鈣質	65mg
鐵質	1.1mg
鹽分	0.6 g

豆腐渣拌蔬菜

材料

豆腐渣……30 g
蛋……30 g
蘋果……20 g
高麗菜……30 g
小黃瓜……15 g
醋……1＋½小匙
砂糖……⅔小匙（3 g）
鹽……1/10小匙（0.5 g）

作法

❶豆腐渣放入鍋中乾炒，加入蛋汁充分拌炒，用砂糖、鹽、醋調味。
❷蘋果去皮切成銀杏形泡鹽水，撈起瀝乾水分。高麗菜切成1 cm短條狀，略煮。小黃瓜切成小段。
❸待❶冷卻後，與❷的蘋果、高麗菜、小黃瓜一起涼拌盛盤。

煮薇菜

118 kcal

材料 乾薇菜…15g　油豆腐皮…15g　高湯…50㎖　料理米酒1小匙…5g　醬油…½大匙（9g）

作法
❶薇菜充分洗淨，用大量的水浸一晚泡開。
❷將❶倒入鍋中，加水蓋滿後燒煮。煮滾前關火，直接讓其冷卻。再用同樣的方式煮，換水擱置一下，切去硬的部分後，切成3～4㎝長度。
❸油豆腐皮用滾水煮2分鐘，去除油分後，對半縱切，然後再切絲。
❹鍋中放入高湯、醬油、料理米酒，用小火煮❷與❸，直到湯汁收乾為止。

醣類	12.1g
蛋白質	5.5g
脂肪	5.1g
食物纖維	0.8g
鈣質	68mg
鐵質	1.9mg
鹽分	1.4g

關東煮蔬菜

208 kcal

材料 干貝…20g　蒟蒻、小芋頭…各50g　牛蒡…30g　胡蘿蔔、花椰菜…各40g　白蘿蔔…80g　青江菜…60g　葫蘆乾…2g　酒…2大匙　鹽…⅕小匙（1g）　胡椒…少許

作法
❶干貝用300㎖的溫水浸泡一晚，泡軟後，連浸汁一起待用。
❷蒟蒻切成1.5㎝寬度煮過。牛蒡、胡蘿蔔、白蘿蔔、小芋頭切成適當的大小。
❸青江菜、花椰菜略煮，青江菜用葫蘆乾綁住。
❹用❶的300㎖浸汁和調味料（酒、鹽、胡椒）煮花椰菜以外的材料。
❺最後在❹的鍋中放入花椰菜。

醣類	25.2g
蛋白質	19.4g
脂肪	0.8g
食物纖維	10.0g
鈣質	198mg
鐵質	3.2mg
鹽分	3.1g

137 kcal

高麗菜蕈類燒味噌美乃滋

材料

高麗菜……80g
玉蕈……20g
信州味噌……½大匙（9g）
美乃滋……1大匙
料理米酒……½小匙（3g）

作法

❶高麗菜切成1㎝寬度。
❷玉蕈去蒂剝開。
❸大碗中放入味噌、美乃滋、料理米酒混合後，加入高麗菜、玉蕈充分拌勻。
❹將❸移入烤盤中，蓋上鋁箔紙，放入烤箱烤3分鐘。
❺拿掉❹的鋁箔紙，再烤3～4分鐘，烤成金黃色為止。

醣類	9.6g
蛋白質	2.6g
脂肪	10.3g
食物纖維	2.6g
鈣質	42mg
鐵質	0.8mg
鹽分	0.8g

64 kcal

茄子煮小乾白魚

材料

茄子……2個（60g）
小乾白魚……10g
高湯……½杯（100ml）
醬油……1+½小匙（9g）
料理米酒……½大匙（9g）
酒……½大匙（7.5g）

作法

❶茄子去蒂，對半縱切，皮面劃出斜的花紋。放入大量滾水中煮4～5分鐘，直到皮的顏色變暗。撈起，冷水漂涼。
❷小乾白魚用滾水澆淋。
❸鍋中放入高湯，用醬油、料理米酒、酒調味，放入瀝乾水分的茄子燒煮。
❹煮滾後，再放入瀝乾水分的小乾魚，用中火煮7～8分鐘，使其入味。
❺連湯汁一起盛盤。

醣類	6.8g
蛋白質	5.1g
脂肪	0.3g
食物纖維	1.1g
鈣質	65mg
鐵質	0.8mg
鹽分	2.6g

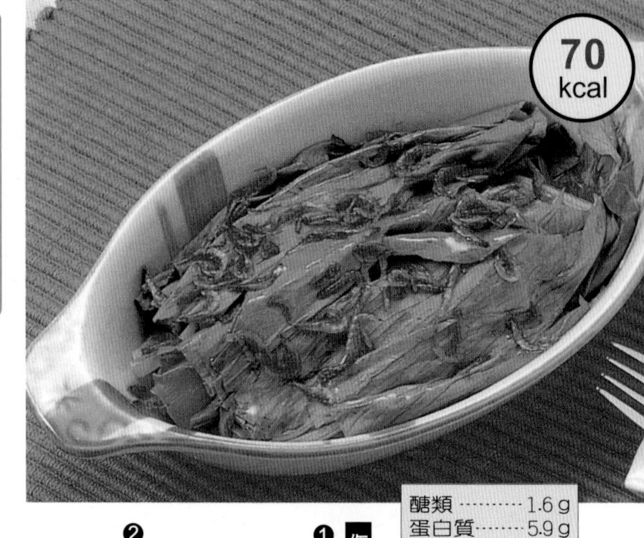

70 kcal

醣類	1.6g
蛋白質	5.9g
脂肪	0.4g
食物纖維	1.1g
鈣質	254mg
鐵質	1.2mg
鹽分	1.3g

微波青江菜櫻蝦

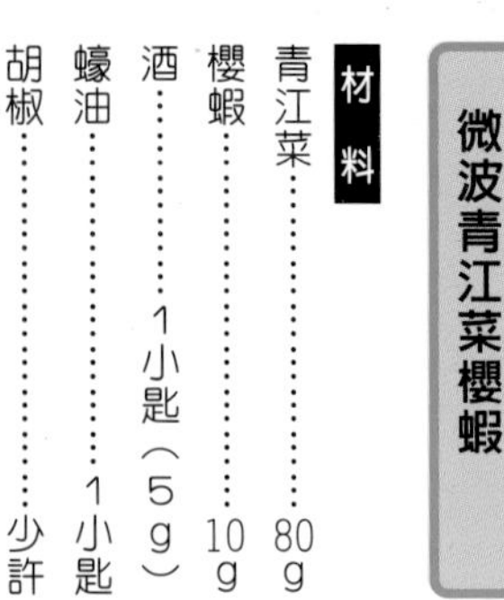

材料

青江菜……80g
櫻蝦……10g
酒……1小匙（5g）
蠔油……1小匙
胡椒……少許

作法

❶青江菜分出葉與莖切成兩段，莖的部分切成八瓣。
❷耐熱皿中攤開❶的青江菜，撒上調味料（酒、蠔油、胡椒）。
❸加入櫻蝦略微混合，用保鮮膜包著，放入微波爐中，用保鮮膜加熱3分鐘。
❹取出擱置1~2分鐘。利用餘熱燜熟後再盛盤。

156 kcal

醣類	8.6g
蛋白質	3.8g
脂肪	11.3g
食物纖維	1.1g
鈣質	4mg
鐵質	0.5mg
鹽分	1.0g

培根玉米炒青椒

材料

培根……1片（20g）
罐頭甜玉米……40g
青椒……15g
乳瑪琳……1小匙
鹽……少許（0.2g）
醬油……少許

作法

❶培根對半橫切後，再切成2cm寬度。
❷甜玉米倒掉罐頭汁，待用。
❸青椒切成小塊。
❹煎鍋加熱放入乳瑪琳，融化後炒培根。
❺培根炒軟後，加入❷的甜玉米和❸的青椒。
❻拌炒煎鍋中的❺，用鹽、胡椒調味。

雞肉芥末燒便當

405 kcal

材料
A：雞肉芥末燒（雞胸肉…100g 紅味噌…3g 酒…1小匙 芥末粒…2小匙）
B：西洋芹煮小乾白魚（西洋芹…40g 小乾白魚…10g 酒…2小匙 醬油…½小匙 料理米酒…⅕小匙）
C：土佐四季豆（四季豆…30g 高湯…50㎖ 酒…1小匙 醬油…⅓小匙 柴魚片…2g）
飯…130g

作法
❶A⇩調味料混合後，塗在雞肉上，用烤箱烤10分鐘後，斜切。
❷B⇩材料切成3㎝的細棒狀，邊混合調味料邊煮。
❸C⇩斜切的四季豆與調味料炒煮後，撒上柴魚片。

醣類	46.1g
蛋白質	35.0g
脂肪	5.2g
食物纖維	1.1g
鈣質	103㎎
鐵質	1.1㎎
鹽分	2.5g

燒賣便當

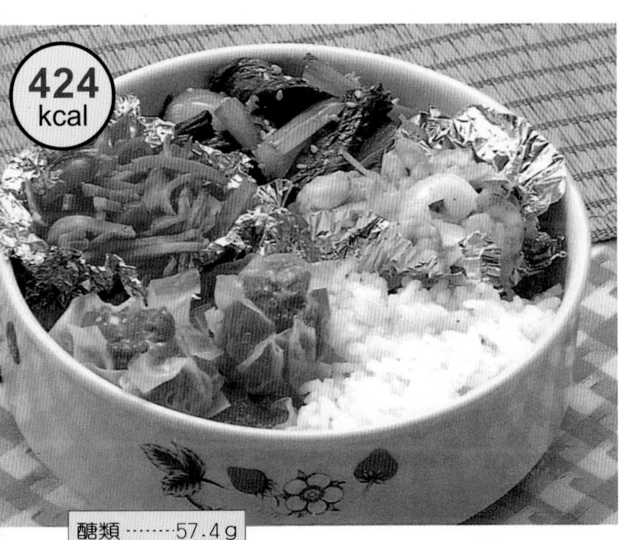

424 kcal

材料
A：燒賣（洋蔥屑…10g 太白粉…1小匙 豬瘦絞肉…50g 酒…½大匙 醬油…1小匙 鹽…少許 燒賣皮…5張）
B：白菜炒蝦（白菜…50g 蔥…15g 青蝦…20g 木耳…5g 沙拉油…1小匙 鹽、胡椒…各少許）
青江菜拌芝麻（青江菜…80g 白芝麻屑、醬油…各1小匙 砂糖…½小匙）
中式胡蘿蔔菜（胡蘿蔔…50g 榨菜…10g 醬油…⅓小匙 辣油…⅕小匙）
飯…110g

作法
❶A⇩做5個燒賣，用蒸器蒸約12分鐘（中火）。
❷B⇩處理過的蝦撒上少許酒，和其他的材料一起炒後調味。

醣類	57.4g
蛋白質	24.9g
脂肪	9.8g
食物纖維	7.0g
鈣質	244㎎
鐵質	5.8㎎
鹽分	3.9g

照煮花枝便當

482 kcal

材料 A：照煮花枝（花枝胸肉…100g　綠蘆筍…30g　醬油…1小匙　料理米酒…½小匙　高湯…30㎖）B：馬鈴薯羊栖菜煮咖哩（馬鈴薯、泡開的羊栖菜…各50g　洋蔥…30g　高湯…50㎖　鹽…少許　醬油…⅕小匙　咖哩粉…0.7g）C：糖醋白蘿蔔（白蘿蔔…30g　醋…1大匙　鹽…少許　小胡蘿蔔…20g　砂糖…⅔小匙）飯…130g　牛乳…200㎖

作法

❶A⇩切成圓形的花枝和調味料一起煮。加入斜切的綠蘆筍煮至入味。

❷B⇩馬鈴薯對半縱切後，再切成5㎜厚度，洋蔥切成梳形，和羊栖菜、調味料一起煮。

醣類	72.4g
蛋白質	29.6g
脂肪	9.2g
食物纖維	2.2g
鈣質	394㎎
鐵質	7.2㎎
鹽分	3.3g

梅味雞肉便當

409 kcal

材料 梅味雞肉（去皮雞腿肉…60g　梅肉…8g　薑泥…少許　太白粉…½小匙　奶油…2g）芝麻拌四季豆（四季豆…60g　醬油…½小匙　黑芝麻屑…1小匙弱）茄子培根捲（培根…20g　茄子…60g　中濃調味醬…1小匙弱）飯…110g　橘子…1個

作法

❶梅味雞肉⇩分為4等分的雞肉，沾梅肉、薑、太白粉，用奶油炒。

❷芝麻拌四季豆⇩材料切成適當的大小，煮過後調味。

❸茄子培根捲⇩材料分為3等分，培根捲起茄子後，用保鮮膜包住，放入微波爐中加熱2分鐘。取出後沾上調味醬。

醣類	54.4g
蛋白質	21.8g
脂肪	11.0g
食物纖維	3.9g
鈣質	115㎎
鐵質	2.6㎎
鹽分	1.7g

93 kcal

西班牙牛奶燉蛋

材料 蛋黃…½個份（25g）太白粉…1小匙（3g）牛乳…¼杯（50㎖）香草精…少許　砂糖…1小匙

作法

❶太白粉中徐徐倒入蛋黃，充分混合。

❷牛乳加入❶開火煮，用木匙充分混合，加入香草精。

❸將❷放入模型中，撒上砂糖，用烤箱烤5分鐘（烤至表面略帶焦色為止）。

醣類	9.2g
蛋白質	3.1g
脂肪	4.7g
食物纖維	0g
鈣質	73mg
鐵質	0.5mg
鹽分	0.1g

115 kcal

水果蜜豆

材料 洋菜粉…0.5g　脫脂奶粉…15㎖　市售鹽水紅豌豆…10g　草莓…3～4個　葡萄柚…50g　咖啡用糖漿…30㎖

作法

❶水50㎖充分和洋菜粉混合，煮過。

❷脫脂奶粉用等量滾水調溶後混入❶中，倒入打濕的模型中，放入冰箱冷卻凝固。

❸將❷切成1×2㎝，用紅豌豆、水果裝飾，淋上糖漿。

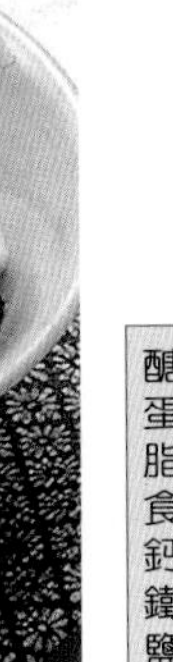

醣類	25.2g
蛋白質	3.7g
脂肪	0.3g
食物纖維	0.1g
鈣質	86mg
鐵質	0.6mg
鹽分	0.1g

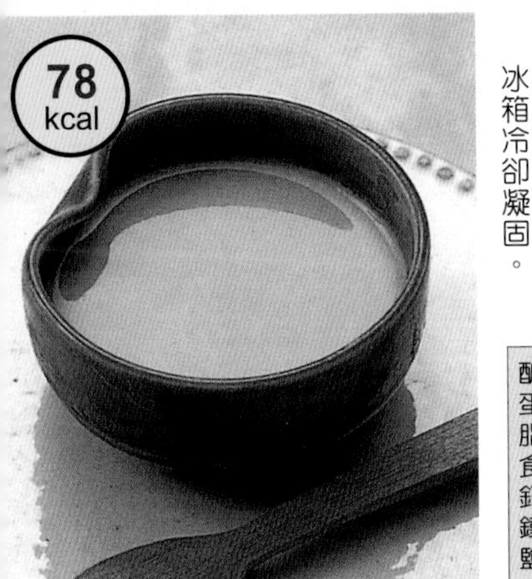

78 kcal

抹茶奶凍

材料 牛乳…65㎖　明膠粉…1.6g　水…10㎖　抹茶…¼小匙　砂糖…½大匙　蛋黃…¼個（5g）

作法

❶明膠用10㎖的水混合，泡脹。

❷抹茶與砂糖充分混合。

❸牛乳加熱後加入❶❷，注意不要煮滾，同時放入明膠。

❹蛋黃與❸在大碗中混合。放入冰水一邊混合，一邊冷卻到產生黏性為止。倒入模型中，放進冰箱冷卻凝固。

醣類	8.1g
蛋白質	4.0g
脂肪	3.4g
食物纖維	0.1g
鈣質	75mg
鐵質	0.4mg
鹽分	0.1g

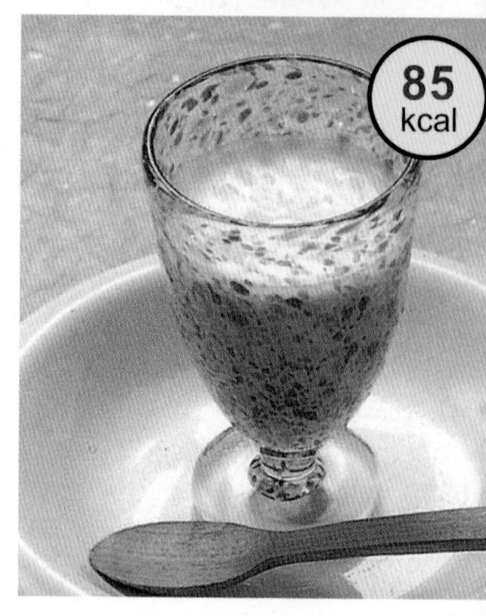
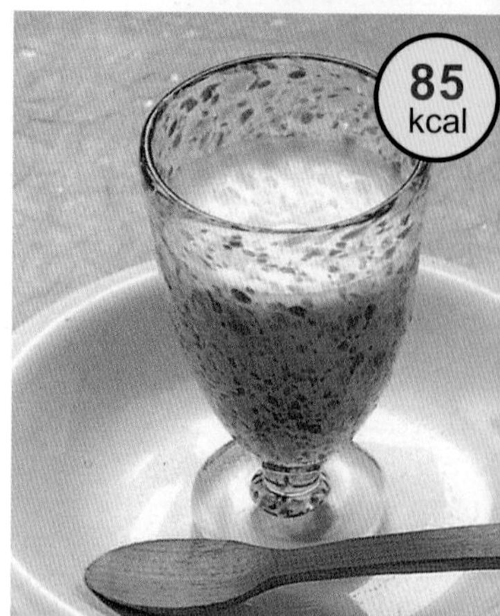

優格冰淇淋

材料

原味優格……1/4杯
糖霜……2/3大匙
鮮奶油……1/2大匙
檸檬汁……1/2小匙

作法

❶材料（原味優格、糖霜、鮮奶油、檸檬汁）混合。
❷將❶倒入容器中，放進冰箱冷藏，凍硬後放入美麗的容器中即可食用。

醣類	12.9g
蛋白質	1.8g
脂肪	3.0g
食物纖維	0g
鈣質	62mg
鐵質	0.1mg
鹽分	0.1g

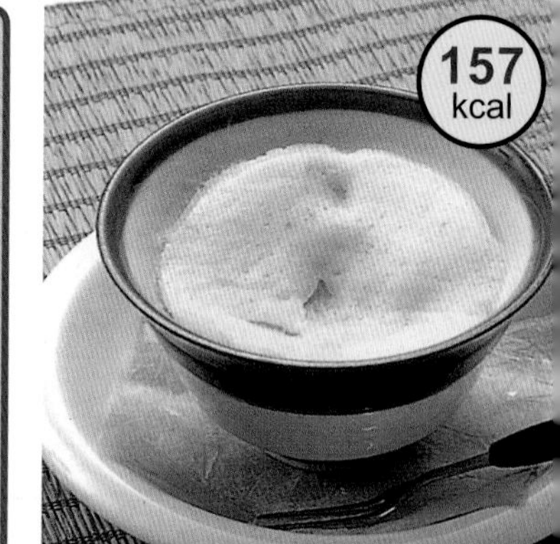

杯子蛋糕

材料

市售烤餅…25g　蛋……1/4個（17g）
牛乳…1大匙　杏乾…1個（5g）

作法

❶烤餅、蛋、牛乳充分混合。
❷杏乾滾水洗過，瀝乾水分切成5㎜正方形。與❶混合。
❸將❷倒入杯子蛋糕用的模型中，蓋上打濕的紙巾。
❹❸用微波爐加熱2～3分鐘。

醣類	23.3g
蛋白質	4.4g
脂肪	4.9g
食物纖維	0.2g
鈣質	54mg
鐵質	0.9mg
鹽分	0.3g

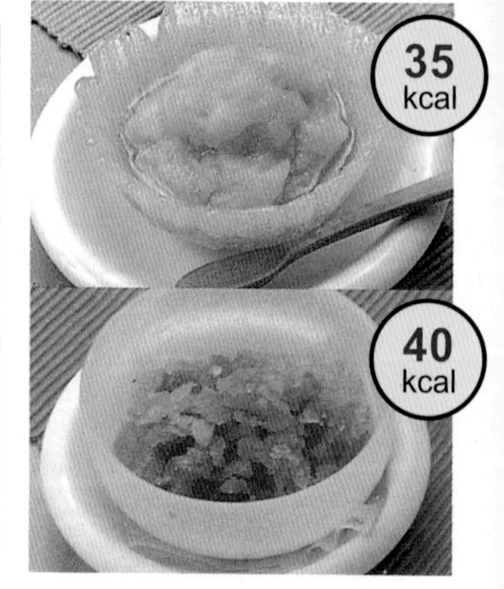

梅酒、紅茶冰糕

材料

梅酒冰糕（梅酒…1+1/3大匙　砂糖…1小匙　水…50㎖）　紅茶冰糕（濃紅茶…1/2杯　砂糖…1大匙）

作法

❶梅酒冰糕⇩材料充分混合，放入冰箱裡，中途攪拌幾次，使其冷凍。盛入器皿中時，盡量像要讓空氣進入似地攪拌混合。
❷紅茶冰糕⇩材料充分混合，放入冰箱裡，與梅酒冰糕的作法相同。

梅酒冰糕	
醣類	6.5g
鐵質	0.1mg
紅茶冰糕	
醣類	9.0g
蛋白質	0.2g
鈣質	2mg

主要食品100大卡分量速見表

肉類

肉類是良質蛋白質的來源，所以會成為主食的食材。不過要選擇脂肪較少的肉類。

●=蛋白質 ●=脂肪

牛腿肉 70g
● 15.6g ● 3.4g

牛裏脊肉 65g
● 13.5g ● 4.6g

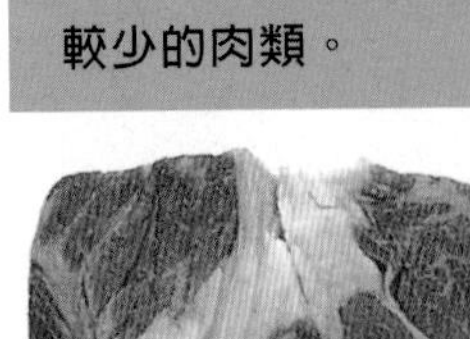

牛肩肉 44g
● 7.7g ● 7.2g

豬腿肉 79g
● 17.0g ● 2.8g

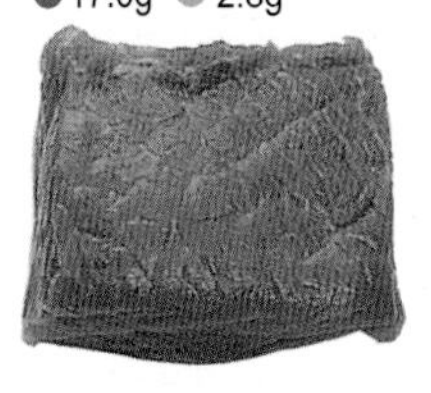

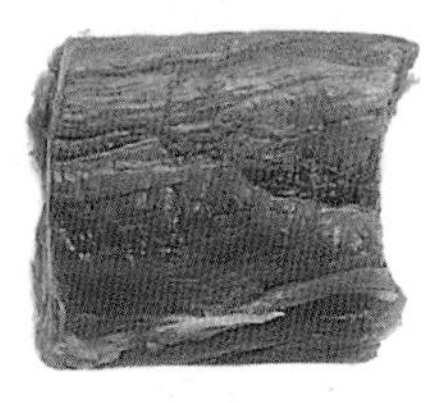

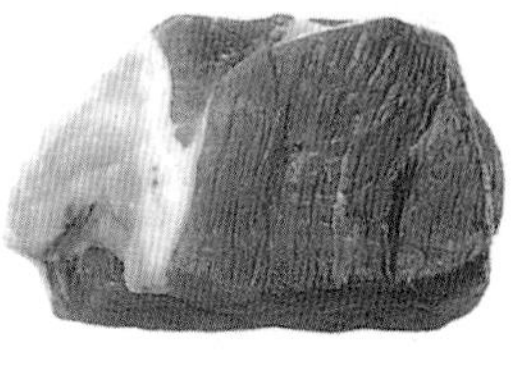

豬裏脊肉 75g
● 16.1g ● 3.4g

豬胛心 46g
● 8.1g ● 6.9g

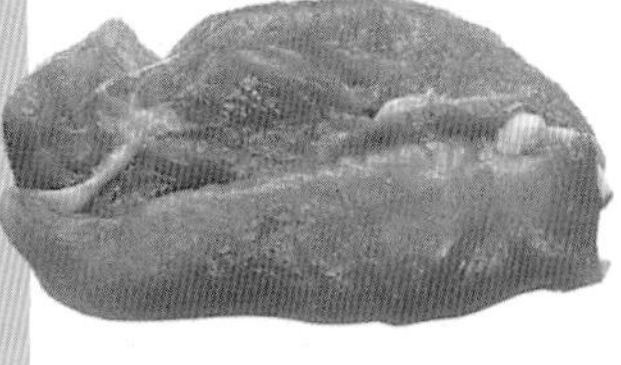

去皮雞胸肉 95g
● 22.5g ● 0.5g

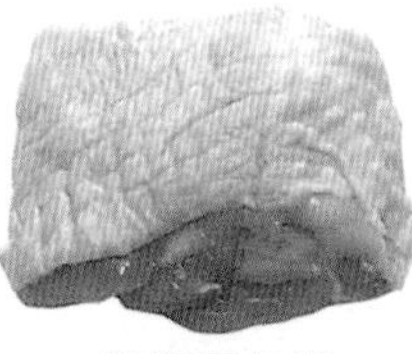

嫩雞胸肉 49g
(蛋大)
● 10.1g ● 6.0g

嫩雞腿肉 47g
● 8.1g ● 6.9g

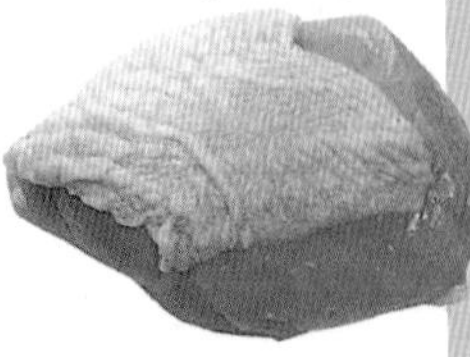

叉燒肉 56g
● 10.9g ● 4.6g

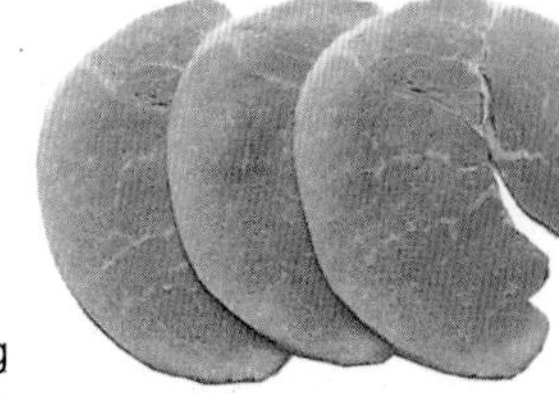

去骨火腿 81g
● 15.1g ● 3.2g

※公克數是可食用部分

●=蛋白質

魚貝類

魚貝類中像貝類或蟹、蝦、白肉魚等，屬於低熱量食品。應該巧妙地納入主菜中。

竹筴魚 69g
●12.9g

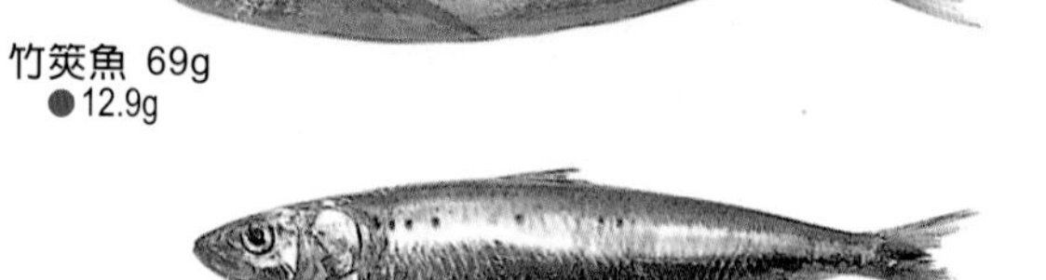

沙丁魚 47g
●9.0g

秋刀魚 42g
●8.7g

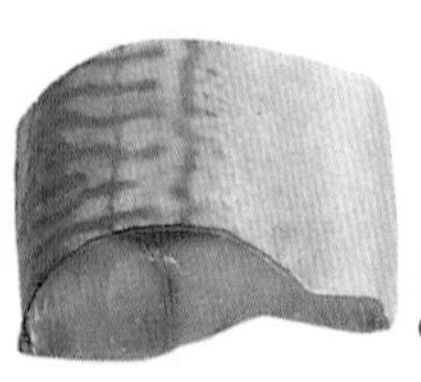

鯖魚 42g
●8.3g

鰈魚 98g
●18.6g

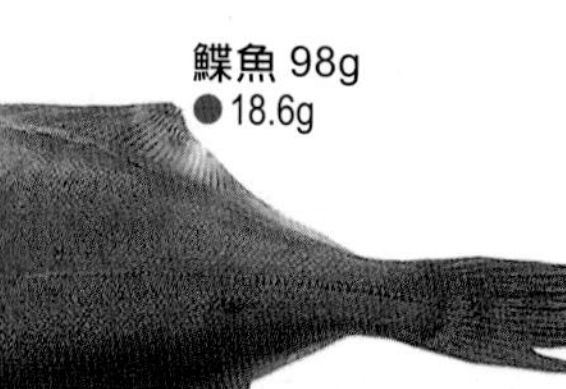

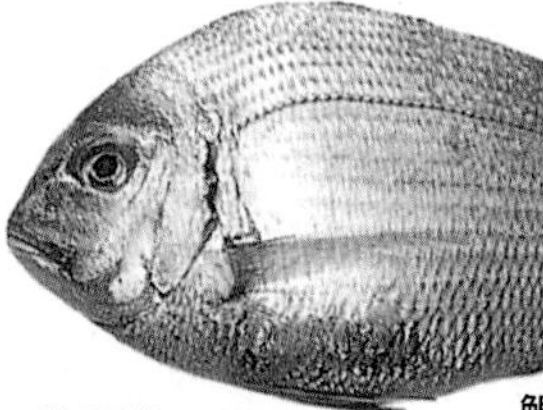

比目魚 109g
●20.8g

鯛魚 89g
●16.9g

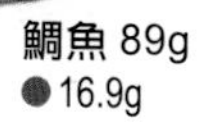

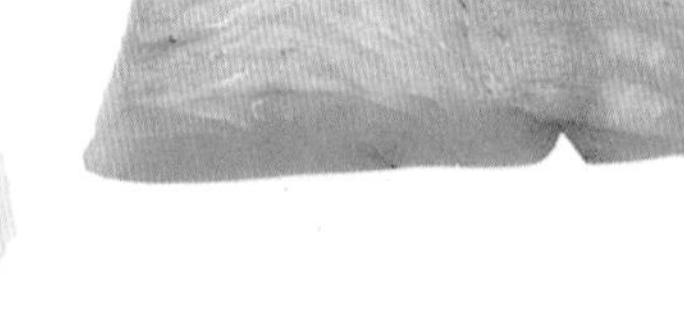

燕魚 56g
●11.3g

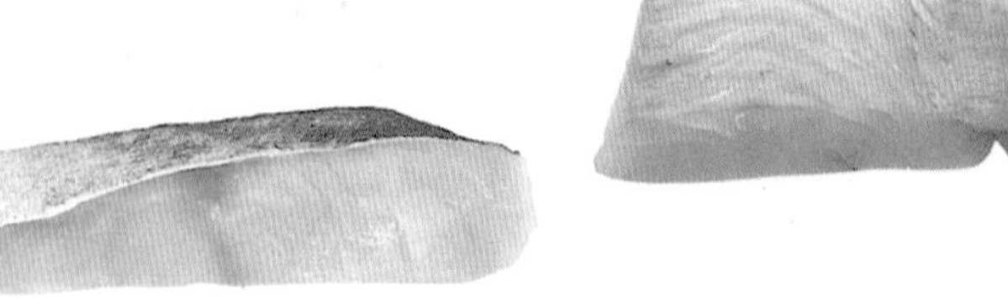

鱈魚 14.3g
●22.5g

鮭魚 60g ●12.4g

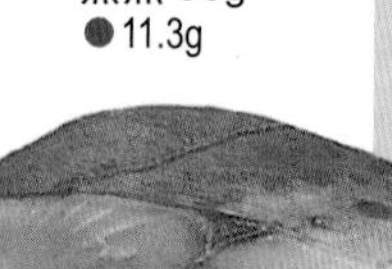

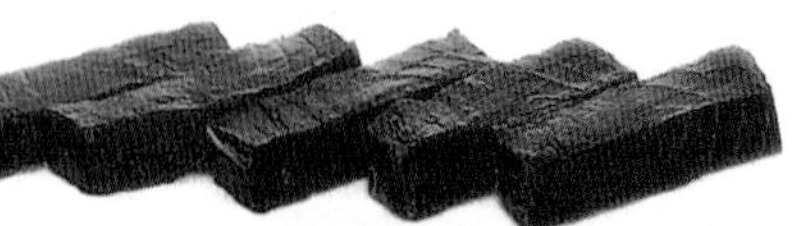

金槍魚 75g
（紅肉）●21.2g

鰹魚 78g
●20.1g

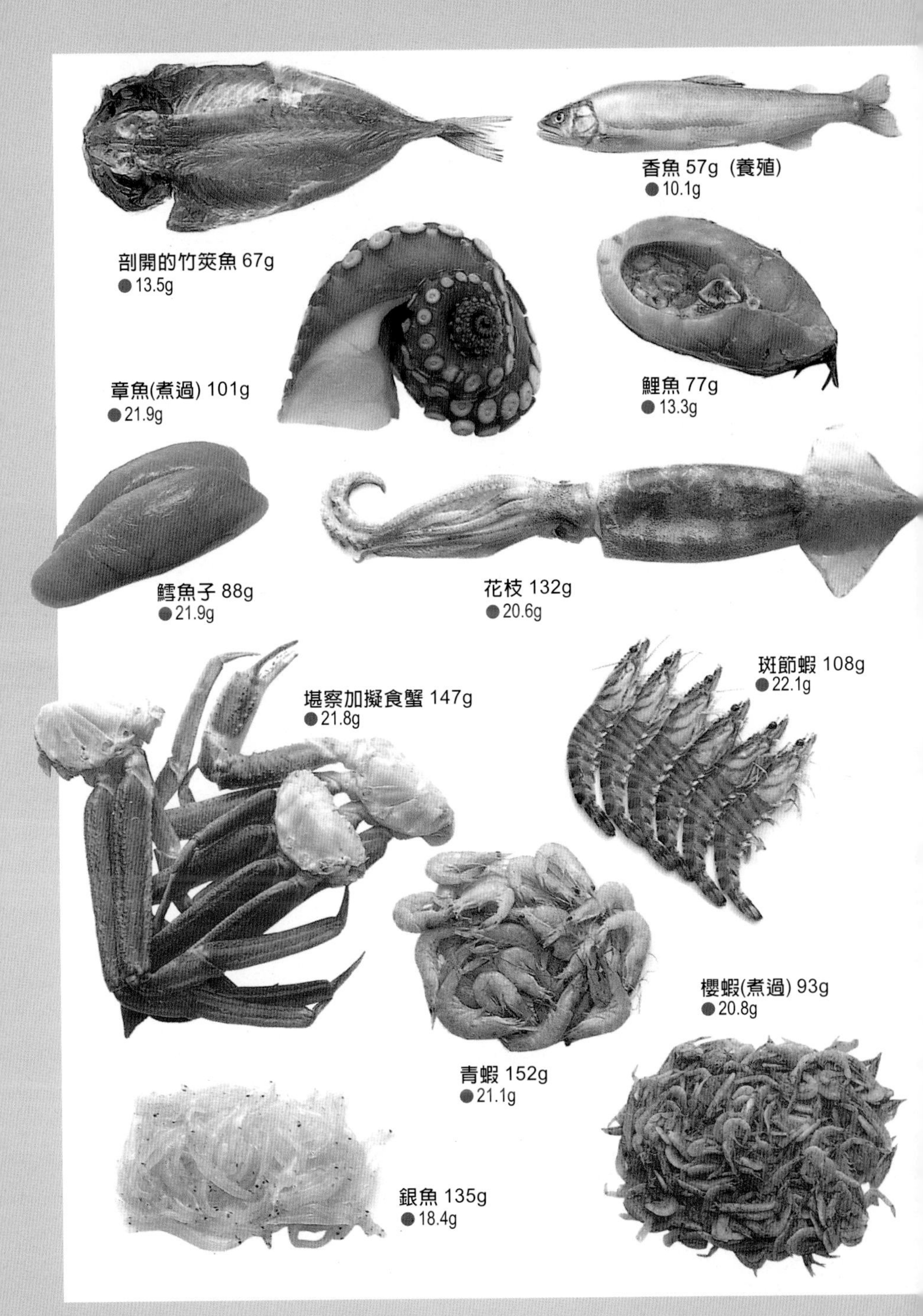
香魚 57g（養殖）
●10.1g
剖開的竹筴魚 67g
●13.5g
章魚(煮過) 101g
●21.9g
鯉魚 77g
●13.3g
鱈魚子 88g
●21.9g
花枝 132g
●20.6g
斑節蝦 108g
●22.1g
堪察加擬食蟹 147g
●21.8g
櫻蝦(煮過) 93g
●20.8g
青蝦 152g
●21.1g
銀魚 135g
●18.4g

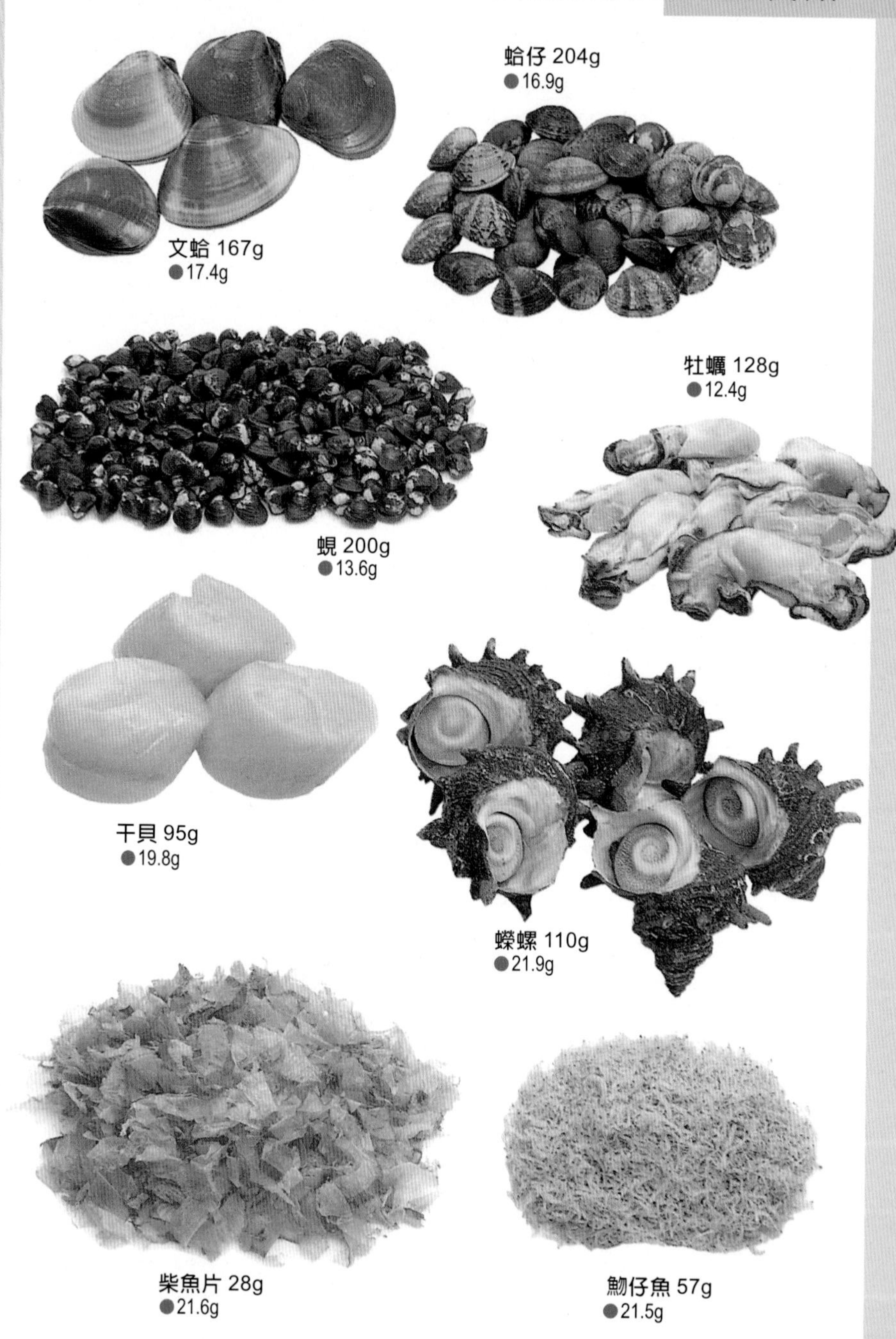
蛤仔 204g
●16.9g
文蛤 167g
●17.4g
牡蠣 128g
●12.4g
蜆 200g
●13.6g
干貝 95g
●19.8g
蠑螺 110g
●21.9g
柴魚片 28g
●21.6g
魩仔魚 57g
●21.5g

牛乳·蛋

牛乳、蛋的營養價值極高，含豐富的蛋白質，不過要注意中性脂肪和膽固醇的問題。

●=蛋白質 ●=脂肪

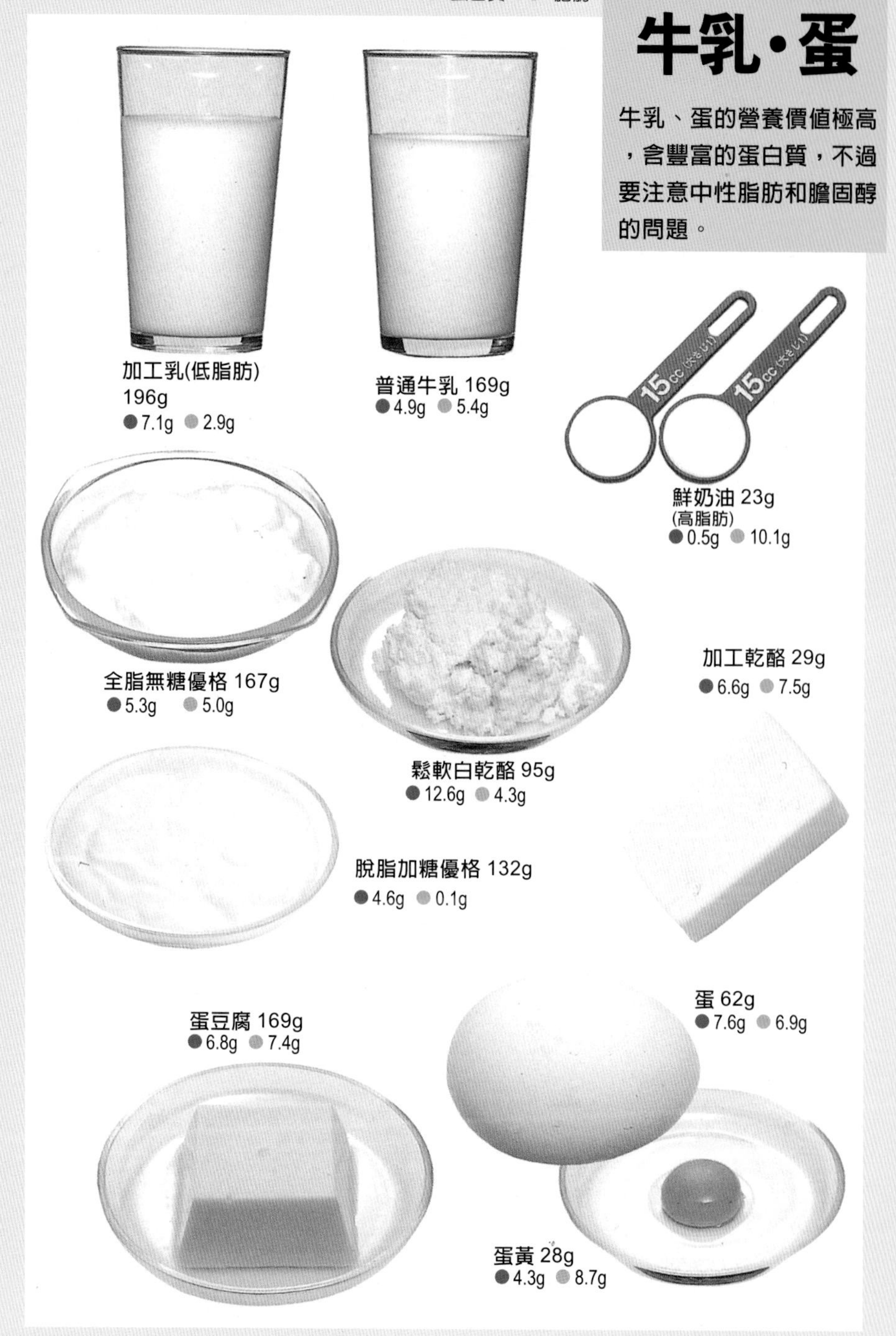

加工乳(低脂肪) 196g
● 7.1g ● 2.9g

普通牛乳 169g
● 4.9g ● 5.4g

鮮奶油 23g
(高脂肪)
● 0.5g ● 10.1g

全脂無糖優格 167g
● 5.3g ● 5.0g

鬆軟白乾酪 95g
● 12.6g ● 4.3g

加工乾酪 29g
● 6.6g ● 7.5g

脫脂加糖優格 132g
● 4.6g ● 0.1g

蛋豆腐 169g
● 6.8g ● 7.4g

蛋 62g
● 7.6g ● 6.9g

蛋黃 28g
● 4.3g ● 8.7g

●=蛋白質

大豆食品

大豆食品含豐富的植物性蛋白質，而且脂肪較少，應積極納入主菜中。

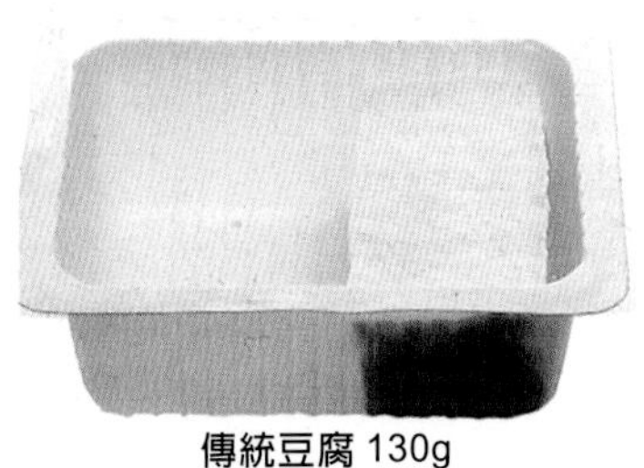

傳統豆腐 130g
● 8.8g

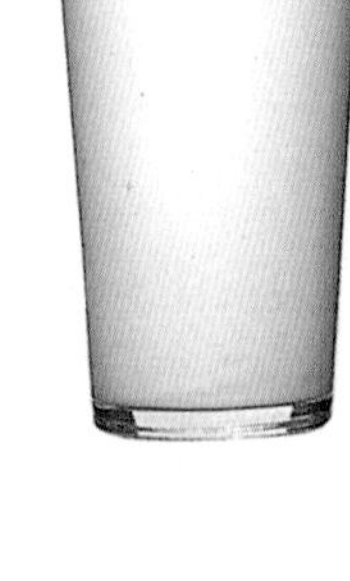

豆乳 217g
● 7.8g

嫩豆腐 172g
● 8.6g

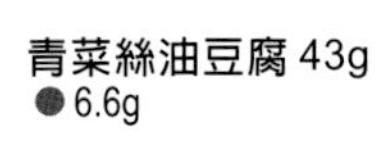

油豆腐皮 26g
● 4.8g

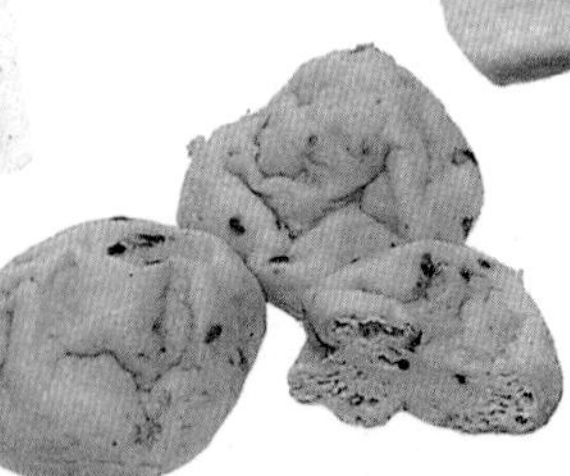

青菜絲油豆腐 43g
● 6.6g

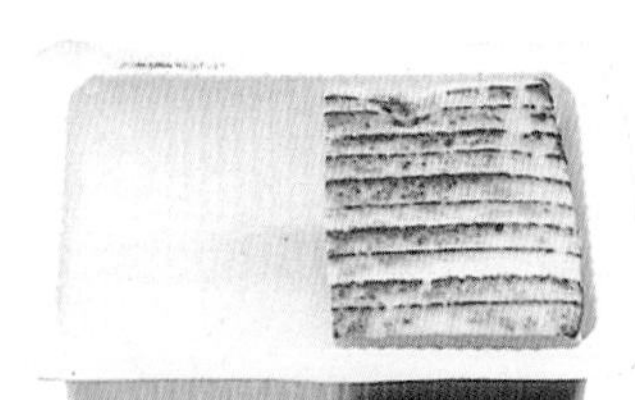

烤豆腐 114g
● 8.9g

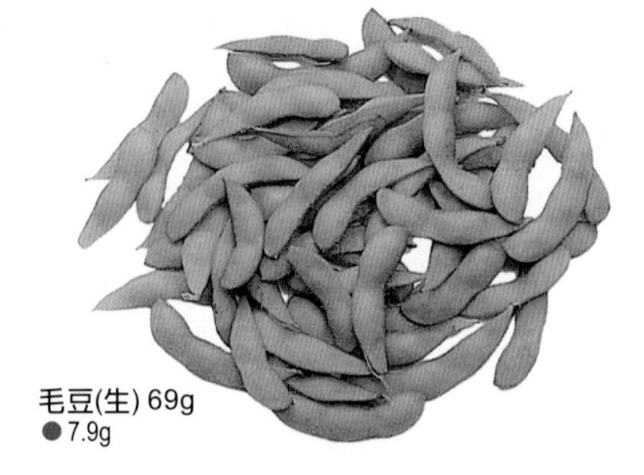

毛豆(生) 69g
● 7.9g

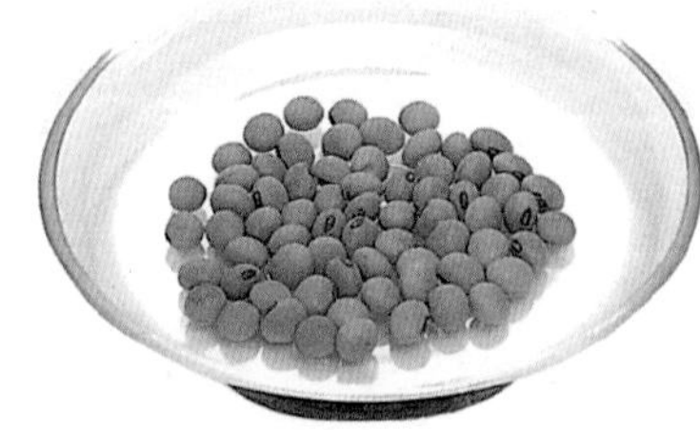

大豆 24g
● 8.5g

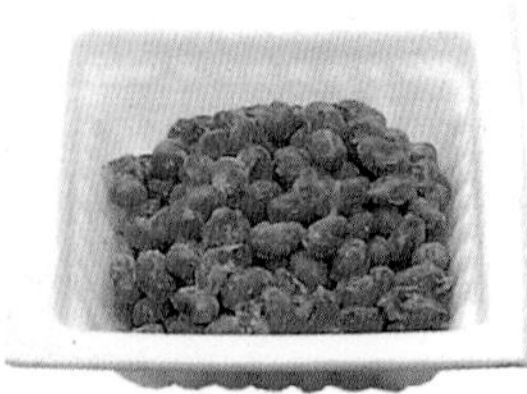

納豆 50g
● 8.3g

蔬菜·豆類

蔬菜含豐富的食物纖維、維他命及礦物質。大豆以外的食物則必須注意其熱量。

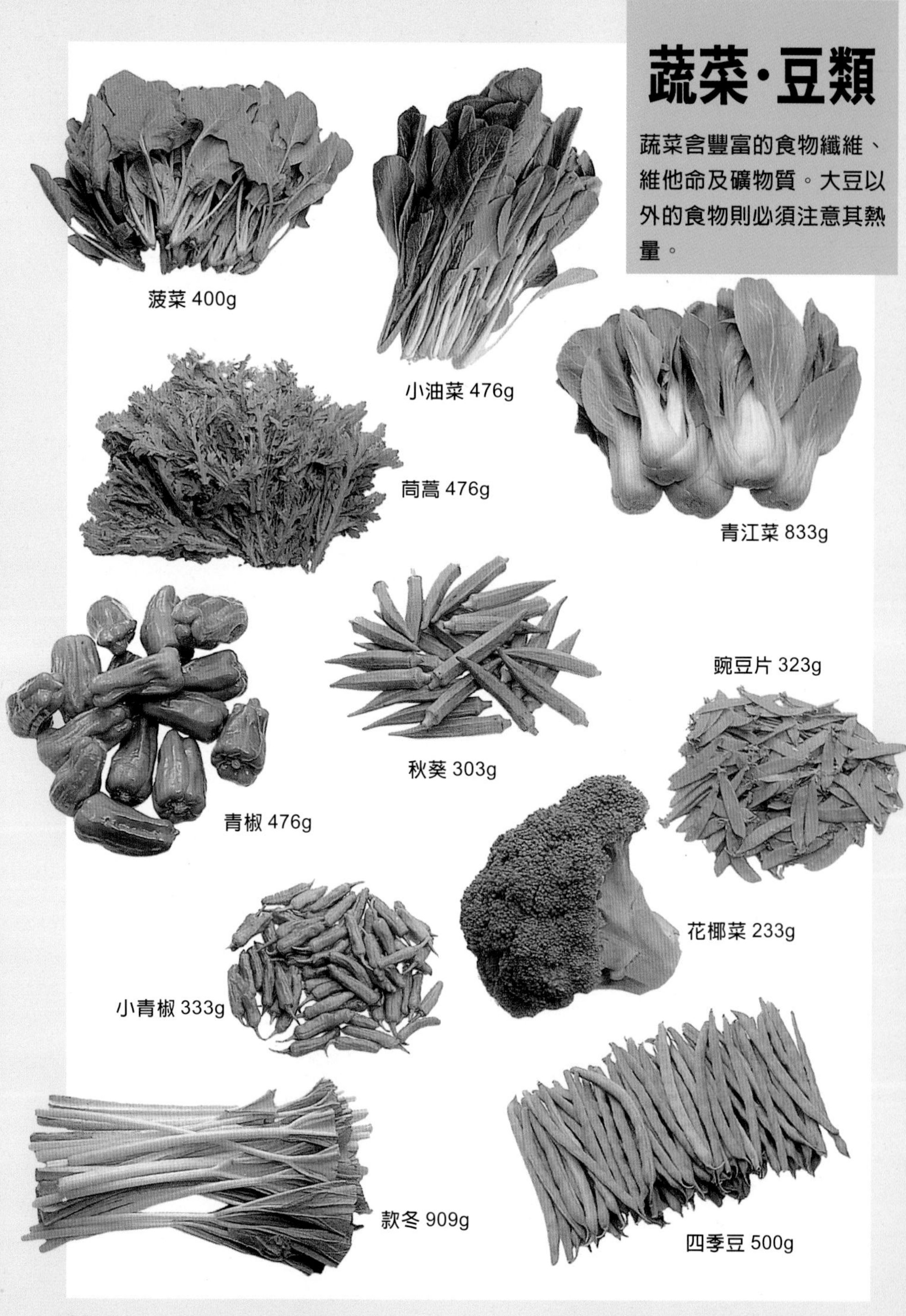

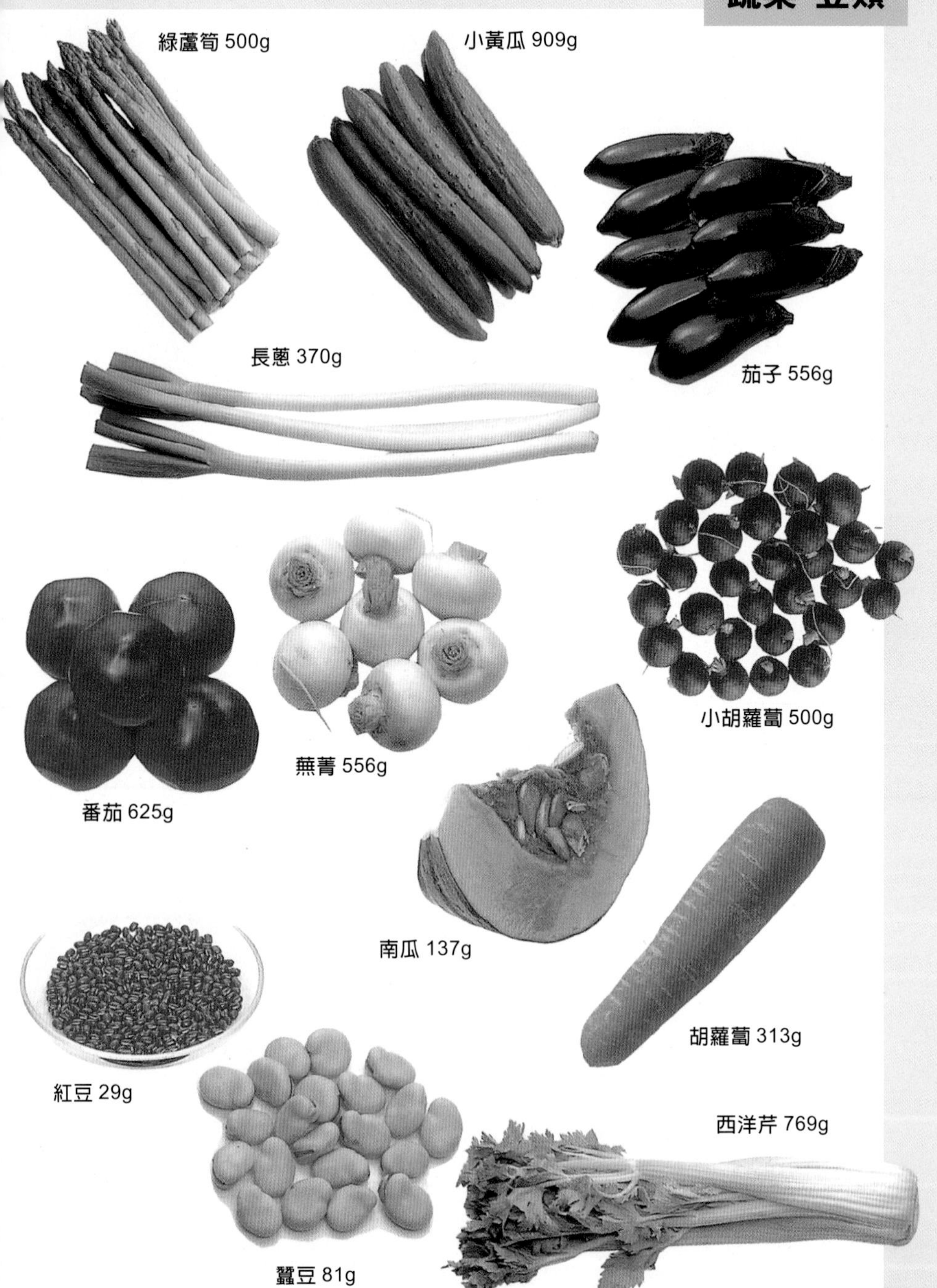
綠蘆筍 500g
小黃瓜 909g
茄子 556g
長蔥 370g
小胡蘿蔔 500g
蕪菁 556g
番茄 625g
南瓜 137g
胡蘿蔔 313g
紅豆 29g
西洋芹 769g
蠶豆 81g

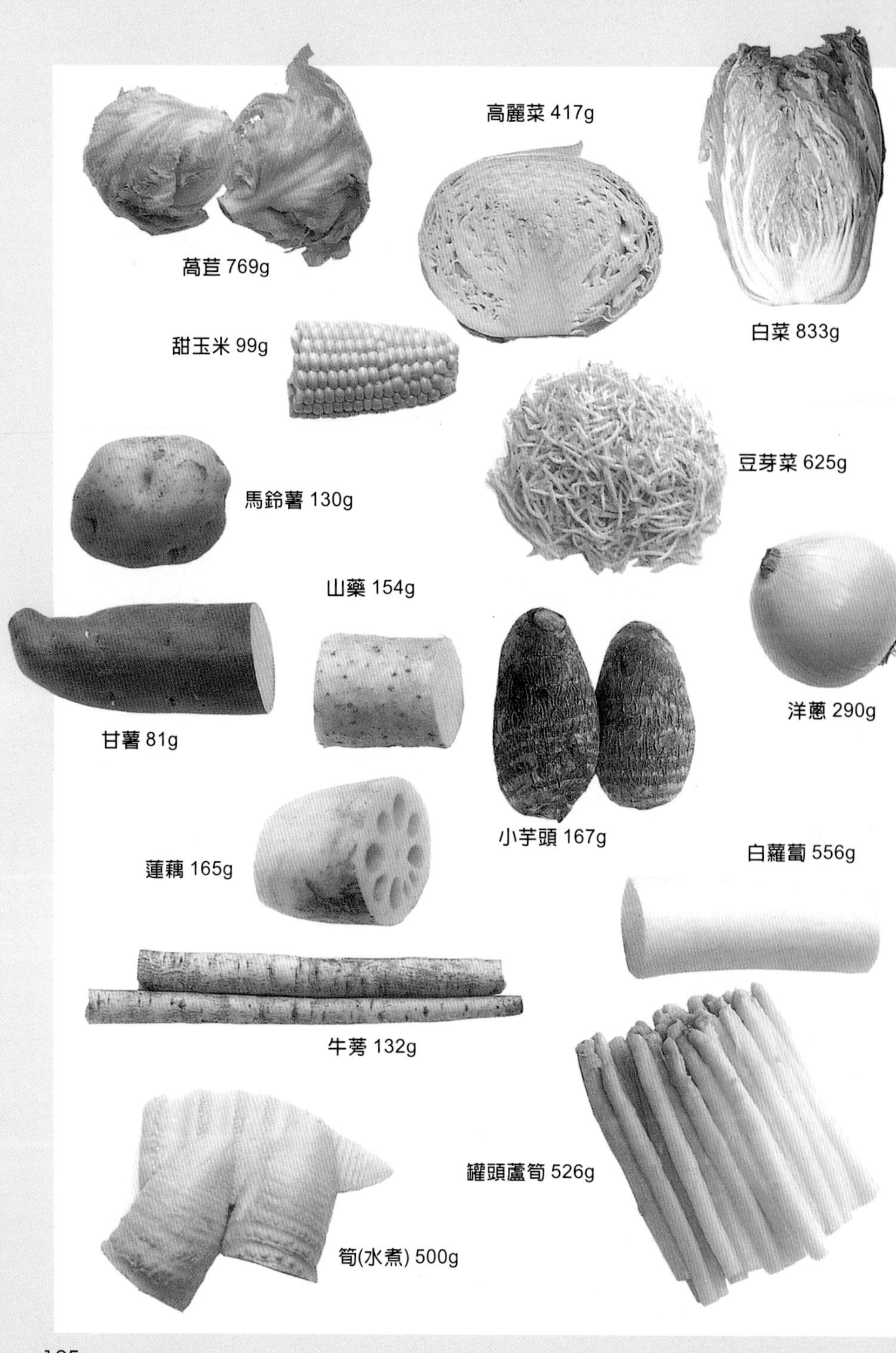
高麗菜 417g
萵苣 769g
白菜 833g
甜玉米 99g
豆芽菜 625g
馬鈴薯 130g
山藥 154g
洋蔥 290g
甘薯 81g
小芋頭 167g
白蘿蔔 556g
蓮藕 165g
牛蒡 132g
罐頭蘆筍 526g
筍(水煮) 500g

水果

水果也是食物纖維的補給來源，不過糖分（果糖、葡萄糖）含量高，所以不能攝取太多。

●＝醣類
蘋果 200g
●26.3g
橘子 250g
●25.0g
伊予橘 227g
●24.7g
葡萄柚 278g
●24.7g
巴倫西亞橘
270g
●24.3g
草莓 268g
●21.5g
香蕉 115g
●26.0g
葡萄 179g
●25.8g
哈蜜瓜 233g
●24.9g
木瓜 204g
●24.3g
枇杷 233g
●26.1g
西瓜 323g
●25.5g

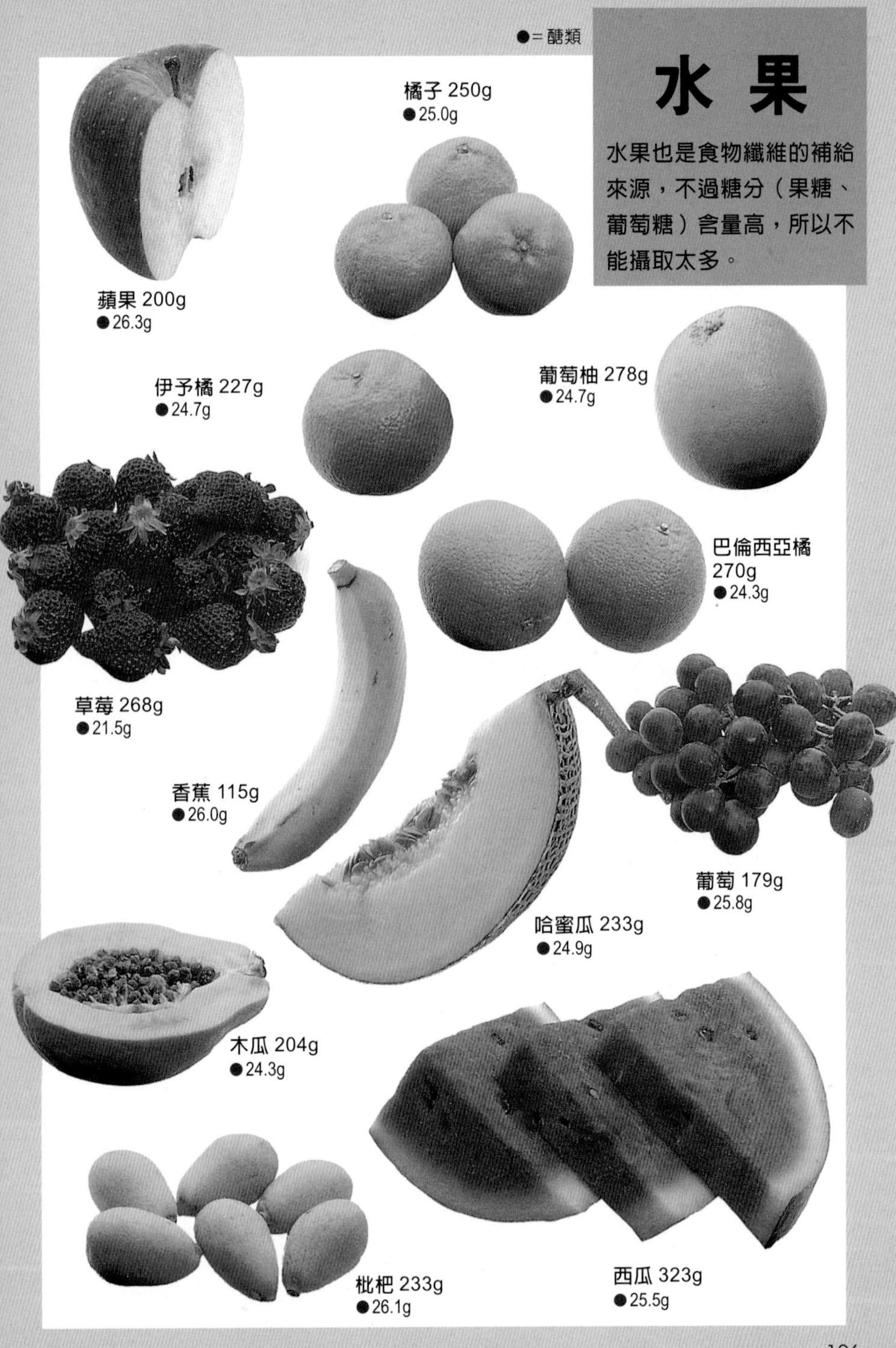

主食

經常食用的就是飯、麵包、麵類。不過，應該多攝取一些低熱量的主食。

白米 28g

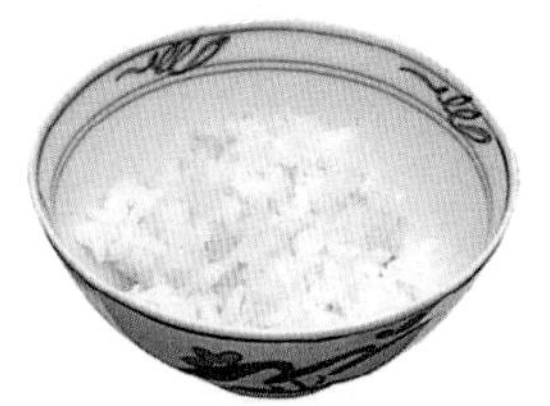
飯 68g
(1/2中碗)

吐司麵包 38g
(1條切成6片的2/3片)

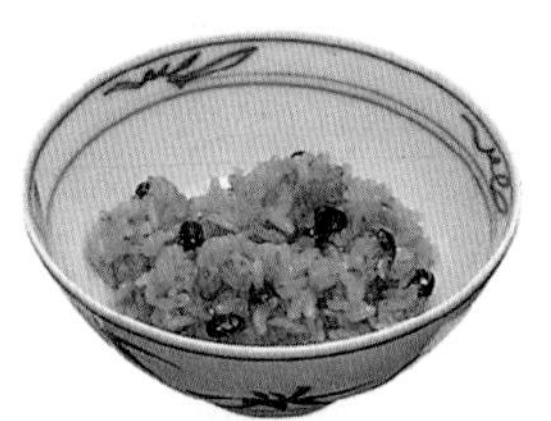
紅飯 59g

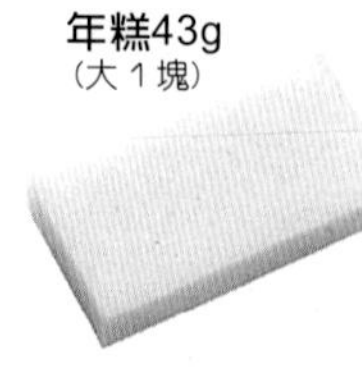
年糕43g
(大1塊)

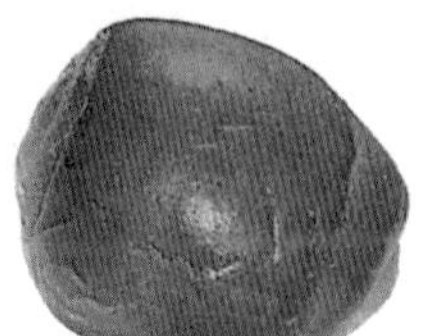
麵包捲 36g

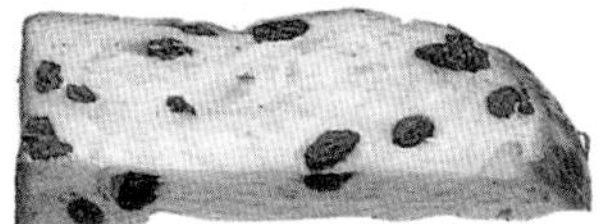
葡萄乾麵包 38g
(1條切成6片的2/3片)

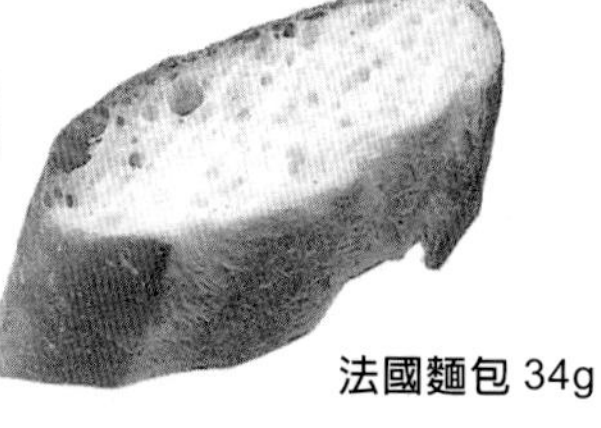
法國麵包 34g

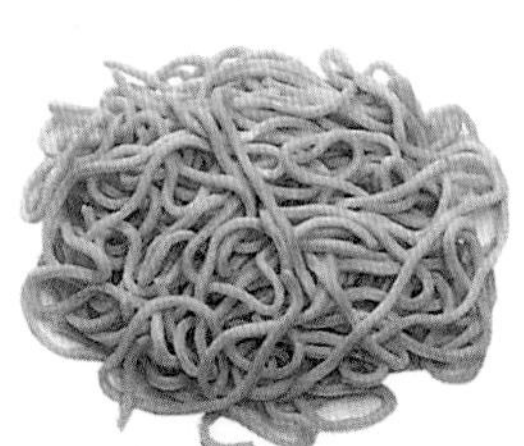
油麵(生的) 35g

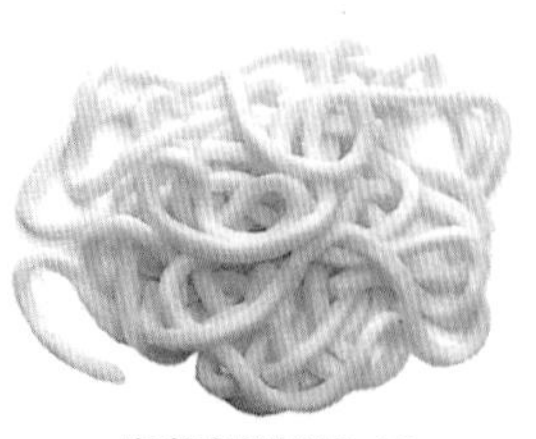
蕎麥麵(煮過) 76g

烏龍麵(煮過) 99g
(1/2包)

義大利麵 26g

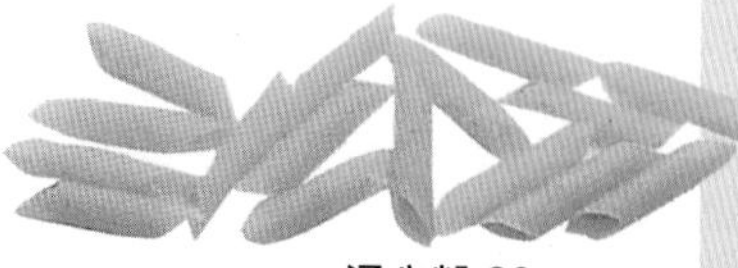
通心粉 26g
(1/3杯)

● = 脂肪

油脂食品 調味料

攝取過多的奶油、美乃滋等油脂食品是不好的，調味料也要考量其熱量。

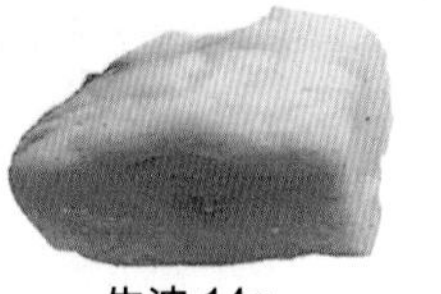

牛油 14g
● 11.2g

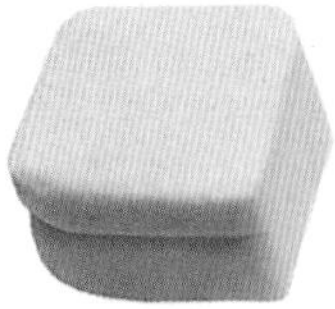

奶油 13g
● 10.5g

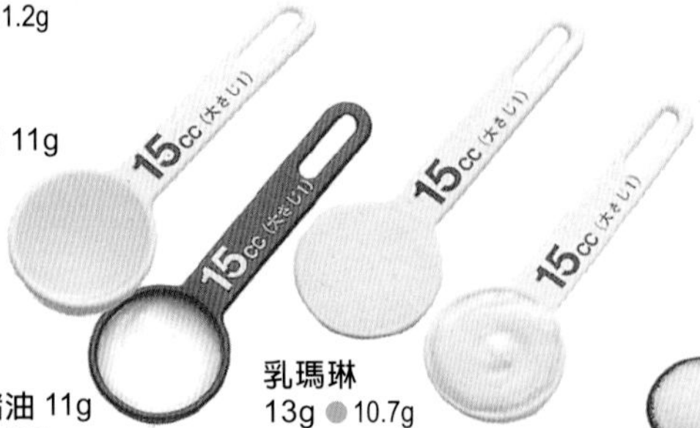

植物油 11g
● 11.0g

豬油 11g
● 11.0g

乳瑪琳
13g ● 10.7g

美乃滋(蛋黃型)
15g ● 10.9g

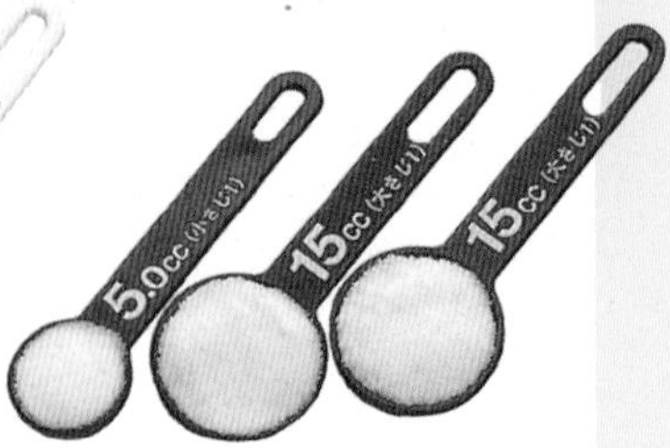

砂糖(上白糖) 26g

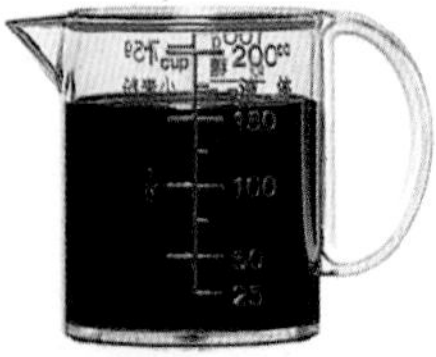

醬油 172g

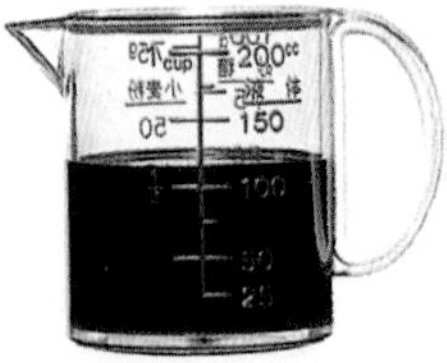

麵蘸醬 120g

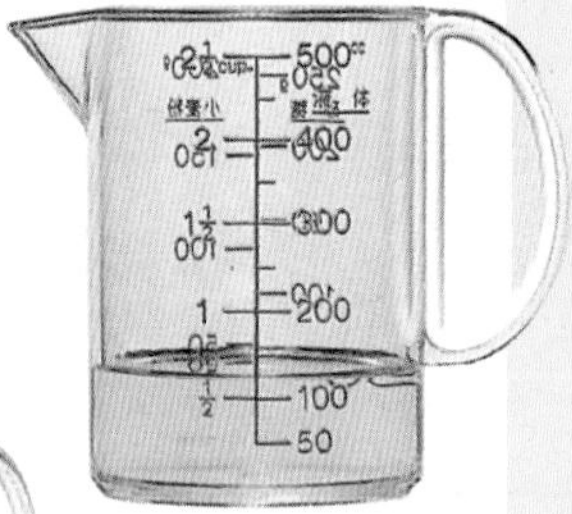

醋 625g

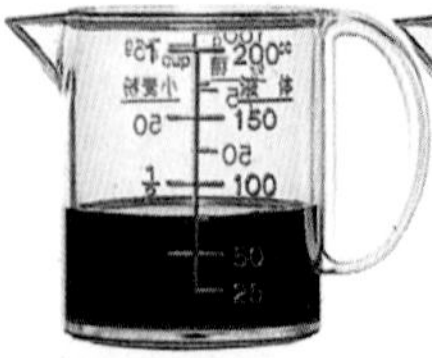

英國辣醬油 88g

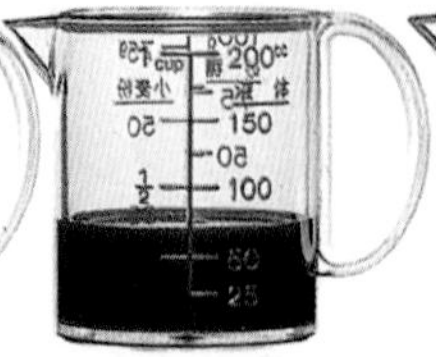

調味醬(濃) 82g

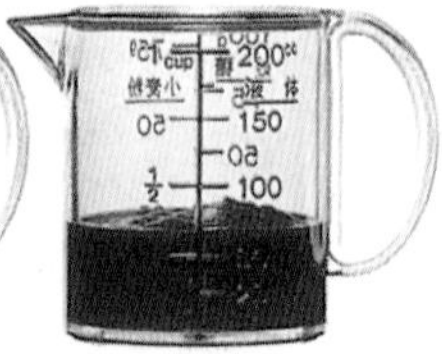

番茄醬 79g

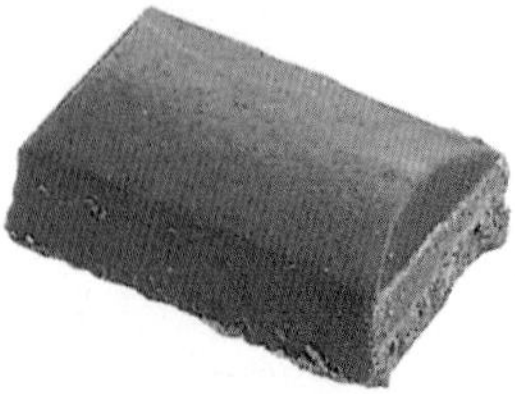

咖哩塊 20g

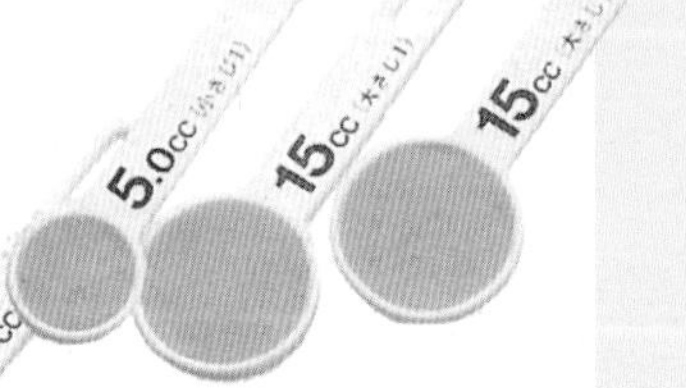

淡色辣味噌 52g

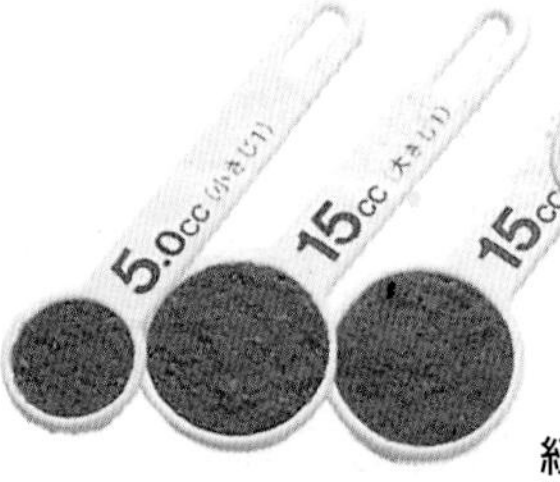

紅色辣味噌 54g

第8天 早餐 370 kcal

●微波蔬菜蒸小乾白魚
●豬肉湯
●荷蘭芹炒飯
●牛乳

醣類	41.4 g
蛋白質	18.8 g
脂肪	5.2 g
食物纖維	3.8 g
鈣質	144mg
鐵分	2.1mg
鹽分	3.7 g

●微波蔬菜蒸小乾白魚

材料 高麗菜…60g 豌豆片、小乾白魚…各15g 蛋…25g 鮮雞晶（粉末）…0.5g 鹽、胡椒…少許

作法

❶高麗菜切成1cm寬度，豌豆片斜切成細絲。小乾白魚用滾水燙過。

❷打散的蛋汁＋鮮雞晶，撒上鹽、胡椒。

❸❶放入耐熱容器中，淋上❷，用保鮮膜包住，微波爐加熱2分鐘。

●豬肉湯

材料 薄片豬脊背肉…20g 醃鹹梅果肉…5g 蔥…20g 金菇…25g 鮮雞晶…1g

●荷蘭芹炒飯

材料 飯…110g 荷蘭芹…2g

●牛乳（200ml）

第8天 午餐 398 kcal

●辣味豬肉炒蒟蒻
●小油菜拌金菇
●煮南瓜
●飯

醣類	52.0 g
蛋白質	23.2 g
脂肪	11.0 g
食物纖維	5.4 g
鈣質	184mg
鐵分	3.6mg
鹽分	1.2 g

●辣味豬肉炒蒟蒻

材料 薄片豬腿肉…80g 蒟蒻…50g 芝麻油…1/2小匙 調味料（辣椒粉、鹽…少許 酒…1小匙 蠔油…2/5小匙）

作法

❶豬肉切成一口大小。蒟蒻切成3～4cm的短條狀，先煮過瀝乾水分。

❷用芝麻油炒豬肉，放入蒟蒻，最後加入調味料，迅速拌炒。

●小油菜拌金菇

材料 小油菜…50g 金菇…40g 高湯…2小匙 醬油…1/2小匙

●煮南瓜

材料 南瓜…50g 高湯…1/3杯 醬油…1/2小匙 砂糖…1/3小匙

●飯（130g）

第8天 晚餐 528 kcal

●香味燒鯛魚
●烤茄子淋薑醬油
●馬鈴薯玉米濃湯
●奶油麵包捲2個

醣類	54.5 g
蛋白質	28.5 g
脂肪	21.0 g
食物纖維	5.7 g
鈣質	162mg
鐵分	2.7mg
鹽分	2.9 g

●香味燒鯛魚

材料 材料A（紅椒、蘑菇…各10g 細長夏南瓜皮…20g 真鯛…80g 蛋白…6g 乾迷迭香、鹽、胡椒…各少許 橄欖油…1/2小匙） 材料B（細長夏南瓜籽…20g 橄欖油…1/2小匙 鹽、胡椒…各少許） 調味醬（橄欖油…1小匙 番茄…50g 洋蔥…30g 蒜…3g 乾迷迭香…1/10小匙 檸檬汁…1/2小匙）

●烤茄子淋薑醬油

材料 小茄子…5個（50g） 醬油、高湯…各1小匙 薑泥…1/2小匙 柴魚片…1g

●馬鈴薯玉米濃湯

材料 馬鈴薯…30g 罐頭玉米、洋蔥…各20g 奶油、麵粉…各1小匙 湯塊…1/8個 水…100ml 牛乳…1/3杯 鹽、胡椒…少許 荷蘭芹…1g

第9天 早餐 380 kcal

●南瓜咖哩湯
●小黃瓜海帶芽沙拉
●香蕉優格
●麵包

醣類	48.6 g
蛋白質	20.9 g
脂肪	9.5 g
食物纖維	6.2 g
鈣質	245mg
鐵分	2.3mg
鹽分	1.2 g

●南瓜咖哩湯
材料 南瓜…60g　四季豆…20g　洋蔥…30g　罐頭水煮鮭魚…50g　咖哩粉…1/2小匙　水…1杯

●小黃瓜海帶芽沙拉
材料 小黃瓜…50g　乾海帶芽…2g　調味醬（沙拉油…2大匙　醋…4大匙　白葡萄酒…2大匙　芥末…1小匙　胡椒…少許　鹽…1/2小匙　洋蔥屑…2小匙）

※調味醬共140ml，只要使用1小匙的分量即可。

●香蕉優格
材料 香蕉…1/2根（50g）　原味優格…80g

●麵包（60g）

第9天 午餐 348 kcal

●煮花枝
●蔬菜拌海帶芽淋錦絲蛋
●豆腐麩湯
●梅飯

醣類	41.8 g
蛋白質	22.0 g
脂肪	7.9 g
食物纖維	3.2 g
鈣質	140mg
鐵分	2.3mg
鹽分	3.9 g

●煮花枝
材料 花枝…60g　胡蘿蔔（紅蘿蔔）…20g　四季豆…10g　高湯…20ml　醬油…1小匙　料理米酒…2/3小匙

●蔬菜拌海帶芽淋錦絲蛋
材料 小黃瓜…30g　胡蘿蔔、豌豆嬰、新鮮海帶芽…各10g　蛋…25g　調味料（醬油…1小匙　醋…1小匙弱　芝麻油…1/2小匙）

●豆腐麩湯
材料 傳統豆腐…40g　細香蔥…5g　麩…2g　高湯…150ml　醬油…1/2小匙　鹽…1/4小匙

●梅飯
材料 米飯…110g　醃鹹梅…5g　青紫蘇…2片

第9天 晚餐 545 kcal

●牛肉烤鍋
●煮蔬菜沙拉
●胡椒湯
●飯（150g）

醣類	62.7 g
蛋白質	22.0 g
脂肪	17.1 g
食物纖維	7.8 g
鈣質	88mg
鐵分	4.6mg
鹽分	1.5 g

●牛肉烤鍋
材料 牛腿肉…100g　鹽、胡椒…少許　胡蘿蔔…30g　洋蔥…50g　四季豆…20g　沙拉油…1小匙　調味料A（蒜…小1/2片　湯塊…1/8個　滾水…1/4杯　肉桂…1片）　太白粉水…1/2小匙　鹽、胡椒…少許　辣椒醬、芥末醬…各1小匙

●煮蔬菜沙拉
材料 花椰菜、花菜…各60g　洋蔥屑…1/2大匙（3g）　調味料（醋…1小匙　沙拉油…1/2大匙　鹽、胡椒…少許）

●胡椒湯
材料 湯塊…1/2個　水…1杯　花椰菜莖…少許　胡椒醬、鹽、胡椒…少許

第10天 早餐 377 kcal

●溫泉蛋
●芝麻拌茼蒿
●日式番茄沙拉
●小芋頭香菇味噌湯
●飯

醣類	53.3g
蛋白質	17.1g
脂肪	10.1g
食物纖維	7.0g
鈣質	199mg
鐵分	4.4mg
鹽分	2.6g

●溫泉蛋
材料 蛋…1個（50g） 高湯…1大匙 醬油…1/2小匙 萬能蔥…1g

●芝麻拌茼蒿
材料 茼蒿…80g 磨碎黑芝麻…1小匙 醬油…2/3小匙

●日式番茄沙拉
材料 番茄…80g 青紫蘇…1g 洋蔥…5g 調味醬（沙拉油、醬油…各1/2小匙 檸檬汁…1小匙 鹽…少許）

●小芋頭香菇味噌湯
材料 小芋頭…50g 乾香菇…2g 蕪菁葉…10g 香菇高湯…1杯 味噌…12g

●飯（110g）

第10天 午餐 359 kcal

●蛤仔藏紅花炒飯
●鮪魚沙拉
●水果（草莓60g）

醣類	46.4g
蛋白質	15.4g
脂肪	10.7g
食物纖維	2.5g
鈣質	81mg
鐵分	4.7mg
鹽分	2.6g

●蛤仔藏紅花炒飯
材料 白米…50g 帶殼蛤仔…40g 白葡萄酒、奶油…各1小匙 水…2小匙 胡椒…少許 洋蔥屑…25g 荷蘭芹…1g 藏紅花…1根

作法
❶藏紅花泡在水（1小匙）中。
❷蛤仔將殼洗淨，撒上白葡萄酒、水（1小匙）、胡椒，燜煮。
❸用奶油炒洋蔥，加入洗過的米，直到米炒乾為止。加入❶的藏紅花液，和❷的蒸汁＋1/3杯水，照平常的方式炊煮，撒上❷與荷蘭芹。

●鮪魚沙拉
材料 罐頭水煮鮪魚、萵苣…各30g 小黃瓜…50g 美乃滋…2小匙 芥末粒…1/2小匙 鹽、胡椒…少許

第10天 晚餐 522 kcal

●燉豬肉
●番茄沙拉
●法國麵包（60g）

醣類	71.2g
蛋白質	28.2g
脂肪	13.9g
食物纖維	7.9g
鈣質	79mg
鐵分	3.9mg
鹽分	2.4g

●燉豬肉
材料 豬腿肉…80g 鹽、胡椒…少許 馬鈴薯、洋蔥…各100g 胡蘿蔔…50g 蘑菇…40g 豌豆片…10g 湯塊…1/2個 水…400ml 肉桂…1片 芥末粒…1小匙

作法
❶豬肉撒上鹽、胡椒，用棉線綁住。
❷馬鈴薯、胡蘿蔔去皮，切成宮殿型。洋蔥切成梳形。
❸用湯塊和水煮❶，煮滾後加入肉桂，用中火煮20分鐘。依序加入蔬菜類，總計煮30分鐘，撒上鹽、胡椒。
❹將❸盛入器皿中，添上芥末粒。

●番茄沙拉
材料 番茄…150g 荷蘭芹…1g 洋蔥…10g 法式調味醬…1大匙

第8天 早餐 413 kcal

- ●鳥巢蛋
- ●草莓奇異果優格
- ●檸檬茶
- ●小麥胚芽麵包

醣類	50.9g
蛋白質	17.4g
脂肪	14.7g
食物纖維	6.0g
鈣質	265mg
鐵分	2.5mg
鹽分	0.7g

●鳥巢蛋

材料 高麗菜…100g　蛋…1個　豌豆嬰…10g　乳瑪琳…1小匙　鹽、胡椒…少許　水…1大匙

作法

❶高麗菜切絲。豌豆嬰切成2段。

❷鍋中放入乳瑪琳，用小火炒高麗菜。加入豌豆嬰略炒，中間挪出一個凹洞，將蛋打入，加入鹽和水燜煮一下。半熟時關火，撒上胡椒。用高麗菜沾半熟的蛋黃食用。

●草莓奇異果優格

材料 草莓、奇異果…各50g　原味優格…120g

●檸檬茶

材料 紅茶…1杯　檸檬…5g

●小麥胚芽麵包（60g）

第8天 午餐 477 kcal

- ●咖哩飯
- ●海鮮沙拉
- ●豆腐湯
- ●水果羊羹

醣類	62.1g
蛋白質	33.3g
脂肪	8.7g
食物纖維	4.0g
鈣質	127mg
鐵分	3.3mg
鹽分	2.0g

●咖哩飯

材料 飯…165g　牛瘦絞肉…70g　洋蔥…40g　胡蘿蔔、青椒、蘑菇…各10g　薑…2g　蒜…1g　沙拉油、咖哩粉…各1/2小匙　湯…100ml　鹽…少許

●海鮮沙拉

材料 花枝肉、小黃瓜…各30g　蝦仁…20g　薑、蔥…各1g　酒、醋、醬油…各1小匙

●豆腐湯

材料 傳統豆腐…40g　青江菜…20g　湯…150ml　鹽、胡椒…少許

●水果羊羹

材料 洋菜粉…1g　水…100ml　罐頭水蜜桃、罐頭鳳梨…各20g

第8天 晚餐 485 kcal

- ●南蠻燒竹筴魚
- ●胡蘿蔔蓮藕煮咖哩
- ●小黃瓜拌干貝
- ●小油菜　蒟蒻絲湯
- ●飯

醣類	63.5g
蛋白質	31.6g
脂肪	10.0g
食物纖維	6.9g
鈣質	300mg
鐵分	3.9mg
鹽分	4.2g

●南蠻燒竹筴魚

材料 竹筴魚…2尾（100g）　蔥…20g　小青椒…15g　調味料（紅辣椒…1/2根　醋…1+1/3大匙　醬油…1/3小匙　料理米酒…1/2小匙　鹽…1/5小匙）

●胡蘿蔔蓮藕煮咖哩

材料 胡蘿蔔、蓮藕…50g　芝麻油、醬油…各1/2小匙　酒…1小匙　高湯…2大匙　咖哩粉…1/4小匙

●小黃瓜拌干貝

材料 小黃瓜…50g　罐頭干貝…20g　鹽、胡椒…少許

●小油菜蒟蒻絲湯

材料 小油菜…50g　蒟蒻絲…30g　高湯…150ml　醬油…1小匙　薑…2g

●飯（140g）

第9天 早餐 413 kcal

●煎蛋捲淋蕈醬配荷蘭芹飯
●炒胡蘿蔔
●原味優格

醣類	52.6 g
蛋白質	16.6 g
脂肪	13.8 g
食物纖維	4.8 g
鈣質	219mg
鐵分	3.2mg
鹽分	0.7 g

●煎蛋捲淋蕈醬配荷蘭芹飯

材料 蛋…1個（50 g） 乳瑪琳…2/3小匙 蕈醬（玉蕈…30 g 金菇…25 g 香菇…10 g 酒…1大匙 鹽、胡椒…少許） 飯…110 g 荷蘭芹屑…10 g

作法
❶玉蕈分為小株，金菇切掉根部。香菇切成薄片。
❷用乳瑪琳和蛋做成蛋捲，盛盤。
❸炒❶加入調味料，略煮後淋在❷上。煮好的飯和荷蘭芹混合，和煎蛋捲一起盛盤。

●炒胡蘿蔔

材料 胡蘿蔔…80 g 砂糖…1小匙 奶油…1/2小匙 鹽…少許

●原味優格（120 g）

第9天 午餐 441 kcal

●狐烏龍麵
●蝦子燒海膽醬
●炒煮海帶芽
●水果（橘子）

醣類	59.1 g
蛋白質	11.4 g
脂肪	10.3 g
食物纖維	10.3 g
鈣質	333mg
鐵分	5.9mg
鹽分	5.2 g

●狐烏龍麵

材料 熟烏龍麵…120 g 油豆腐皮…10 g 油豆腐皮醃料（醬油…1/2小匙 高湯…10 ml） 蔥、小魚乾…各5 g 淋汁的調味料（鹽…1/5小匙 醬油…1小匙 料理米酒…1/2小匙） 薑…3 g

●蝦子燒海膽醬

材料 斑節蝦…中2尾（60 g） 海膽醬…2 g 玉蕈…20 g 菠菜…60 g 酒…1/2小匙 奶油…1小匙

●炒煮海帶芽

材料 海帶芽…8 g 胡蘿蔔…10 g 青豆…2 g 油豆腐皮…5 g 醬油…1小匙 高湯…30 ml 砂糖…1/2小匙

●水果（橘子…60 g）

第9天 晚餐 548 kcal

●粉蒸雞肉
●炒花菜
●甜煮大豆
●豆腐味噌湯
●飯

醣類	69.5 g
蛋白質	30.1 g
脂肪	15.6 g
食物纖維	8.7 g
鈣質	175mg
鐵分	4.1mg
鹽分	1.8 g

●粉蒸雞肉

材料 去皮雞腿肉…70 g 雞的醃料（洋蔥屑、薑…各1 g 醬油…1/2小匙 甜味噌、油…各1小匙 豆瓣醬…1/4小匙） 高麗菜…100 g 糯米粉…1小匙 萬能蔥…5 g

●炒花菜

材料 花菜…50 g 胡蘿蔔…10 g 四季豆…15 g 乾香菇…2 g 沙拉油…1小匙 鹽、胡椒…少許

●甜煮大豆

材料 罐頭水煮大豆…25 g 高湯…100 ml 砂糖…1小匙（3 g）

●豆腐味噌湯

材料 傳統豆腐…50 g 根鴨兒芹…5 g 高湯…180 ml 味噌…12 g

●飯（140 g）

第10天 早餐 422 kcal

●咖哩什錦飯
●馬鈴薯湯
●菊花蕪菁
●高麗菜芯炒胡蘿蔔
●水果（橘子）

醣類	60.7 g
蛋白質	20.1 g
脂肪	8.1 g
食物纖維	6.1 g
鈣質	66mg
鐵分	2.0mg
鹽分	1.0 g

●咖哩什錦飯

材料 白米…55g 雞胸肉…30g 洋蔥…20g 胡蘿蔔、青豆…各10g 乾香菇…2g 乳瑪琳…1小匙 咖哩粉、鹽、胡椒…各少許

●馬鈴薯湯

材料 馬鈴薯…50g 西洋芹…5g 沙拉油…1/2小匙 湯…150ml 鹽…1/10小匙

●菊花蕪菁

材料 蕪菁…30g 芝麻…1g 紅辣椒…少許 砂糖…1/3小匙 醋…1/2小匙

●高麗菜芯炒胡蘿蔔

材料 高麗菜芯、胡蘿蔔…各30g 培根…10g 沙拉油…1/3小匙

●水果（橘子…100g）

第10天 午餐 468 kcal

●肉丸子煮蓮藕
●紫高麗菜沙拉
●煮小油菜
●原味優格
●海苔飯

醣類	69.6 g
蛋白質	27.3 g
脂肪	8.2 g
食物纖維	5.8 g
鈣質	317mg
鐵分	3.4mg
鹽分	1.8 g

●肉丸子煮蓮藕

材料 雞絞肉（去胸、去皮）…60g 蔥…20g 蛋、熟筍、新鮮香菇…各10g 麵包粉…1小匙 鹽、胡椒…少許 蓮藕…5g 蓮藕的調味料A（高湯…100ml 醬油、料理米酒…各1小匙） 生菜…10g

●紫高麗菜沙拉

材料 紫高麗菜…50g 醋…1小匙 鹽、胡椒…少許 油…1/4小匙 酒…1/2小匙 奶油…1小匙

●煮小油菜

材料 小油菜…50g 油豆腐皮…3g 高湯…2大匙 醬油、料理米酒…各1/2小匙

●原味優格（90g）

●海苔飯（140g）

第10天 晚餐 526 kcal

●生魚片拼盤
●馬鈴薯淋絞肉醬
●高麗菜拌芥末
●牛蒡味噌湯
●飯
●水果（哈蜜瓜）

醣類	87.0 g
蛋白質	31.8 g
脂肪	4.6 g
食物纖維	7.0 g
鈣質	113mg
鐵分	3.2mg
鹽分	2.8 g

●生魚片拼盤

材料 花枝、鮪魚、鯛魚、白蘿蔔絲…各30g 青紫蘇…1片 山葵…少許

●馬鈴薯淋絞肉醬

材料 馬鈴薯…60g 洋蔥…20g 豬腿腳肉（瘦肉）…10g 料理米酒、醬油…各1/3小匙 沙拉油、太白粉…1/4小匙

●高麗菜拌芥末

材料 高麗菜…80g 醋…2/3小匙 醬油…1/2小匙弱 芥末醬…少許

●牛蒡味噌湯

材料 牛蒡、白蘿蔔…各20g 胡蘿蔔…15g 高湯…1杯 味噌…12g

●飯（150g）

●水果（哈蜜瓜…100g）

第8天 早餐 456 kcal

●煮蛋拌蔬菜
●即席漬白蘿蔔
●山藥秋葵拌醃鹹梅
●奇異果優格
●飯

醣類	64.7 g
蛋白質	16.8 g
脂肪	12.3 g
食物纖維	6.4 g
鈣質	252mg
鐵分	2.9mg
鹽分	1.4 g

●煮蛋拌蔬菜

材料 蛋…1個（50g） 蔥…40g 胡蘿蔔、玉蕈…各20g 青椒…15g 高湯…1/2杯 蠔油、料理米酒…各1小匙 太白粉…1/2小匙 薑泥…1/4小匙（1g）

●即席漬白蘿蔔

材料 白蘿蔔…60g 白蘿蔔葉…15g 鹽…1/8小匙（0.6g）

●山藥秋葵拌醃鹹梅

材料 山藥…50g 秋葵…10g 醃鹹梅…2g 高湯…1/2大匙

●奇異果優格

材料 奇異果…50g 原味優格…100g

●飯（110g）

第8天 午餐 507 kcal

●牛肉飯
●花椰菜沙拉
●蔬菜絲湯

醣類	77.0 g
蛋白質	28.4 g
脂肪	10.3 g
食物纖維	9.4 g
鈣質	252mg
鐵分	2.9mg
鹽分	1.4 g

●牛肉飯

材料 薄片牛腿肉…60g 洋蔥…100g 玉蕈…50g 青豆…10g 飯…150g 乳瑪琳…1小匙 麵粉…1/2大匙 A（湯…100ml 番茄泥…1/3杯）

作法
❶炒薄片洋蔥，並加入切成一口大小的牛肉、玉蕈拌炒，再撒入麵粉一起炒。
❷倒入A，用小火煮20分鐘，然後將其淋在飯上，再撒上青豆。

●花椰菜沙拉

材料 花椰菜…60g 原味優格…1大匙 美乃滋…1小匙 鹽、胡椒…少許

●蔬菜絲湯

材料 西洋芹、胡蘿蔔、洋蔥…各20g 豌豆片…10g 湯…100ml 鹽、胡椒…少許

第8天 晚餐 608 kcal

●海草蒸魚
●小芋頭煮茼蒿
●胡蘿蔔蒟蒻拌白芝麻
●飯（150g）

醣類	85.7 g
蛋白質	35.6 g
脂肪	10.3 g
食物纖維	10.9 g
鈣質	352mg
鐵分	4.8mg
鹽分	1.2 g

●海草蒸魚

材料 鯛魚…100g 海帶芽…50g 蔥…5g 梳形檸檬…1塊 酒…1大匙 鹽…少許（0.2g）

作法
❶將稍微切過的海帶芽鋪在盤中，再鋪上鯛魚，撒上酒、鹽，用保鮮膜包住。
❷將❶放入微波爐中加熱3分鐘。

●小芋頭煮茼蒿

材料 小芋頭…100g 茼蒿…50g 高湯…100ml 醬油…1+1/3小匙 料理米酒…2小匙

●胡蘿蔔蒟蒻拌白芝麻

材料 胡蘿蔔…40g 蒟蒻…60g 四季豆…20g 高湯…50ml 淡味醬油…1小匙 料理米酒…1/2大匙 傳統豆腐…60g 豆腐調味料…（芝麻醬…2/3大匙 砂糖…1小匙 鹽…少許）

第9天 早餐 500 kcal

●乳酪什錦菜
●火腿炒蛋
●炒菠菜
●全麥蘇打餅乾

醣類	36.8g
蛋白質	25.5g
脂肪	26.0g
食物纖維	3.8g
鈣質	365mg
鐵分	4.0mg
鹽分	2.3g

●乳酪什錦菜

材料 洋蔥…30g　加工乾酪…15g　冷凍綜合蔬菜…40g　牛乳…150ml　細香蔥…1g　鹽、胡椒…少許

作法
❶將洋蔥和乳酪切成4～5mm的正方形。
❷將牛乳煮滾，然後放入綜合蔬菜和洋蔥，最後加入乳酪，並用鹽、胡椒調味。將其盛入器皿中，撒上蔥花。

●火腿炒蛋

材料 去骨火腿…30g　乳瑪琳…1/2小匙　蛋…1個（50g）　胡椒…少許

●炒菠菜

材料 菠菜…50g　鹽、胡椒…少許　乳瑪琳…1/2小匙

●全麥蘇打餅乾3片（30g）

第9天 午餐 489 kcal

●紅燒肉
●煮蛋沙拉
●白蘿蔔拌芝麻
●飯

醣類	54.1g
蛋白質	28.3g
脂肪	14.0g
食物纖維	3.8g
鈣質	365mg
鐵分	4.0mg
鹽分	2.3g

●紅燒肉

材料 薄片牛腿肉（瘦肉）…70g　小油菜…30g　薑…2g　酒、醬油、料理米酒…各1小匙　高湯…2大匙

作法
❶牛肉切成1口大小，小油菜切成3cm長度。
❷煮滾高湯、調味料後，放入牛肉用大火煮，再加入薑屑與小油菜，煮到汁收乾為止。

●煮蛋沙拉

材料 煮蛋…50g　小黃瓜、罐頭玉米粒…各20g　美乃滋、醋…各1小匙　鹽、胡椒…少許　小番茄…2個

●白蘿蔔拌芝麻

材料 白蘿蔔…80g　炒過的黑芝麻…1小匙　鹽…1/4小匙（0.5g）

●飯（130g）

第9天 晚餐 615 kcal

●旗魚排
●馬鈴薯沙拉
●滑子蕈湯
●飯

醣類	72.0g
蛋白質	27.3g
脂肪	22.4g
食物纖維	3.9g
鈣質	66mg
鐵分	2.1mg
鹽分	2.3g

●旗魚排

材料 旗魚…80g　麵粉…1/2大匙　沙拉油…1小匙　奶油…1大匙　萬能蔥…20g　小番茄…30g　水芹…5g　鹽、胡椒…少許　醬油…1/2小匙　白葡萄酒…1/4大匙

●馬鈴薯沙拉

材料 馬鈴薯…50g　菊苣…20g　調味料（醋…1/2大匙　醬油…1/4大匙　豆瓣醬…1/2小匙　芝麻油…1小匙　砂糖…1/4小匙）

●滑子蕈湯

材料 滑子蕈…30g　高湯…150ml　鴨兒芹…5g　味噌…12g

●飯（165g）

第10天 早餐 457 kcal

●高麗菜芯沙拉
●烤法國麵包
●檸檬茶

項目	含量
醣類	48.6 g
蛋白質	21.1 g
脂肪	18.5 g
食物纖維	3.9 g
鈣質	307mg
鐵分	2.1mg
鹽分	1.7 g

●高麗菜芯沙拉

材料 高麗菜芯…40 g 綠蘆筍…20 g 牛乳…100 ml 乳酪…8 g 太白粉…1小匙 鹽、胡椒…少許

作法

❶在高麗菜芯的根部劃十字，用加入少許鹽的水煮過之後，切成2 cm長度。綠蘆筍切掉根部，削掉葉鞘，煮過並切成2段。

❷牛乳、乳酪、太白粉混合加熱，最後用鹽、胡椒調味，淋在❶上。

●烤法國麵包

材料 法國麵包…50 g 牛乳…100 ml 蛋…1個（50 g） 砂糖、奶油…各1小匙 肉桂…少許

●檸檬茶

材料 紅茶…1杯 檸檬…3 g

第10天 午餐 467 kcal

●去皮雞胸肉燒山葵
●蝦、花椰菜拌芝麻
●煮甘藷
●飯（130 g）

項目	含量
醣類	63.3 g
蛋白質	40.5 g
脂肪	2.6 g
食物纖維	3.7 g
鈣質	95mg
鐵分	2.2mg
鹽分	0.7 g

●去皮雞胸肉燒山葵

材料 去皮雞胸肉…100 g 酒…1小匙 鹽…少許 山葵…1/3小匙 高麗菜…50 g 小番茄…30 g

作法

❶將雞撒上酒、鹽，上面塗抹山葵。

❷將❶用烤箱烤7~8分鐘，切成適當大小。高麗菜略煮，切成適當大小。

❸雞胸肉、高麗菜、番茄一起盛盤。

●蝦花椰菜拌芝麻

材料 蝦…50 g 酒…1小匙 花椰菜…20 g 調味料（高湯…2小匙 切過的白芝麻…2/3小匙 鹽…少許 砂糖…1/4小匙）

●煮甘藷

材料 甘藷…50 g 水…100 ml 砂糖…1/3小匙 鹽…少許

第10天 晚餐 678 kcal

●唐得里式鯖魚
●馬鈴薯沙拉
●萵苣湯
●麵包捲

項目	含量
醣類	64.2 g
蛋白質	29.9 g
脂肪	32.2 g
食物纖維	4.5 g
鈣質	134mg
鐵分	3.4mg
鹽分	3.1 g

●唐得里式鯖魚

材料 鯖魚…80 g 原味優格…30 g 薄片橘子…1片（5 g） 水芹…10 g 調味料（肉桂…1片 咖哩粉、醬油…各2/3小匙 蒜泥…1 g 檸檬汁…1/3小匙 薑汁…少許） 沙拉油…1小匙

●馬鈴薯沙拉

材料 生菜、火腿…各10 g 馬鈴薯…50 g 胡蘿蔔、小黃瓜…各20 g 洋蔥…5 g 美乃滋…2/3大匙 檸檬汁…1/2小匙 鹽、胡椒…少許

●萵苣湯

材料 萵苣…20 g 湯塊…1/8個 鹽、胡椒…少許

●麵包捲（60 g）

花枝煮山藥

139 kcal

材料

花枝肉…80g　綠海苔…少許（1g）　山藥…100g　調味料（高湯…80ml　酒…1小匙　砂糖…1/3小匙（1g）　醬油…2/3小匙（4g））

醣類	15.7g	鈣質	40mg
蛋白質	15.2g	鐵分	1.0mg
脂肪	1.2g	鹽分	1.0g
食物纖維	1.4g		

作法

❶花枝去皮，切成1cm厚的圓形。
❷山藥去皮，切成1cm厚的圓形。將其泡在醋水裡10分鐘，去除澀液。
❸將❷洗淨，去除黏滑後，瀝乾水分。
❹將調味料煮滾，放入❸，蓋上蓋子煮5～6分鐘，再加入❶，一邊混合一邊煮。
❺盛盤，撒上綠海苔。

蕈類炒鱈魚子

52 kcal

材料

玉蕈…40g　金菇…40g　鱈魚子…15g　沙拉油…2/3小匙（3g）　酒…1小匙　醬油…1/3小匙（2g）

醣類	4.0g	鈣質	3mg
蛋白質	5.7g	鐵分	0.9mg
脂肪	3.5g	鹽分	1.3g
食物纖維	2.5g		

作法

❶將鱈魚子剝去薄皮。
❷將玉蕈和金菇去蒂、剝開。
❸加熱沙拉油，炒❷的玉蕈和金菇。
❹蕈類軟了之後，加入❶的鱈魚子拌炒。
❺在❹中撒上酒和醬油調味。

雪　花

52 kcal

材料

小油菜…80g　傳統豆腐…30g（1/6～1/7塊）　沙拉油…1/2小匙（2g）　醬油…1小匙（5g）

醣類	12.9g	鈣質	269mg
蛋白質	4.5g	鐵分	2.9mg
脂肪	3.7g	鹽分	0.8g
食物纖維	2.1g		

作法

❶將小油菜切成4cm的長度，擱置待用。
❷將鍋中的沙拉油（1/2小匙）加熱，炒❶的小油菜。
❸用手將豆腐扳開，加入❷中拌炒。
❹在❸中加入醬油（1小匙）調味。
❺將❹盛盤即可食用。

煮紅燒魚便當

383 kcal

材料

紅燒鮪魚（生魚片用紅肉鮪魚…70g　玉蕈…20g　薄片薑…2片　酒…1/2大匙　醬油、砂糖…各1小匙）
豆芽菜炒青椒（豆芽菜、洋蔥…各20g　青椒…10g　胡蘿蔔…5g　鹽…少許（0.3g）　胡椒…少許　芝麻油…1/2小匙）
醋蓮藕（蓮藕…30g　紅辣椒…少許　醋…1/2小匙　砂糖…1/4小匙　鹽…少許）
煮蛋（蛋…1個）
甜煮青豆（冷凍青豆…1大匙　砂糖…1/2小匙）

醣類	50.2g	鈣質	39mg
蛋白質	29.4g	鐵分	3.0mg
脂肪	5.9g	鹽分	1.7g
食物纖維	1.6g		

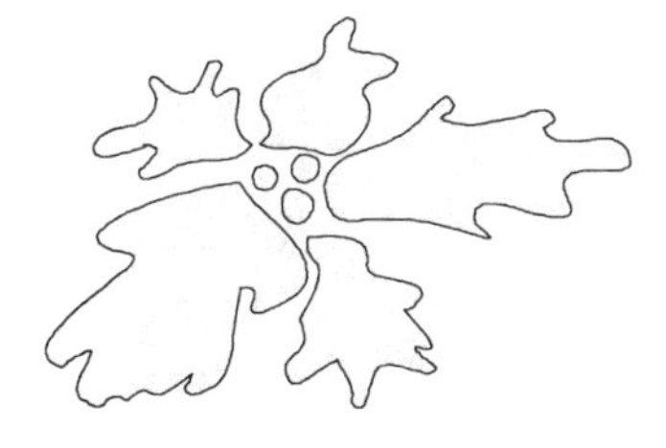
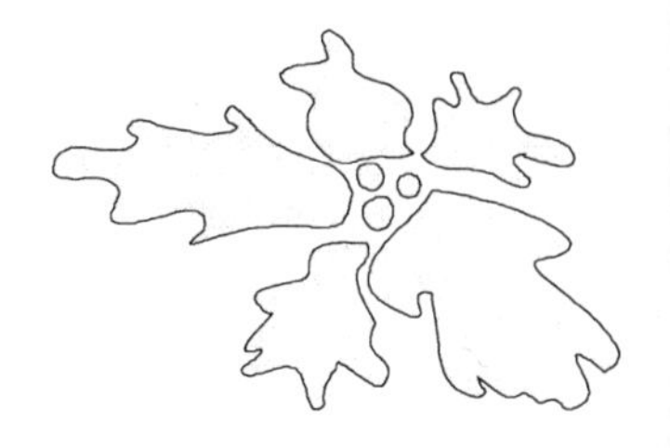

第 3 章

應該了解的糖尿病最新知識

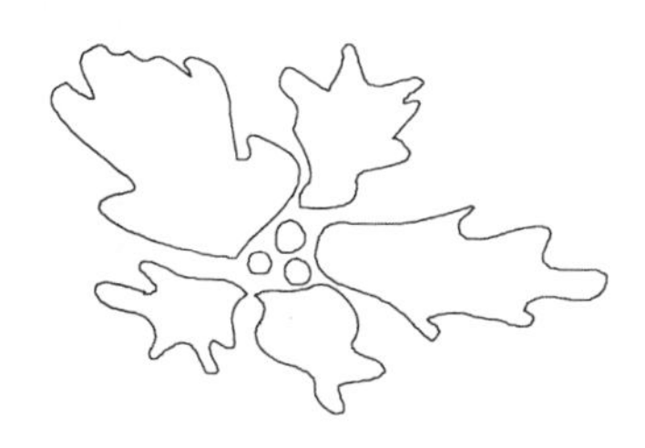
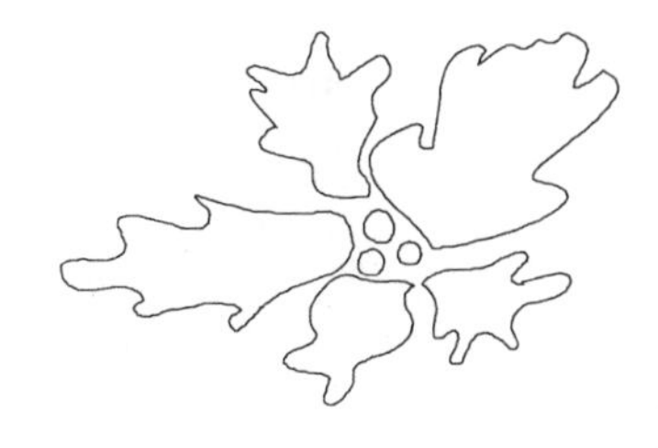

1 會產生「醣尿」的疾病

糖尿病是典型的「文明病」

◎糖尿病的「預備軍」正急增中！

近年來，羅患糖尿病或將來可能羅患糖尿病的「糖尿病預備軍」，其人數正在急增當中。

這是屬於中高年齡較多見的成人型糖尿病（一四七頁），包含其預備軍在內（一五五頁），大都是因爲現代生活習慣所造成的，因此，可視爲是現代典型的「現代文明病」。

發現這些疾病或異常時，首先要重新評估生活上的問題點，並且加以改善。尤其飲食生活的改善非常重要，從還是「預備軍」的階段時，就要加以實行。如此一來，便能恢復正常狀態。

即使已經得了糖尿病，如果是初期，也可以藉著飲食生活及其他的生活對策將其治癒。

即使糖尿病無法完全治癒，但是，持續適當的飲食生活及生活對策，就能過著健康的生活。

◎「還不要緊」是陷阱

然而，事實上在發現糖尿病之後，能夠好好進行食物療法的人較少，**八〇%的人，只是進行不完善的對策**而已。

再這樣下去，最後全身的血管受到侵襲，而最惡劣的狀況可能會失明，或需要接受人工透析。

即使沒有惡化到這種地步，但是，可能會併發神經障礙、心臟病、感染症等各種的疾病，而使身體變得殘破不堪（根據目前的了解，預備軍也「容易羅患動脈硬化」）。

雖然飲食生活等生

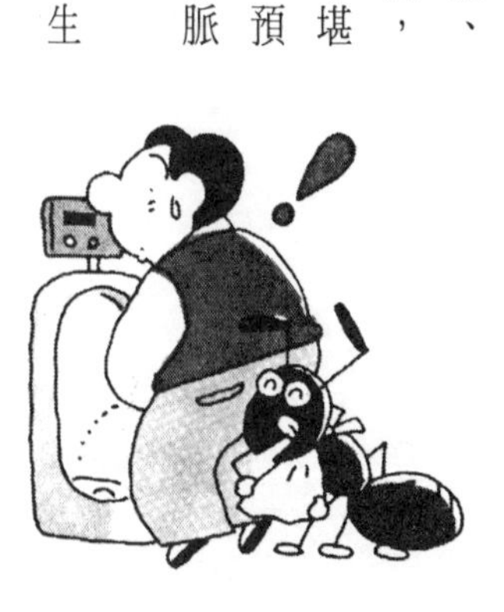

活對策能夠防止危險的併發症發生，但由於「食物療法很辛苦」的印象非常強烈，所以，一般人都會因「還不要緊」，而暫時忽略不管。其實，食物對策愈早開始愈有效，倘若太遲，恐怕身體已經受損了。

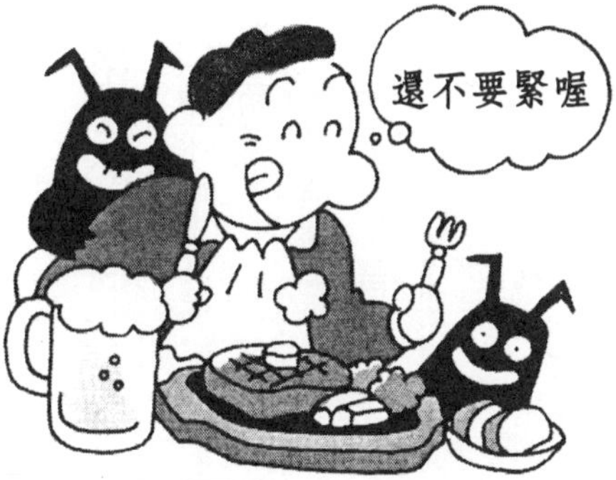

認爲「還不要緊」的心情，是危險的陷阱。

出現在尿中的「醣」的特徵

◎容易口渴的人要注意！

「糖尿病」這個病名的由來，是因爲『尿中出現醣』，故以此命名的。這是個歷史悠久的疾病，在古埃及時代，就留下了「螞蟻聚集在如蜜般的甜尿附近」的記錄。此外，古代中國的書籍中也曾經記載著，「喝一斗（約十八ℓ）的水，但是會出現一斗小便的「消渴病」」，這就是指糖尿病。

這個「容易口渴、攝取大量水分、大量排尿」的現象，即糖尿病進行時會出現的症狀。在古羅馬時代，這個症狀被比喻成「虹吸管」。

虹吸管（藉著壓力差而移動液體的器具），在煮咖啡器中也有使用到，因此，在歐美將糖尿病稱爲「diabetes」。

◎各種的「醣」

得了糖尿病之後，尿中會出現糖。但是，對於這時「糖」的正確說法，指的是「三大營養素」（醣類、脂肪、蛋白質）當中醣類的『基本成分』，其具有「易溶

各種醣類

醣　類

- ●果醣、葡萄糖等→單醣類（醣類）
- ●蔗醣、乳醣等→少醣類
- ●澱粉、纖維素及其他→多醣類

於水，有甜味，但難溶於酒精」等性質（也稱爲「單醣類」）。

這種「醣」類，包括水果中所含的「果糖」或「葡萄糖」，以及其他等幾種。

『醣類』還包括了甘蔗中所含的「蔗醣」，以及牛乳中所含的「乳醣」，穀物中所含的「澱粉」，有各種不同的種類。

而這些醣類（蔗糖、澱粉及其他），則是前述的「糖」（單醣類）好幾個聚集而成的（參考一六七～一六八頁）。

◎在體內會變成葡萄糖

糖尿病患其尿中所出現的「糖」，指的是其中的**葡萄糖**。

「葡萄糖」（英文是「glucose」），即自然界的葡萄中所存在的「糖」（單醣類），在人體內則成爲肌肉或腦等細胞的熱量源。

人類從食物中攝取的各種醣類（澱粉、蔗糖、乳糖、果糖及其他），有一部分在體內重新製造成葡萄糖，而隨著血液，供給全身（全身的葡萄糖稱爲「**血糖**」）。體細胞吸收葡萄糖，進行化學燃燒，成爲身體的熱量源。

糖尿病是葡萄糖出現在尿中的症狀，不過，這個狀態除了糖尿病之外，也可能會發生，所以必須要注意。

出現尿糖必須注意的三種例子

◎強烈的壓力使得尿中出現醣

血液可將葡萄糖等供給全身，另一方面，也會運送身體的老廢物。含有老廢物的血液會在腎臟過濾，製造出尿。此時血液中的葡萄糖會由腎臟再吸收，故通常不會出現在尿中。

但是，卻因爲某種原因，尿中出現葡萄糖（稱爲「**尿糖**」），總共有三種例子。

第一，在極度緊張等強烈的壓力下，或一次吃很多食物的影響，會使得血液中的葡萄糖暫時增加，於是過剩的糖就會出現在尿中。

這幾乎都是暫時性的，並不算是身體的異常症狀，不必擔心。

◎必須注意腎功能

第二，即腎臟將血液中的葡萄糖（血糖）再吸收的處理能力降低的例子。腎臟再吸收血糖的能力有界限，通常血液一dℓ能夠再吸收一六〇～一八〇mg的血糖。

健康人的血糖量（血糖值）均維持在這種腎臟處理能力的「限度」（葡萄糖排泄界限值）以下，故血糖通常可以被腎臟完全再吸收。

然而，當腎臟的處理能力降低時，即使血糖量正常，血糖也無法一〇〇%再吸收，就會有一部分出現在尿中。

這種情況稱爲「腎性糖尿」，年輕人也會出現（大都是體質的影響，並不是腎臟的障礙）。

不過，一〇%的腎性糖尿在將來可能會變成真正的糖尿病，是容易得糖尿病的形態，因此，還是要採取食物對策等措施。

◎持續慢性高血糖狀態

第三，則是血糖慢性異常增加的例子。

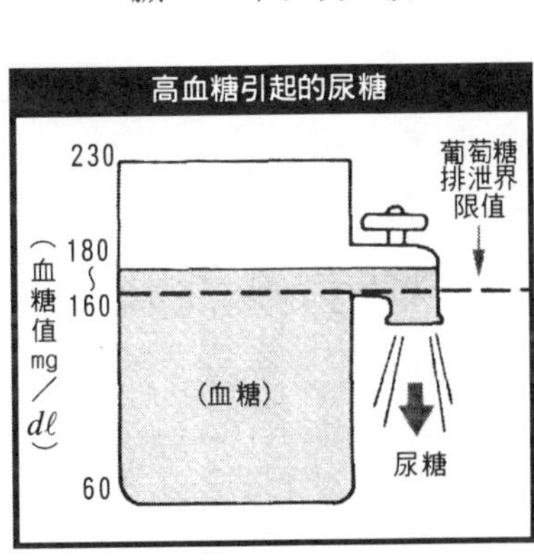

高血糖引起的尿糖

血糖量異常增加的狀態，稱爲**「高血糖」**。在這種狀態下，血糖量增多，超越了腎臟處理能力的「界限值」（葡萄糖排泄界限值），所以，對於腎臟無法再吸收的葡萄糖便會排泄到尿中。

像這種慢性高血糖，若是糖尿病患者便會出現這種狀態，但是，有的人即使血糖量超過了正常界限值，卻不會出現明顯的高血糖狀態。

這時，如果經過詳細檢查，確認沒有其他特別疾病之後，便視爲是糖尿病的預備軍。

總之，頭一次發現尿糖時，就要詳細檢查，仔細找出原因來。

尿糖的3種原因

⇩

❶強烈壓力、過食造成的影響⇩暫時的尿糖

❷腎臟的葡萄糖處理能力降低⇩腎性糖尿

❸慢性血糖值增高⇩糖尿病(或者是預備軍)

血糖的「調節裝置」遭到破壞時…

胃內側的臟器出現大問題！

糖尿病的人會出現慢性高血糖狀態，導致出現尿糖，而這與胰臟的功能有密切的關係。

◎關鍵掌握在胰臟的功能上

胰臟是在胃內側細長的臟器（長度平均約十五cm，重達五十～七十g），會分泌含有消化酵素的消化液（胰液）（外分泌），除了幫助胃腸消化之外，還會分泌各種的賀爾蒙（內分泌）。

在胰臟分泌賀爾蒙的是細胞聚集而成的器官，就好像小的「島」一樣，以發現者的名字來命名，稱為「朗格爾漢斯島」，也就是我們俗稱的**胰島**。

今天我們已經知道這個「胰島會分泌胰島素賀爾蒙，而且一旦缺乏時，就會引起糖尿病」。至於最初知道這個真相，則是在一九二一年，由二位加拿大的醫師所發現的。

因為這項發現，讓以前被視為「死亡病」的一部分糖尿病（胰島素依賴型），開闢了治療之路（二位醫師得到了諾貝爾獎）。

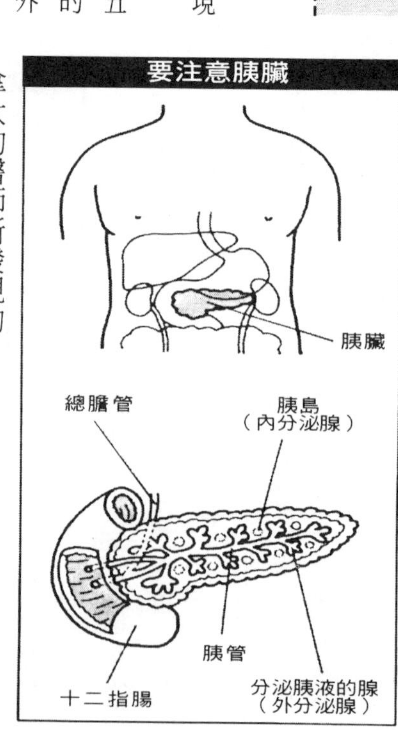

◎將「醣類」換成其他物質

由胰臟的胰島所分泌出來的胰島素，在體內具有各種的作用，尤其對於醣類的體內處理（糖代謝），更是不可或缺的。

由食物攝取的醣類，大都運送到肝臟，並且立刻變成葡萄糖釋放到血液中，成爲血糖。或者是變成與澱粉類似的糖原，成爲「儲藏用的醣類」，儲存在肝臟（參一七〇頁）。

這個糖原在血糖不足時會分解，變成葡萄糖而釋放到血液中。因此，即使暫時不攝取醣類，仍然能夠供應血糖。

此外，當醣類攝取量增多時，一部分醣類會變成脂肪，儲存在肝臟或皮膚（皮下脂肪），成爲「預備用的熱量源」。

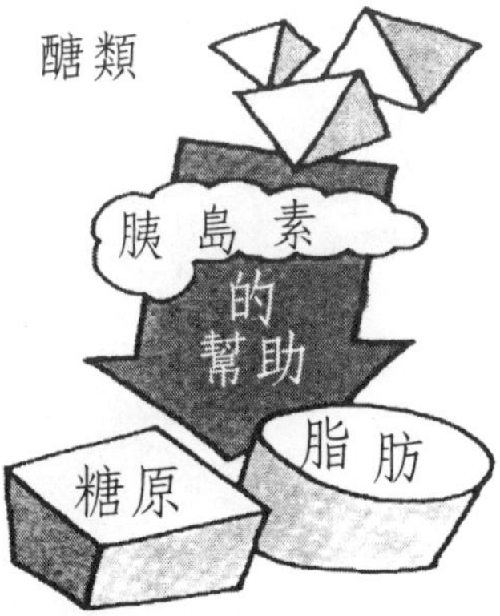
醣類
胰島素的幫助
脂肪
糖原

這時，**胰島素便能幫助醣類變換為糖原或脂肪**，儲存在體內。

所以，當胰島素功能不足時，醣類就很難變成糖原或脂肪，反而是葡萄糖會大量釋放到血液中，而使得血糖異常增加。

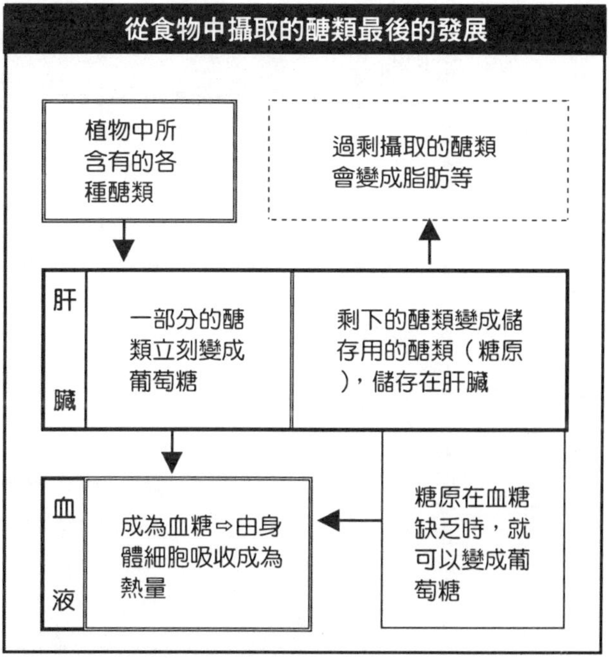
從食物中攝取的醣類最後的發展
植物中所含有的各種醣類
過剩攝取的醣類會變成脂肪等
肝臟
一部分的醣類立刻變成葡萄糖
剩下的醣類變成儲存用的醣類（糖原），儲存在肝臟
血液
成為血糖⇨由身體細胞吸收成為熱量
糖原在血糖缺乏時，就可以變成葡萄糖

◎另外一項重要作用？

胰島素具有「幫助體細胞利用血液中葡萄糖」的作用。

體細胞要吸收血液中的葡萄糖，將其當成熱量

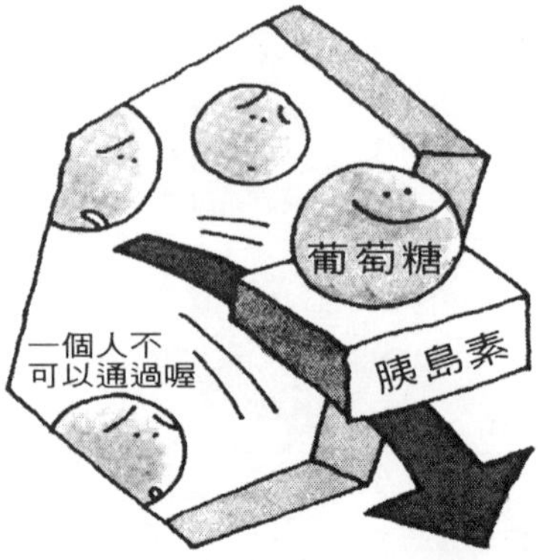

源來使用。但是，這時若**沒有胰島素的作用，葡萄糖就沒有辦法通過細胞表面膜（細胞膜），進入細胞中**。因此，當胰島素功能不足時，體細胞無法利用血糖，便造成無法使用的血糖出現在血管中。

胰島素會處理由食物攝取的醣類，讓葡萄糖溶入細胞內，同時減少血液中的葡萄糖量，也就是具有**「降血糖值」**的作用。

對身體而言，持續高血糖非常危險，所以當健康的人在飯後血糖量增加時，胰島素的分泌量就會「自動的」增加，使其減少血糖，調節血糖值不超過正常的範圍。

但是，糖尿病患者卻因爲某種原因，胰島素的功能不足，使得這種血糖調節不順暢，而造成慢性的血糖增加，成爲「高血糖」。

胰島素的主要功能

❶將醣類變換為醣原（儲藏用的醣類）或脂肪，儲存在體內	❷幫助細胞吸收血糖，成為熱量源來使用

⇩

減少血糖量

備忘錄

胰島素的「秘密」？

根據最近的研究，「當身體的細胞吸收血液中的葡萄糖時，在細胞膜表面會出現特殊的蛋白質（稱為葡萄糖輸送體）」，而這個特殊的蛋白質與血液中的葡萄糖結合，就能使葡萄糖順暢通過細胞膜，吸收到細胞內。

胰島素具有使這個蛋白質在細胞膜出現活性化的作用，因此，細胞就利用葡萄糖。

需要注意的狀態！

◎各種糖尿病

胰島素功能不足的例子有兩種。

第一，是指胰臟的胰島遭到破壞，幾乎無法分泌胰島素的例子。

這時，**胰島素的量絕對的缺乏**，所以必須注射胰島素。由於必須經由注射來補給胰島素，所以稱爲「胰島素依賴型」（以十五歲以下的年輕人或兒童爲主體參考一五三頁）。

第二，即（與食物反應）的胰島素分泌量減少，使得身體對胰島素的反應遲鈍，造成**胰島素的功能不足**的例子（參考一五二頁）。

這時，因爲胰島素的分泌量能夠確保到某種程度，通常不需要注射胰島素，所以稱爲「胰島素非依賴型」。

如先前所述，中高年齡較多見的「成人型糖尿病」，就是屬於這一型。

造成胰島素作用不足的原因……

胰臟的胰島遭到破壞	⇨	胰島素絕對不足→胰島素依賴型
胰島素功能不夠	⇨	造成胰島素相對不足→胰島素非依賴型

◎高血糖進行時會發生異常事態

不管是哪一型，當無法利用血糖時，即使脂肪和蛋白質能夠當成葡萄糖的「代用熱量源」來使用，這時仍會受到胰島素作用不足的影響，造成脂肪和蛋白質「不完全燃燒」。

糖尿病不光是**血糖沒有辦法**

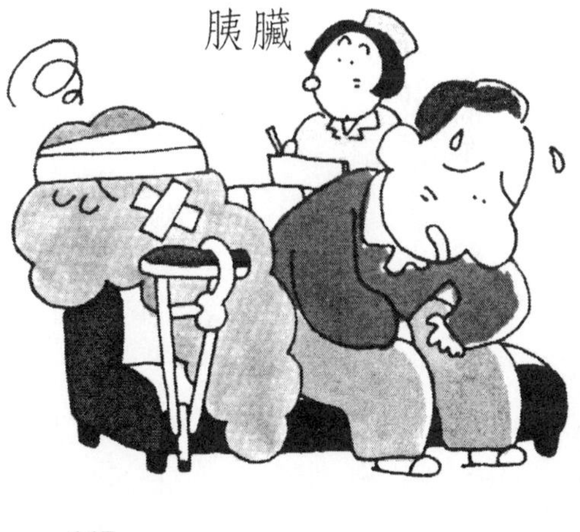

胰臟

順暢的使用，同時也會對於其他營養素的利用（代謝）造成不良的影響，是其最大特徵（參考一六四頁）。

當這種異常事態（糖尿病的代謝狀態）繼續進行時，就會大量產生特殊有害物質（酮體），其中一部分會排泄到尿中（酮體是脂質〔脂肪酸〕的「不完全燃燒」所產生的物質，當胰島素依賴型或重症成人型治療不夠時，就會出現在尿中）。

這時，看起來有氣無力，不過當注射胰島素後，細胞吸收大量的葡萄糖，便使得醣類的處理活絡化，看起就恢復了生氣。

相反的，若是放任不管，造成有害物質（酮體）增加，血液呈酸性（酮體酸中毒），腦功能降低，最後便會出現昏睡狀態。這就是「糖尿病性昏睡」，若不進行緊急處置，就會死亡。

所謂的糖尿病性昏睡，是在必須注射胰島素但卻停止注射，或是注射量弄錯時，容易發生的症狀。不過，也可能是因為感染或暴飲暴食、強大壓力等而出現（重症的成人型偶爾也會昏睡）。然而，近年來隨著治療法的普及，糖尿病性昏睡銳減，因此，目前防止因糖尿病的影響而發生、惡化的各種併發症，才是治療糖尿病的第一目的。

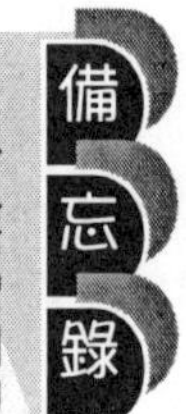

使血糖增加的賀爾蒙

健康的人將脂肪和蛋白質的一部分當成熱量源來使用，但是，由於腦只能用血糖當成熱量源，因此，當血糖過度減少（低血糖）時，腦會缺乏熱量，持續下去就會失去意識。

因此，當血糖減少到某種程度時，便會分泌出與胰島素具有相反作用的「增加血糖的賀爾蒙」（胰高血糖素、腎上腺素及其他），藉以調節血糖量，使其能經常保持穩定的程度。

3 過剩的「糖」會成為「毒」…

全身血管會變得脆弱，漸漸遭到破壞，而且**各種的併發症也會不斷進行**。

尤其眼睛網膜、腎臟細血管容易受傷，會產生特有的障礙（糖尿病性網膜症或腎障礙），而且也會引起神經障礙（糖尿病性神經障礙）（→這些障礙稱為「糖尿病的三大併發症」）。

■糖尿病性網膜症

當糖尿病或高血壓發生時，眼球深處

血管和神經陸續遭到破壞

◎六〇%的人有失明的危險？

成人型的糖尿病在發病初期沒有自覺症狀，但是，繼續進行時，會出現「倦怠感、口渴、體重減少、尿量增加、強烈空腹感」等的症狀（胰島素依賴型的這種症狀會短期間出現，急速惡化）。

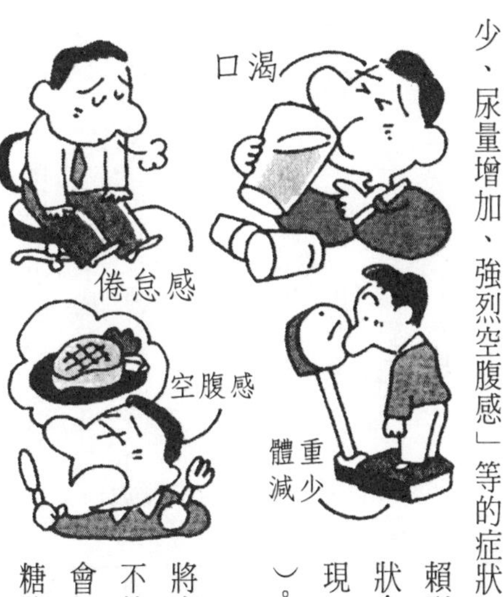

此外，若將高血糖放任不管，血管就會好像「泡滿糖漿」一樣，

糖尿病的症狀？

	胰島素依賴型	胰島素非依賴型
初期	口渴、消瘦、尿量增加、無氣力、倦怠感等	幾乎沒有自覺症狀
經過	初期症狀出現之後，會在短時間內急速惡化	進行到某種程度之後，出現口渴、消瘦、發胖、尿量或排尿次數增加、倦怠感、異常空腹感等症狀
備註	在發症之前有出現腮腺炎或德國麻疹的例子	狀況持續進行時，手腳麻痺、受傷、視力減退、皮膚發癢、容易出現腫、性慾減退、下痢或便秘、發汗異常等併發症的症狀會出現

（眼底）網膜的毛細血管容易受損，血管會逐漸堵塞。等到膨脹如瘤一般時，就會破裂出血（眼底出血）。

輕微出血，會使視力稍微減退，若再放任不管，出血不斷的擴大，便會引起網膜剝離或青光眼等，最後導致失明。

像這種網膜症，在糖尿病發病後過了十年以上的人，大約六〇％的人都會發生，而且一年失明者約三千人（名列成人失明原因的第一位。初期必須充分注意，一年一定要接受一～二次的定期檢查）。

■糖尿病性腎症

腎臟的無數毛細血管（腎小球）受損時，腎臟的功能逐漸降低，而且尿中也會出現微量的白蛋白（一種蛋白質）。

最後，普通的蛋白尿就會開始出現，而且持續不斷。

到了這種地步，就很難治療。因爲腎功能顯著減退，老廢物積存在血液中，如果不持續進行人工透析，就會死亡。

目前開始人工透析的人約三〇％（一年約七千人），都是糖尿病性腎症，糖尿病患者在七年內半數會死亡。

因此，十～十五％的糖尿病患者會因糖尿病性腎症而死亡（一定要接受定期檢查，當尿中出現白蛋白時，就要接受專門治療）。

糖尿病引起各種的併發症

併發症的種類		特徵
主要併發症	糖尿病性網膜症	眼球網膜的細小血管阻塞、出血⇨放任不管、失明⇨發症後經過10年的人中，有60%的人會發生
	糖尿病性腎症	腎臟的無數毛細血管產生障礙，腎功能減退⇨若治療太遲就必須接受人工透析
	糖尿病性神經障礙	最多的併發症會有發麻感、神經痛、感覺麻痺等現象（末梢神經障礙）⇨情況持續進行時，會出現自律神經障礙（胃腸症狀或陽痿等）
	動脈硬化症	除了心肌梗塞、狹心症、腦中風（腦血管障礙）較多之外，也會因為足（下肢）的動脈硬化而造成步行障礙
其他	感染症	身體的抵抗力減退，容易受到細菌或病毒的感染⇨扁桃炎、肺炎、膀胱炎、壞疽等（尤其下肢的壞疽要注意）
	皮膚病	濕疹、皮膚炎、皮膚搔癢症等

※ 併發肥胖、高脂血症、高血壓症的例子很多⇨因為動脈硬化快速進行

■糖尿病性神經障礙

最多見的併發症，有發麻感、冷感、感覺麻痺、神經痛等症狀（末梢神經障礙／大都是在手或腳左右對稱出現，夜間會惡化／較早期就會出現）。

當情況持續時，會出現自律神經障礙。由於自律神經控制著全身的臟器和器官，因此，當自律神經受損時，各種臟器和器官，尤其是胃腸或泌尿器官系統等的症狀（下痢、便秘、排尿障礙、陽痿等）便容易出現，而且會有起立性昏眩或發汗異常等現象。

此外，血管阻塞、腦神經等的障礙（顏面神經或是聽覺神經麻痺及其他）都會出現。

如果糖尿病性神經障礙能在早期治療，就能復原，但是太遲時就很難治療了。

◎身心殘破不堪

根據最新的研究，對於糖尿病的人，其心臟和腦的動脈硬化，「會比平常的情況提早二十年出現動脈硬化的現象」。

因此，糖尿病的人大都會因爲心肌梗塞或狹心症等的動脈硬化而引起心臟病（虛血性心臟疾病）。在四十～五十九歲時，死亡率爲普通的四倍，六十歲以上約爲二倍。

最近動脈硬化症成爲大問題，前述的「三大併發症」之外，又加入了動脈硬化症，因此稱爲「四大併發症」。

糖尿病會引起心臟病

(人)
一年間發生的頻度（1萬人）
300
200
150
100
50
糖尿病
非糖尿病
男　女
動脈硬化所引起的心臟病
男　女
心肌梗塞
男　女
狹心症

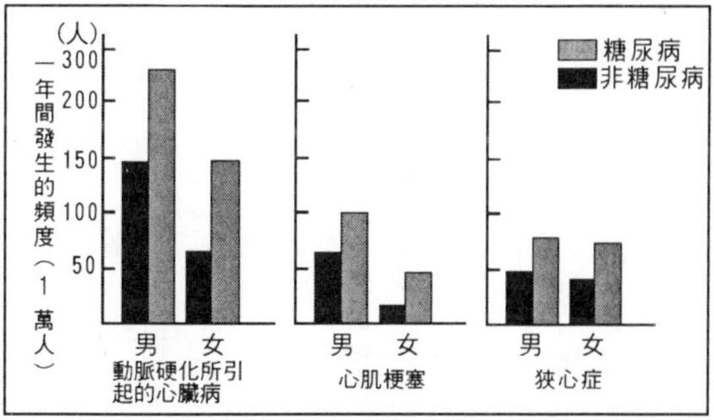

（在美國凡明哥地區進行20年的追蹤調查）

由於糖尿病的人其身體的抵抗力減退，容易感染細菌或病毒，所以容易發生扁桃炎、肺炎、膀胱炎、腳趾腐爛的壞疽、腫疱、齒槽膿漏、口內炎等疾病。

此外，也容易發生濕疹、皮膚炎、皮膚異常發癢（皮膚搔癢症）等皮膚病。

當糖尿病出現時，會逐漸成爲「萬病之巢」，使得身心都殘破不堪，而加速了死期的到來。

當然，持續適當的治療就能長生，但是，如果治療不充分，平均會縮短十年的壽命。

「危險型」激增！

◎受到日常生活的惡劣影響極大

要防止糖尿病的發病或惡化，掌握糖尿病的「誘因」非常重要。這時，可以發現成人型（參考一四七頁），半數都是受到遺傳的影響（同卵雙胞胎九十～九十五%兩者都會得糖尿病）。

因此，如果近親有罹患糖尿病的人，就必須要特別注意。

此外，**肥胖、高脂肪食、運動不足、壓力等生活上的影響**也很大。不論有沒有遺傳的影響，大都是成人型糖尿病發病的「誘因關鍵」（女性如果經常懷孕或生產，也要特別注意）。

當這些「誘因」增強時，身體對於胰島素的反應力（感受性）就會降低，導致胰島素功能不足，最後胰島素分泌量就會減少，而變成真正的糖尿病（參考一八五頁）。

◎四十歲以上的人將近半數都要注意！

近年來，擁有這些「誘因」（肥胖及其他因素）的人激增，因此，成人型的糖尿病也急增。

事實上，這三十年來，糖尿病患者增加將近五倍，達到五百～六百萬人（包括未治療者在內），而九十五%以上都是成人型。

當然其預備軍（一五五頁）也激增，大約二千萬人左右（不包括糖尿病患者在內）。

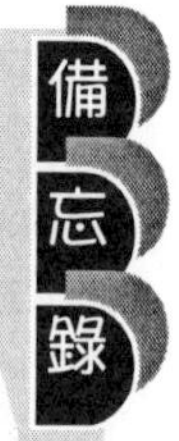

蘋果型的肥胖導致死亡

「中年發胖」是指脂肪積存在內臟，尤其會使腰圍變粗，故稱為「蘋果型肥胖」（內臟脂肪型肥胖）。這一型的肥胖很容易誘發各種成人病，偶而也會出現血糖異常、高血脂病、高血壓病等」複合污染。

這時由於動脈硬化不斷進行，使得糖尿病或高血壓症惡化，而成為「通往墓場的捷徑」。因此，在美國這種類似的狀態被稱為「死亡四重奏」，被視為是危險的症狀。

成人型糖尿病急增的背景

❶飲食生活的急速歐美化
⇩脂肪攝取量大幅度增加
⇩肥胖的增加

❷都市化、機械化、汽車的普及
⇩運動不足增大
⇩促進肥胖

❸其他
（社會的壓力增大、中高年齡者的增加等）

肥胖、運動不足、壓力或其他等糖尿病的「誘因」，也是高血脂症或高血壓症等「其他成人病」的誘因，故也容易發生這些疾病（糖尿病將近半數的人都會併發高血脂症）。

高血脂症是血液中的脂質（中性脂肪、膽固醇及其他）病態增加的狀態，在近年來有顯著的增加。此外，高血壓症也是日本人較多見的疾病。不管是哪一種，都會顯著出現動脈硬化，而提高了心臟病或腦中風等的危險性。

◎藥物的影響也需要注意

胰島素依賴型（一四七頁）會使免疫系統發生異常（自體免疫異常），因而造成原本攻擊細菌的「外敵」的抗體，最後便會破壞胰臟的胰島（遺傳的影響較少）。

這一型有時會在腮腺炎或德國痲疹等病毒感染後發病，而可能會誘發自體免疫異常。

胰島素依賴型與非依賴型的差距很大…

形態	遺傳性	發症誘因	發症年齡	患者數
胰島素依賴型⇨胰島素的絕對不足	不強	有時會遭受病毒感染	主要為15歲以下	糖尿病的5%以下
胰島素非依賴型⇨胰島素的相對不足	非常強	肥胖、運動不足、壓力、懷孕等	主要是中年以後	糖尿病的95%以上

然而，胰島素依賴型較少，只不過佔糖尿病全體的五%以下而已。

此外，因爲其他的疾病（胰臟炎、突眼性甲狀腺腫病等），或者是藥劑（類固醇劑或噻嗪劑等）的影響，也會引起糖尿病。這種情況稱爲「二次性糖尿病」，但數目並不多。

備忘錄

汽車的普及與糖尿病

易罹患成人型糖尿病的原因之一，就是運動不足。有人指出，受到汽車普及的影響很大。

實際上，在我國的糖尿病患者數，幾乎是與汽車登記的數量一致延伸，並且持續增加。隨著汽車社會的發展，運動不足增加，所以汽車和肥胖、壓力等其他的誘因，同樣是使糖尿病增加的要因。

4 糖尿病檢查與治療的注意點？

檢查技術迅速發達

◎出現這些反應時就必須要注意！

糖尿病及其預備軍藉著尿糖檢查、血糖檢查、葡萄糖負荷試驗、糖化血紅蛋白檢查（HbA1C）等，能夠發揮極大的作用。

■尿糖檢查

檢查非常的簡單，不過除了糖尿病以外，其他疾病也可能會出現尿糖（參考一四二頁），所以，仍需藉由其他的檢查詳細調查。

糖尿病的人，基本上每天要自己檢查尿糖，檢查血糖控制狀態。

■血糖檢查

血糖在飯後時會增加，在空腹時會減少，而血糖檢查主要是在調查「空腹時的血糖」（配合必要的時候，也會調查「飯後的血糖」）。

健康的人在空腹時，一dℓ的血液中存在八〇～一〇〇mg的血糖，但是如果到達一一〇mg／dℓ以上，則超過正常範圍（即使空腹時的血糖正常，也可能會出現糖尿病，因此需要糖尿病耐量試驗等）。

尿病的人，最好每天自行進行血糖檢查。

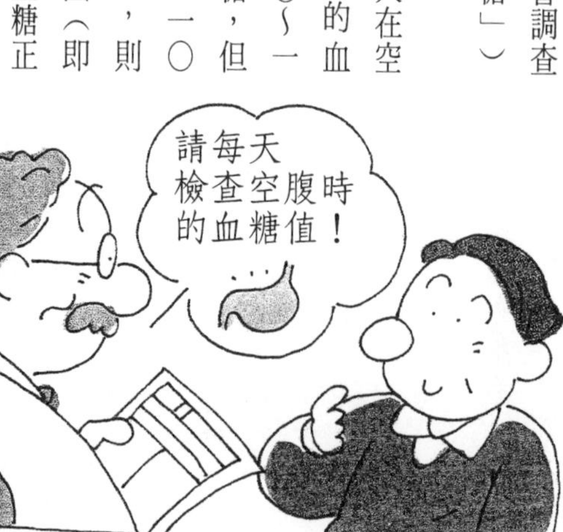

■糖尿病耐量試驗（GTT）

這種檢查，其作法是在空腹時，將七十五g的葡萄糖溶於水中喝下，經過二～三小時後，再調查血糖值會產生何種變化。一般健康的人喝下葡萄糖，經過三十～六十分鐘後，血糖值便達到最高值，然後就會逐漸降低。但是，糖尿病的人，其血糖值卻會持續上升二小時左右。

利用這個檢查，如果喝葡萄糖之前空腹時的血糖值為一一〇mg／dℓ以下，而二小時後，為一二〇mg／dℓ以下，就是正常。但如果空腹時為一四〇mg／dℓ以上，或者是二小時後達到二〇〇mg／dℓ以上，就是患有糖尿病。

此外，血糖值還有「介於正常值與糖尿病數值的中間範圍」的人，這時就稱為「境界型」或者是「耐糖能障礙（IGT）」。

藉由葡萄糖耐量試驗所觀察到的血糖值變動？

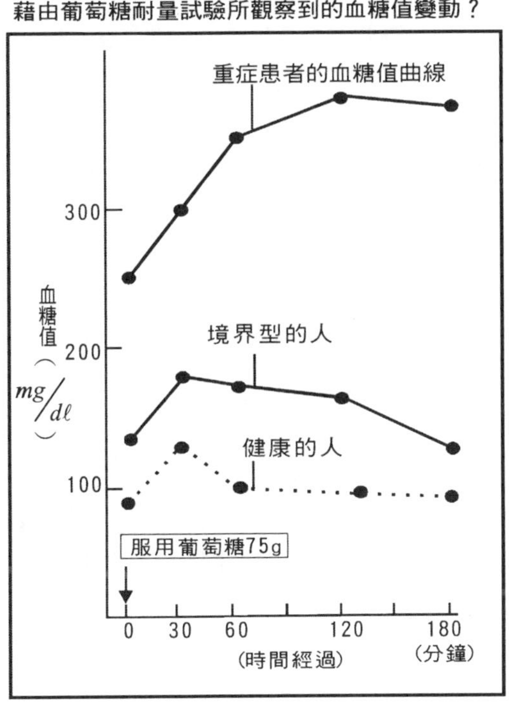

在境界型當中，危險性較高的形態？

「境界型」是指『雖然不是糖尿病，但是血糖值不正常，將來有可能會成為糖尿病患者的預備軍』。其中，如果是「接近糖尿病的上位部分」，也就是說，在進行葡萄糖耐量試驗時，空腹時的血糖值比一四〇mg／dℓ更低，而二小時後的血糖值為一四〇～一九九mg／dℓ的人，便稱為「耐糖能障礙」（世界衛生組織＝WHO的稱呼方式）。

這一群（境界型的上半部分＝耐糖能障礙）將來得到糖尿病的危險性很高，所以要充分的注意（即進行飲食生活的改善，或其他的生活對策⇩近年來糖尿病的急增，是因為這一型

「境界型」與「耐醣能障礙」的不同？
（葡萄糖耐量試驗的判定基準）

WHO的判定基準註(1)	日本的判定基準註(2)	血糖值（mg／dℓ）
判定項目	判定項目	
糖尿病型	糖尿病型	空腹時：140mg／dℓ以上
		2小時值：200mg／dℓ以上
耐糖能障礙	境界型	既不屬於「糖尿病」，也不屬於「正常型」
正常型	正常型	空腹時：110mg／dℓ以下
		2小時值：120mg／dℓ以下

註(1)　ＷＨＯ⇨聯合國、世界衛生組織
註(2)「日本的判定基準」⇨日本糖尿病學會的判定基準

的發病者增加的緣故）。

另一方面，境界型是屬於「接近正常值下位層」的人，因此如果持續嚴重的不規律生活，就會得糖尿病。但是只要加以注意，得糖尿病的機率就不高。

目前，四十歲以上的國人約十%都是糖尿病患者，約十五%是屬於境界型的上半部分（＝耐糖能障礙），將近二〇%是屬於境界型的下半部分。也就是說，四十歲以上有將近四十五%都處於血糖值不正常的狀況中。

■糖化血紅蛋白檢查

紅血球的紅色色素成分（血紅蛋白）具有與氧、葡萄糖結合的性質。如果與葡萄糖結合，就成爲「糖化血紅蛋白」（糖血紅蛋白＝HbA1C）。

當血糖值愈高時，糖化血紅蛋白的量就會增加愈多。直到紅血球的壽命結束之前，會長期殘留在血液當中。如果調查其量，就能知道過去的血

專欄

這一型需要注意！

境界型的糖尿病是屬於「接近糖尿病的上位部分」（一五五頁），也就是「耐糖能障礙」的人，將來得糖尿病的危險性比較高。不過，根據國外的研究，在耐糖能障礙的人當中，約三十五%才會得真正的糖尿病。

根據日本的調查，耐糖能障礙者得糖尿病的例子，比血糖值正常的人得到糖尿病的例子，多十～二十倍。

耐糖能障礙特別會因為肥胖的問題而引起，當肥胖度超過一二五%時，得糖尿病的機率就顯著提高了。此外，運動不足也需要注意。根據美國的調查，運動不足的耐糖能障礙者，比運動的耐糖能障礙者得糖尿病的危險性高二～三倍。

醣化血紅蛋白檢查的判讀法？

檢查結果	血糖控制的看法
4～6％	完全正常
7％未滿	抑制併發症進行
7～8％	併發症緩慢進行
8～9％	併發症持續進行
9％以上	必要時要變更治療方法

糖狀態（能夠掌握過去一～二月間的平均血糖值）。

因此，平常不嚴格限制熱量，卻在檢查日的前幾天慌慌張張的過著規律的生活，但只要進行這個檢查，就可以一目了然了。

糖尿病是以維持醣化血紅蛋白量在「全體血紅蛋白量中不到七％的範圍內」爲目標。

然而，目前醣化血紅蛋白在八％以下的人爲半數，不到七％的人只不過二○％。也就是說，八○％的人都是處於「危險狀態」。

調查糖尿病併發症等的檢查

- ●眼底檢查等
  - ⇩調查網膜症
- ●尿蛋白、尿微量白蛋白檢查等
  - ⇩檢查腎障礙
- ●膝及其他腱反射檢查、肌電圖檢查等
  - ⇩調查神經障礙
- ●如果有必要時，也要進行心電圖檢查、胸部X光檢查、血壓測定血中脂質檢查、癌的檢查等

另外，「果醣胺」（葡萄糖結合的蛋白質）的檢查，也可以知道過去的血糖值（了解過去一～二週內的平均血糖值）。

糖尿病檢查，包括調查血液中營養素量的檢查，以及調查尿中酮體（一四八頁）的檢查等。而爲了調查併發症的進行狀態等，則必須進行左上表的檢查。

糖尿病或預備軍治療的秘訣

◎配合狀態併用各種治療

對於糖尿病的治療，爲了巧妙控制血糖值，基本上要將食物療法、運動療法、藥物療法三者搭配進行。

八○％的成人型只要藉著食物療法、運動療法，就能夠治療。然而，有的人治療不順暢，就

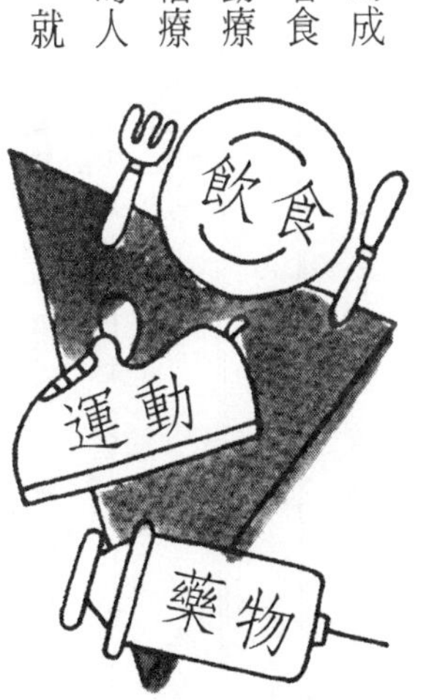

必須依賴藥物療法（如果是胰島素依賴型，最初就要併用三種治療法）。

食物療法

糖尿病及其預備軍的治療基本，就是要持續適當的食物療法，否則，即使進行其他的治療，也無法得到充分的效果。

所以，這時最重要的就是不要攝取超過必要以上的熱量（限制熱量），應該配合個人的狀態，決定一天攝取的熱量。

而且就營養面來看，最近則認為「與其極端減少醣類，還不如抑制過剩的脂肪或蛋白質較好」。此外，也開始重視食物纖維（關於食物療法，在第2章曾有詳細的說明）。

運動療法

持續適當的運動，身體對胰島素就會產生敏感反應，就能夠有效的運用體內的胰島素，降低血糖值。

再者，由於能提高綜合體力，減少多餘的脂肪，所以可以預防糖尿病和高血脂症（對於尿中出現酮體、有嚴重併發症的人，實施運動療法很危險，所以不可以進行）。

■自己所需要的運動量？

運動療法一般將運動量設定在個人一天消耗熱量的十～二十%的程度內。

首先，要藉著一八七頁會提到的「一日消耗熱量」的標準，來大致計算出一天消耗的熱量（利用市售的熱量計算器也可以計測）。

例如，一天消耗二四〇〇大卡熱量

運動項目別的熱量消耗量？
（運動項目別熱量消耗量）

運動項目	1分鐘內的消耗熱量(Kcal)／體重1kg
散步	0.0464kcal
步行（60m／分）	0.0534 kcal
步行（90m／分）	0.0906 kcal
上下樓梯	0.1004 kcal
慢跑（輕微）	0.1384 kcal
慢跑（強力）	0.1561 kcal
馬拉松	0.2959 kcal
韻律體操（普通）	0.1472 kcal
爵士舞	0.1517 kcal
體操（輕微）	0.0552 kcal
體操（強力）	0.0906 kcal
舞蹈（平均）	0.0578 kcal
騎自行車／平地每小時10km	0.0800 kcal
騎自行車／平地每小時15km	0.1207 kcal
揮棒（平均）	0.2641 kcal
游泳（自由式）	0.3738 kcal
游泳（蛙式）	0.1968 kcal
桌球（練習）	0.1490 kcal
網球（練習）	0.1437 kcal
高爾夫球（平均）	0.0835 kcal

※ 體重80kg的人，進行20分鐘的輕微慢跑，經計算（80×0.1384×20）就可以知道消耗約220kcal。

（資料來源：日本體育協會運動科學委員會）

的人，最初要進行一〇%，也就是二四〇大卡的運動療法。

■運動項目的組合方式

運動項目，包括慢跑等全身運動（喜歡的項目也可以），以及準備、整理體操等，兩者要搭配進行。

這時，要參考一五八頁的「運動項目別能量消耗量表」，來決定運動項目及運動時間。

舉例來說，體重八十kg的人，持續二十分鐘的「輕微慢跑」，大約可以消耗二二〇大卡的熱量。所以，如果再加上一些「輕微的體操」，就可以消耗掉二十大卡的熱量，而變成前述的二四〇大卡的運動療法。

■運動強度的標準？

身體攝取的氧量會因運動強弱的不同而有不同，即運動愈弱減少愈多。

如果當運動到最大限度時，其攝取的氧量（最大氧攝取量）為一〇〇，則當運動減弱時，氧的攝取量就會減少為八〇%、六〇%等。所以只要看%的大小，就可以知道運動的強弱。

例如，「稍微運動」程度的運動，則是「（最大氧攝取量的）四〇%的運動」，也就是屬於中度的運動（一六〇頁）。

此外，氧的攝取量和脈搏跳動的次數成正比，所以測量脈搏跳動的次數，就可以知道運動的強弱。例如，當四十歲層的人在運動時，其脈搏跳動次數為一二七，看表即可知道是「最大氧攝取量為 六〇%的運動」。

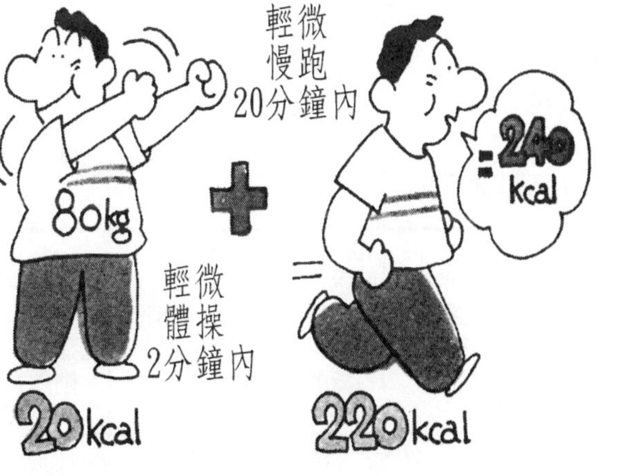

中高年齡的運動強度以「最大氧攝取量的六〇～四〇%」較好，所以在運動中要測量脈搏，藉以調節運動（測量脈搏的方法，是暫時中斷運動，測

量十秒鐘再乘以六倍）。

■運動時的其他注意事項？

如果在飯後一～二小時進行運動，通常一週進行三～四次就可以了。不過，如果在運動中出現「胸痛、劇烈的心悸、頭暈、發冷、發汗、脫力感、噁心、身體疼痛」等症狀，就要立刻中止運動（糖尿病的人要先和醫師商量，再決定運動的方法）。

一定要測定體重和血糖，並且確認運動效果。此外，和家人、朋友一起運動，則是長久持續的秘訣。

如果覺得這個方法很麻煩，則**每餐飯後最好採用「稍微快步走」的運動，持續十五～三十分鐘**（飯後血糖升高時，身體對胰島素的反應升高／通勤時的走路也不錯→**以一日一萬步為目標**）。

運動強度與年齡層和脈搏跳動次數的關係？

運動強度	氧的攝取量(%)	100%	80%	60%	40%	20%
		最大強度	強 度	中 等 度		輕 度
	運動療法的標準	運動強度的界限值	要創造中高年齡者的健康，必須持續這個範圍內的運動		初學者的運動持續這個水準就可以了	這種程度不算是運動
年齡層別的脈搏跳動次數	10歲層	193	166	140	113	87
	20歲層	186	161	136	110	85
	30歲層	179	155	131	108	84
	40歲層	172	150	127	105	82
	50歲層	165	144	123	102	81
	60歲層	158	138	119	99	80
	70歲層	151	133	115	96	78
對於運動程度的感受		非常難過，已經不行了	雖然很難過，但是還是可以持續的範圍	配合自己的步調，慢跑程度的運動	感覺好像稍微運動而已	感覺相當輕鬆的運動、動作

根據名古屋大學左藤祐造的資料整理而成

藥物療法

藥物療法經常採用的，便是注意胰島素，以及降血糖值的錠劑（口服降血糖劑）。

■胰島素注射

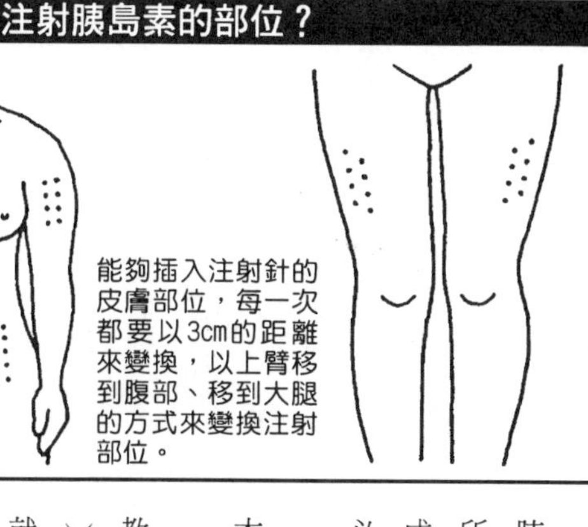

胰島素注射是胰島素依賴型的人所進行的注射，而成人型重症化者也必須要注射。

胰島素注射基本上可以自己進行（注射方法由醫院教導，誰都學得會），通常在飯前和就寢前，每天進行一～四次（胰島素注射液有各種不同的形態，要和醫師好好的商量）。

■口服降血糖劑（SU劑）

它是促進腎臟、胰島素分泌機能的藥物，屬於胰島素分泌能力還殘留的成人型使用。

但是，基本上也只有無法藉著食物和運動充分調節血糖的人，才會使用。

發汗
話說不清楚
昏倒
頭痛

■其他糖尿病的藥物

最近，延遲醣類在體內吸收、抑制飯後急速血糖值上升的藥物（ℒ葡萄糖苷酶阻凝藥），以及改善身體對胰島素反應性（感受性），提高胰島素作用的藥物（胰島素抵抗性改善藥）等新藥都登場了（目前還沒有普及）。

不過，包括這些藥物在內，糖尿病的藥物療法一定要併用適當的食物療法和運動療法，才能夠得到充分的效果。因為光是依賴藥物，無法防止危險的併發症。

生活上的其他注意事項？

對於進行藥物療法的人，如果不能夠巧妙取得藥量、食物量的平衡時，空腹時的血糖值便會異常降低，而引起「低血糖」（一四八頁）的狀態。

一旦出現低血糖狀態時，就會發生「話說不清楚、發汗、焦躁、頭痛、昏倒」等的症狀。

為了防止這些症狀，**平常就要攜帶牛奶糖或小糖球等醣類的食品**。當出現異常狀態時，就要立刻食用，趕緊補充少量的醣類。

先前曾敘述過，一旦糖尿病的人抵抗力減退，很容易感染病原菌等，因此，每天泡澡保持皮膚清潔很重要（尤其容易從腳開始感染化膿菌，所以**腳的衛生一定要特別注意**）。

此外，為防止齒肉炎、口內炎或膀胱炎等，每餐飯後要刷牙，而陰部要保持清潔。

只要持續這些治療以及注意事項，也可以工作和結婚，但是不能勉強，要避免**過度疲勞或壓力**，**要過著規律、正常的生活**（手術或牙齒的治療、生產、感染症等，會使糖尿病惡化，關於這一點也要注意⇩要和醫師商量／有關食物對策請參考第2章）。

關於糖尿病的治療，一定要持續規律的自行管理。雖然覺得「很麻煩」，可是，藉此的確能夠讓你「過著比生病前更健康的生活」，所以要從治療中發現樂趣，自己多下點功夫，積極持續治療。

專欄　平安貴族的「喝水病」？

在以前，糖尿病是權貴者才會出現的疾病，據說在日本平安時代的貴族中，藤原道長也得過糖尿病。道長（九六六～一〇二七年）是藤原氏最盛期的人物，三個女兒都成為天皇的后妃，而自己則成為太政大臣（有人說他是「源氏物語」中光源氏的雛型）。

顛峰期的道長非常得意，但事實上卻因為長年不健康的生活，而被成人型的糖尿病（當時在日本稱為「喝水病」）所腐蝕。

後來得了眼病（因糖尿病而引起的白內障），視力減退，最後抵抗力減退，因長了非常嚴重的腫疱而死亡。

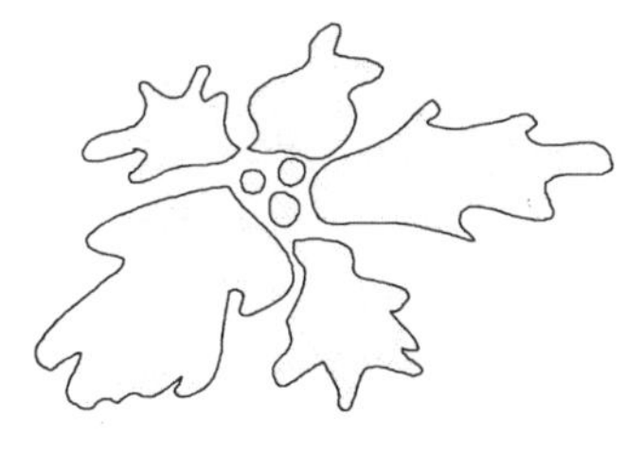
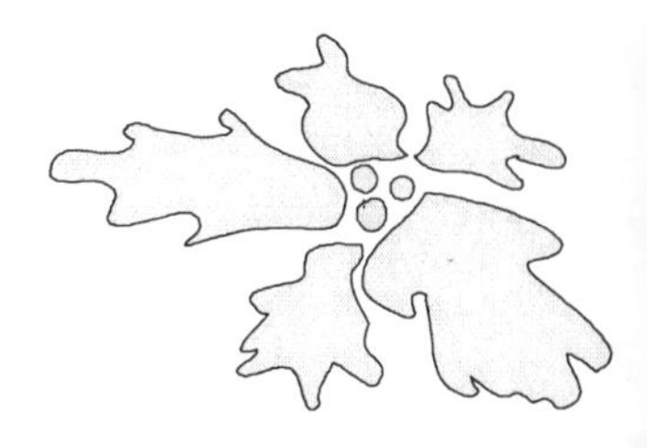

第 4 章

家庭中能夠進行的糖尿病食物療法

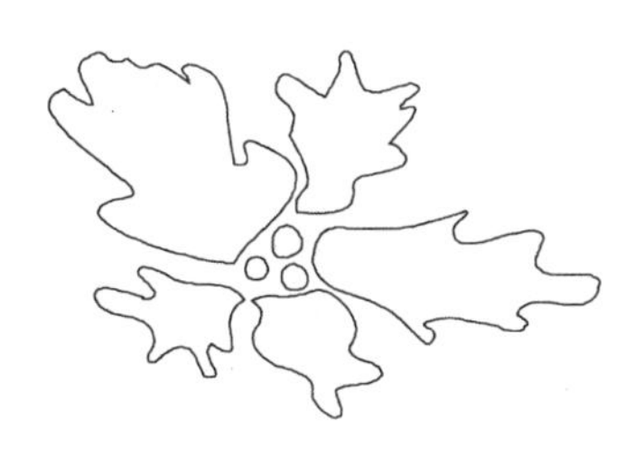
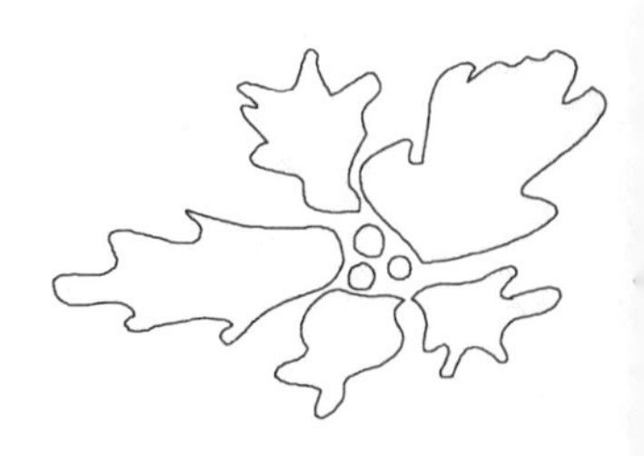

重新評估醣類的攝取方式

「營養狀態」影響糖尿病

◎有這些營養狀態的人必須要注意！

一開始便提到，糖尿病是古代就有的疾病，例如昔日的王侯貴族「在平常生活當中，很少活動身體，並且過著奢侈的飲食生活」，便形成糖尿病。不過，只有一部分的人會出現。

但在現代，一般人「吃很多美味的食物」，每天的生活都「非常的方便、輕鬆」，所以成人型的糖尿病激增。

這一種糖尿病也算是一種「富貴病」，尤其是最近過剩的飲食生活，也就是「過剩、不均衡的營養攝取」，形成嚴重的問題。

事實上，糖尿病及其預備軍會出現「體內營養成分的處理（營養素的代謝）異常」。

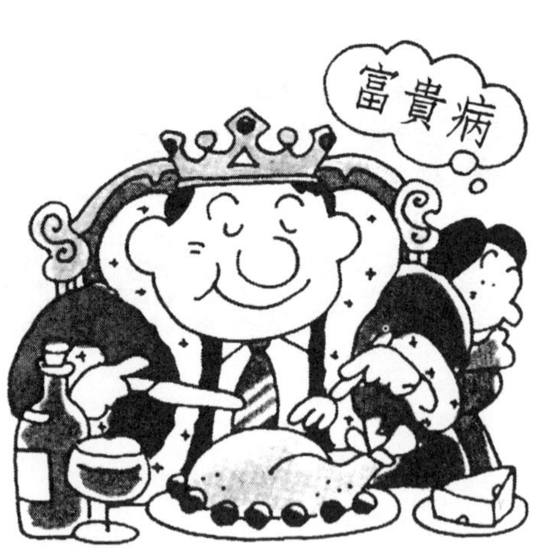

當然，爲了好好控制血糖，「什麼樣的營養素該如何攝取比較好」，這點非常的重要。

所以，糖尿病及其預備軍也可以說是「與營養狀態有密切關係的疾病異常」。

◎了解營養素的特徵

首先，糖尿病的食物對策必須要了解醣類、脂肪類、蛋白質和其他營養素的特徵，藉此就能有效

人體的成分

身體的成分	男（%）	女（女）
水　分	61	51
蛋白質	17	14
脂　肪	16	30
醣　類	0.5	0.5
無機質	5.5	4.5

（杉崎清子「營養學總論」/中央出版社）

5大營養素的主要功能

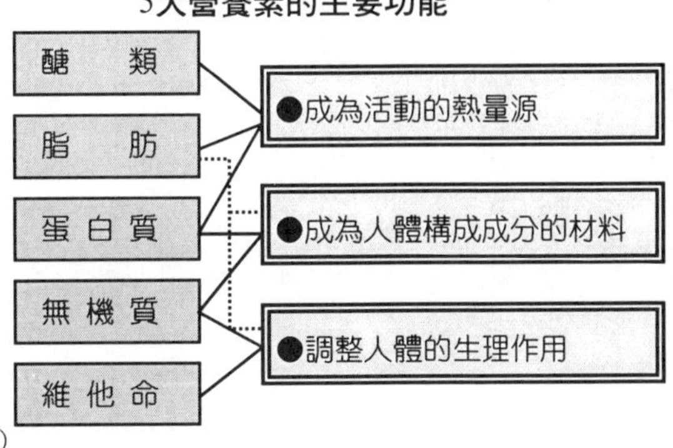

的攝取各種營養素。

此外，人類爲了持續每天的活動，便需要「熱量源」。在第一章就已經說明過，成爲身體熱量源的不只是醣類，還會將脂肪和蛋白質當成熱量源來使用。

對於身體熱量源加以利用的**醣類、脂肪、蛋白質三種營養素**，稱爲「三大營養素」。

另外還有幫助「三大營養素」在體內處理、調節，以及調整人體生理作用的營養素也存在於體內。

此即**礦物質（無機質）和維他命**。這兩種與三大營養素並稱爲「五大營養素」。

這些營養素如上表所示，是用來構成人體細胞、組織及其他的材料，所以即使得了糖尿病，每天仍然需要確保必要量。

充分注意甘味飲料

◎飯後血糖值容易上升的原因

糖尿病是因爲胰島素作用不足，造成葡萄糖及其他的「醣類」在體內處理（代謝）異常，所產生的疾病（一四六頁）。因此，了解醣類的特徵非常重要。

在第一章已經談及過，醣類包括果糖、葡萄糖、澱粉以及其他各種的型態，從化學構造來看，都是「碳（C）與水（H_2O）「結合的形態，所以全都稱呼爲「碳水化合物」（碳和水的化合物）。

碳水化合物在體內最後會產生化學分解，變成碳和水，這時就會產生熱量。

碳水化合物最簡單的構造成分（再分解後就不再是碳水化合物了），就是**果糖及葡萄糖**等，稱爲「單糖類」。

單糖類具有「有甘味、易溶於水」等的性質。

但是，由於是簡單的形態，所以，如果從食品中攝取果糖和葡萄糖，由於其在體內吸收、處理迅速，便造成飲食中過剩攝取，而會使得飯後血糖值急速上升

◎使血糖值急速上升的物質？

因此，含有果糖、葡萄糖較多的水果不可以吃太多（水果一天僅上於總熱量的五％，通常與總熱量無關，一天攝取八〇大卡比較好）。

此外，果糖和葡萄糖也是甜點心以及果汁類等其他甘味飲料經常使用的物質。在這些飲食當中，除了納入菜單的部分以外，其他的都不要攝取。

由於糖尿病持續進行時，會非常的口渴，所以有的患者就會不斷的喝甘味飲料。

這時，血糖值大量上升，有時可能就會發生糖尿病性昏睡，是危險的狀態。

因此，一定要牢記，「**對糖尿病而言，甘味飲料很危險**」。

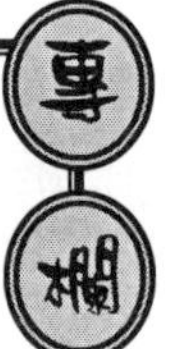

可怕的保特瓶症候群？

最近雖然沒有特別的疾病或異常，但是一天喝幾瓶大保特瓶裝甘味飲料的人增加了。當甘味飲料中的果糖和葡萄糖攝取過剩時，會讓人在年輕時便開始成為成人型的糖尿病患者或其預備軍。

如果還在預備軍（耐糖能障礙⇩一五五頁）的階段，只要停止甘味飲料的攝取，就能使血糖值恢復正常。

所以，甘味飲料攝取過多的影響，會導致糖尿病等成人病的惡化及發病，故稱為「保特瓶症候群」。

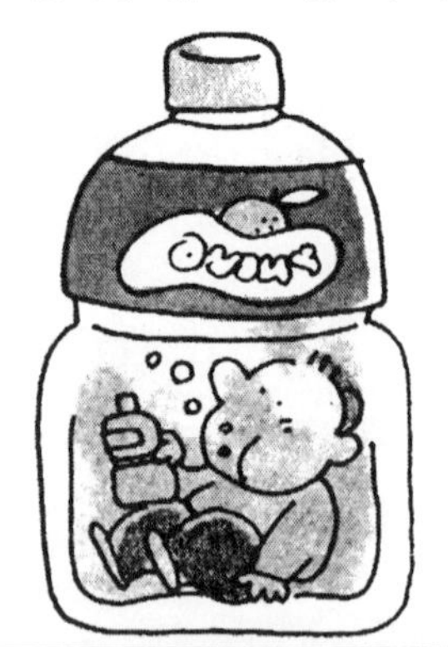

砂糖一天只能攝取六g以下

◎甘味較強的「寡糖」？

醣類也有以二～十個果糖及葡萄糖等單糖類所組成的形態。

這種形態稱爲「寡糖類」（也稱爲「少糖類」）。像甘蔗中所含的蔗糖，牛乳中所含的乳糖，澱粉中所含的麥芽糖，便是屬於這一類。

蔗糖是果糖與葡萄糖所複合而成的，所以甘味特別強，不管是在哪一家庭中所使用的「砂糖」，都是蔗糖結晶加工成砂狀所製成的。

此外，乳糖或麥芽糖也是一些果糖和葡萄糖聚集而成的。不過，甘味並沒有蔗糖那麼強。

對於糖尿病而言，在這些「寡糖」類當中，特別嚴重的就是蔗糖，也就是砂糖。

◎如果是黑砂糖，可以多攝取一些嗎？

砂糖是由果糖、葡萄糖所形成的，因此，其特徵是在體內吸收、處理的速度非常快，所以血糖值容易上升，而且甘味較強，會攝取太多。

砂糖的熱量數與其他的醣類大致相同（一g＝約四大卡）。其中，「一日醣類熱量數（⇩一八八頁）的範圍內，也都認爲若減少飯等其他的醣類食品，而多攝取砂糖，應該也是同樣的」。

但是，砂糖除了「糖」以外，並不含有其他的營養素，而且砂糖攝取過多還會導致其他營養素平衡失調。

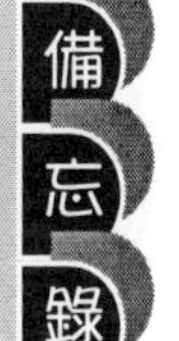

身體想吃甜食……

當身體疲勞或壓力增強時，就會想吃甜的東西。這是因為砂糖、葡萄糖、果糖等會迅速被吸收，立刻成為熱量源，而身體知道這一點，所以才會有這樣的需求。

但是，如果已經罹患糖尿病，吃太多甜食非常的危險，因此平常不要太勉強，要避免疲勞或壓力積存，而且儘可能不攝取甜食，這一點非常重要。

因此，如果罹患糖尿病，重點就是「砂糖一日攝取量在六g（二小匙份⇩二十四大卡份）以內」（砂糖又有「上等白糖、粗砂糖、黑砂糖、冰糖」等不同的種類，不管是哪一種，基本上是「糖」的性質，這點是相同的。所以，不管是哪一種，一日的攝取都要限制在六g以內）。

此外，砂糖攝取過多，會成爲肥胖或癌症等的誘因。

當砂糖或脂肪（尤其是飽和脂肪酸⇩一七四頁）一併攝取時，會使血液中的中性脂肪和膽固醇上升。因此，即使沒有得糖尿病，砂糖也不能攝取過多。

◎糖尿病可以吃點心嗎……

甜的點心或甘味飲料中含有砂糖，所以不要攝取這些東西比較重要。不過，如果是屬於輕症、血糖控制非常好的人，在條件限制之下，一週可以吃一～二次的點心。

但是，點心一餐不可以吃太多，僅止於一六〇大卡（一碗飯份），如果真的是想吃得不得了，只限於不喝酒的人可以攝取（**在食物療法中，很多人因為吃點心而失敗**，所以必須充分的注意⇩一定要得到主治醫師或營養師的了解、同意）。

因爲先前敘述過，「砂糖和脂肪一併攝取會造成不良影響」，所以在吃點心時

甜食中所含的砂糖量

食品名	單位	砂糖含有量	食品名	單位	砂糖含有量
●年糕小紅豆湯	1碗	40g	●牛奶雞蛋布丁	1個	15g
●年糕片小紅豆湯	1碗	36g	●奶油泡芙	1個	10g
●中式帶餡饅頭	1個	16g	●甜甜圈（蛋糕甜甜圈）	1個	8g
●饅頭	1個	18g	●長條型蛋糕	1塊	25g
●萩餅	1個	18g	●奶油蛋糕	1個	30g
●丸子串（帶餡）	1串	5g	●巧克力	1片40g的巧克力共2片半（100g）	40g
●丸子串（醬油）	1串	4g			
●冰糕	1個	20g			
●冰淇淋	1個	14g	●牛奶糖	4顆	10g

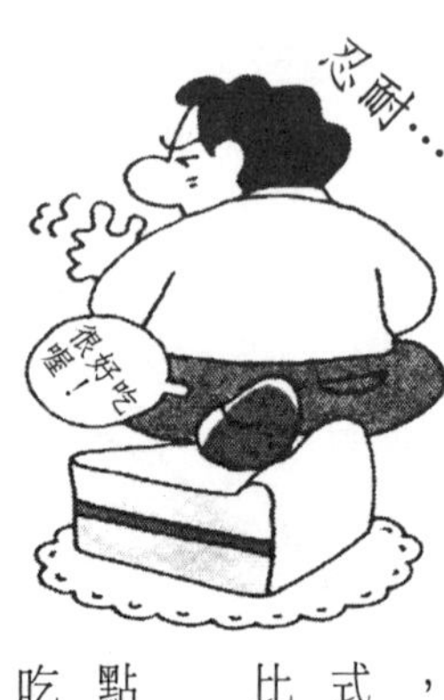

，不要選擇脂肪較多西式點心，選擇日式點心比較好。

當然，如果是不吃點心的人，就最好不要吃點心比較理想。

強烈的甘味具有「欺騙味覺」的作用，所以如果攝取甘味較強的飲食，就沒有辦法得到食品素材的原味了。

即使罹患糖尿病，還是可以享受很多美食之樂。如果執著於甜食，覺得食物療法很痛苦，就無法長久持續下去（真的很想吃甜的東西時，可以適度的使用低熱量的人工甘味料）。

以「傳統日本型的飲食生活」為目標！

◎澱粉食能防止成人病嗎？

醣類還有一種與果糖、葡萄糖、砂糖等都不同，它沒有甘味，而且難溶於水。

這是由大量葡萄糖等單糖類（通常為數百個以上）聚集而成的，稱為「多糖類」。

這一型的代表就是**澱粉**，而其成分大量存在於穀物或芋類、豆類中。

此外，比起果糖、葡萄糖和砂糖等，其消化、吸收較為緩慢進行，所以最適合當成每天的「主要熱量源」。故在醣類當中，可以算是最重要的營養素。

而且，穀類及其他的澱粉食品還含有少量的其他營養素（植物性蛋白質、礦物質、維他命、食物纖維），就營養均衡面而言，也比砂糖對身體的影響要來得更好。

先前敘述過，砂糖等甜的醣類攝取過多，會造成不良影響。此外，脂質（脂肪類）攝取過多，也會成為成人病等的誘因。

但是，在食用以澱粉為主體的醣類食之後，若能於適當的熱量範圍內取得營養均衡，則成人病就比較少了。

◎砂糖或脂肪的攝取量增加……

根據國外的報告，不管是哪一個國家，當經濟生活豐富時，從澱粉食物中攝取的熱量就會減少，取而代之的，從砂糖或動物性脂肪中攝取的熱量就會增加。

像日本，在高度經濟成長開始的一九六〇～七〇年代，脂肪和蛋白質（主要是動物性蛋白質）的攝取量急速增加，而醣類（主要是澱粉）的攝取量減少。

動物性脂肪、動物性蛋白質、碳水化合物其攝取量的演變

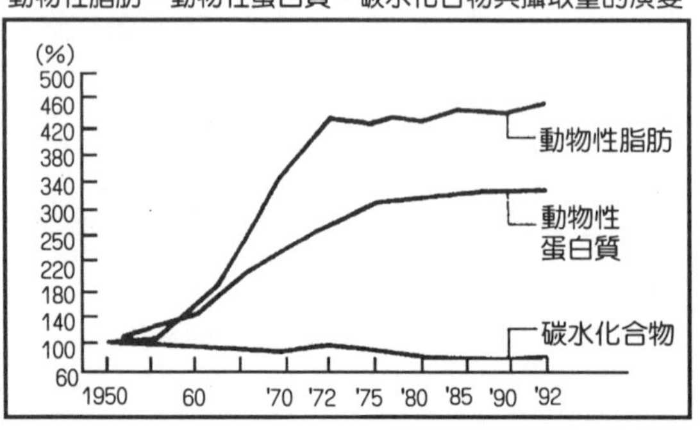

(日本人的營養所需量／第一出版)

事實上，關於醣類方面，一九六五年日本人每人每天吃「七碗飯份的醣類」，但到了一九八〇年代末時，則變成「一天四碗飯份」。

這種飯食生活的急速變化，便成爲糖尿病和高血脂症（一五二頁）激增的誘因。

因此，最近在以往的糖尿病食中，開始注意到比較罕見的「脂肪限制」的方法。

在決定好的預定一天熱量範圍內，要抑制脂質和蛋白質的攝取過多，取而代之的則是要增加醣類（澱粉食品）的比例。也就是說，以「（**減少鹽分量**）接近傳統日本型飲食生活」爲目標。

專欄

造成體脂肪增加的意外「犯人」？

果糖、葡萄糖、蔗糖（砂糖）、澱粉等各種醣類，經由飲食中攝取而進入體內，一半會變成血糖，成為熱量源並且消耗掉。

剩下的醣類則變成儲藏用的醣類，即糖原，儲藏在肝臟。此外，也會變成脂肪（中性脂肪）、膽固醇、蛋白質等，儲存在體內。

這時，若果糖或砂糖攝取過剩時，使得變成脂肪的量增加，而成為皮下脂肪蓄積下來，就會成為肥胖或高血脂症的原因，要多注意。

當然，澱粉食品也不能吃得過多。先前敘述過了，其秘訣就是要從一天的熱量數當中，好好的攝取（⇩一八八頁）。

食物纖維一天攝取二十g以上

◎抑制飯後的血糖值上升？

最近，食物纖維備受重視。

食物纖維大部分是一種碳水化合物（碳與氫的化合物＝醣類），爲澱粉的同類（纖維素、果膠、甘露聚糖等⇩多糖類），在體內不會被消化，所以不能當成熱量源使用（以往食物纖維被視爲是「一種醣類」，而最近則被視爲是與醣類不同的物質）。

但是，根據近年的研究，食物纖維具有「延遲腸吸收醣類的作用」，因此，食物纖維較多的食品可以抑制飯後的血糖值上升。

即使是健康的人，飯後的血糖值也會急速上升。若是糖尿病患者，則上升的幅度就更大。

因爲了解到「要防止糖尿病的併發症，應該要嚴密的控制血糖」，所以對於飯後血糖值的上升，也要儘可能抑制到較低的程度。

在這一點上，食物纖維的作用非常珍貴。

◎砂糖與食物纖維有關嗎？

食物纖維可以防止因爲「吃得太快」而導致吃得過多的現象。

「吃得太快」會刺激腦的中樞神經，造成在得到滿腹感之前，就吃了很多，而容易過食。對於食物纖維較多的食品，由於必須充分的咀嚼，慢慢的吃，所以能夠防止「吃得太快」而導致的過食。

食物纖維也具有在腸吸附膽固醇或食鹽的作用，因此對於體內脂肪較

日本人食物纖維攝取量的演變

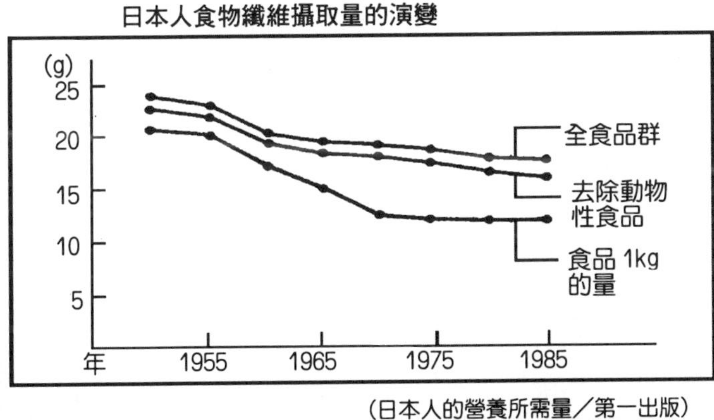

（日本人的營養所需量／第一出版）

多的人（高血脂症）、高血壓症，或是便秘等都有效（具有大腸癌的預防效果）。

在日本，由於精製加工食品的增加，所以食物纖維的攝取量逐年減少。

此外，在歐美則是「砂糖攝取量增加（食物纖維較多之穀物等的攝取量減少），所以食物纖維的攝取量減少」，導致糖尿病的增加。

因此，多攝取食物纖維非常重要。在糖尿病飲食裡，應該從**各種食品中一天攝取二〇～三〇g以上的食物纖維**。

食物纖維較多的食品，包括蔬菜、海藻、水果、穀物、芋類、豆類等，如果從蔬菜中攝取，一天要吃三〇〇g以上的蔬菜。

當然，並非全都得從新鮮蔬菜中攝取，可以在食譜中納入蔬菜，利用加熱等方式來食用。

各食品的食物纖維含有量（相當於100g）

食品	纖維量	食品	纖維量	食品	纖維量
燕麥片	7.45g	香菇 生的	4.55g	蘑菇	1.55g
全麥麵包	5.21g	蕨菜	3.95g	洋蔥	1.50g
糙米	2.92g	醃黃蘿蔔	3.80g	高麗菜	1.43g
玉米片	2.89g	蒟蒻粉絲	3.62g	款冬	1.40g
吐司麵包	2.55g	牛蒡	3.58g	茼蒿	1.38g
麵包捲	1.83g	荷蘭芹	3.00g	馬鈴薯	1.35g
日本蕎麵條	1.63g	南瓜	2.99g	白蘿蔔	1.34g
烏龍麵	1.45g	金菇	2.88g	豆芽菜	1.20g
白米	0.72g	花椰菜	2.67g	萵苣	0.98g
木耳	74.00g	胡蘿蔔	2.56g	番茄	0.79g
羊栖菜	54.90g	菠菜	2.50g	豆腐	0.62g
乾香菇	43.50g	甘藷	2.32g	乾柿	10.80g
葫蘆乾	25.80g	竹筍	2.27g	奇異果	2.64g
四季豆 乾的	19.55g	小芋頭	2.20g	橘子	2.00g
黃豆粉	17.15g	餃子	2.10g	洋梨	1.74g
小紅豆 乾的	15.95g	玉米	2.01g	蘋果	1.63g
大豆 乾的	15.05g	青椒	1.98g	柿子	1.60g
昆布	14.60g	西洋芹	1.93g	草莓	1.52g
海帶芽	9.90g	韮菜	1.93g	香蕉	1.48g
納豆	9.60g	滑子蕈	1.80g	桃子	1.47g
豆腐渣	9.43g	花菜	1.70g	哈蜜瓜	0.96g
青豆	7.75g	蒟蒻	1.67g	鳳梨	0.92g
凍豆腐	7.35g	茄子	1.66g	葡萄柚	0.73g

攝取脂肪與蛋白質的秘訣？

積極攝取植物性的油脂或魚脂

◎脂肪酸的作用……

身體的熱量源不光是醣類，脂肪也很重要。

存在於人體中的脂肪，大致可分爲「中性脂肪、膽固醇、磷脂質、游離脂肪酸」四種。其中，中性脂肪是脂質的基本成分「脂肪酸」三個聚集而成的，是「儲藏用的脂質」，就儲存在皮膚下（皮下脂肪）或肝臟中。

當脂肪酸燃燒之後，會產生醣類二倍的熱量，是有效的熱量源。故脂肪酸聚集而成的中性脂肪，可以說是「熱量的儲存庫」。

通常血液中經常會有一定量的脂肪酸流經（游離脂肪酸），並和葡萄糖一起被當成熱量源使用。

但是，一旦不足時，中性脂肪便會立刻分解，取出脂肪酸，而補給到血液中（在血液中成爲游離脂肪酸）。

另一方面，膽固醇或磷脂質則是當成消化液（膽汁酸）或細胞膜等的材料來使用。

其中，量最多的就是中性脂肪，佔體內脂質類的九〇％以上。

◎脂肪的質與量是一大問題

對於糖尿病及其預備軍的人，較多見的就是這種中性脂肪異常增加型（愈肥胖，中性脂肪愈會增加⇩一種高血脂症）。如果不改善這種狀態，身體對於胰島素的反應力（感受力）便會逐漸降低，糖尿病也就繼續惡化。

由於中性脂肪熱量很多，所以從每日的飲食當中，只要攝取量稍微增加，熱量數就會大量增加。

故隨著脂肪攝取量逐年增加，也導致糖尿病等成人病的激增。

因此，糖尿病食必須要**嚴守一日份的脂肪類攝取量**，這一點非常重要。

在這種情況下，就必須要考慮到脂肪酸的攝取方式。

脂肪酸（因化學構造的微妙差距）大致分爲飽和脂肪酸與不飽和脂肪酸。飽和脂肪酸即前述「有效的熱量源」，具有使血液中膽固醇增加的作用。

至於不飽和脂肪酸，則具有使中性脂肪減少，或使血液中膽固醇減少的作用。

再者，不飽和脂肪酸也具有抑制血液超出必要以上、容易凝固的作用，因此，能夠預防心肌梗塞、腦中風等動脈硬化所引起的疾病。

◎攝取不飽和脂肪酸的秘訣

飽和脂肪酸在牛油、豬油、蛋黃、乳脂肪（奶油、乳酪等）、肉類肥肉的動物性油脂（脂肪）中，含量較多。

而不飽和脂肪酸則在橄欖油、菜籽油、紅花油、葵花油、大豆油等植物性油脂，或者魚的脂肪中含量較多。

但是，脂肪攝取過多的人，因爲喜歡肉類、蛋、乳製品等動物性脂肪的食品，所以飽和脂肪酸較多，而與不飽和脂肪酸之間就失去平衡。

因此，對於糖尿病的食物對策，應該採用使飽和脂肪酸與不飽和脂肪酸的比例爲「1:1～1.5」的

專欄

要積極攝取沙丁魚或鯖魚

沙丁魚、鯖魚、鮪魚、鰤魚、秋刀魚等含有一種不飽和脂肪酸EPA（二十碳五烯酸），以及DHA（二十二碳六烯酸）。

EPA和DHA能夠防止動脈硬化，因此，經常吃這些魚的人較不容易得心肌梗塞或狹心症等動脈硬化性的疾病（根據動物實驗，魚油具有提高胰島素作用的功能）。

如果擔心熱量性的問題，就要積極的納入魚類料理。

魚類100g中EPA、DHA的含有量（g）

種　　類	EPA	DHA
遠東沙腦魚	1.38	1.14
鮪　魚	1.29	2.88
鯖　魚	1.12	1.78
鯡　魚	0.99	0.86
鰤　魚	0.90	1.78
秋刀魚	0.84	1.40
鰻　魚	0.74	1.33
鮭　魚	0.48	0.82

各種脂肪酸

●飽和脂肪酸較多的食品
牛油，豬油，奶油，鮮奶油，巧克力，豬、牛、雞的肥肉，乳酪，雞蛋，椰子油

●不飽和脂肪酸較多的食品
大豆油，菜籽油，芝麻油，綿籽油，椰子油，橄欖油，玉米油，沙拉油，魚的脂肪

方式來攝取較好。

在一日所攝取的脂質量當中，應該將**肉類、蛋、乳製品等含飽和脂肪酸較多的食品之脂質量抑制在一半以下，而剩下的則從植物性食品或魚中攝取**（有關食品中的飽和脂肪酸與不飽和脂肪酸的量，刊登在「食品成分表」當中，可以參考）。

對於不飽和脂肪酸比例非常高的人，若攝取過多不飽和脂肪酸，會導致熱量過剩，造成身體上的不良影響，所以也需要注意。

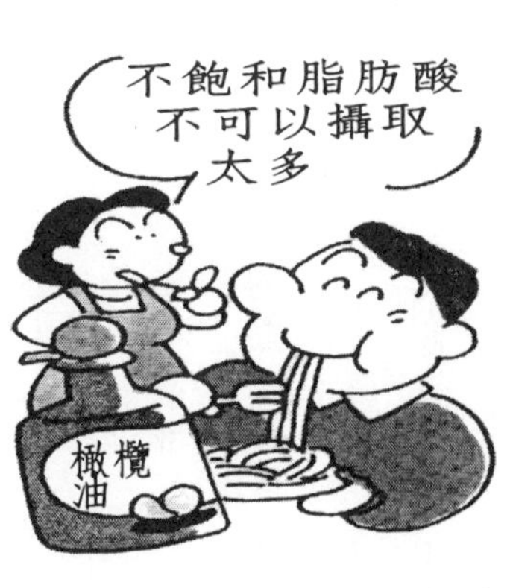

此外，膽固醇值較高的人，尤其要避免蛋（一日只吃一顆），或者是肝臟、鱈魚子、鹹鮭魚子、柳葉魚、花枝等膽固醇較多的食品。

「良質的蛋白質食品」也要注意

◎每天食物中不可或缺的物質

蛋白質的英文是「PROTEIN」，在希臘文中意指「對身體最重要的物質」。

蛋白質是人體的主要成分，身體成分的十四～十七％都是蛋白質。

此外，它也是各種賀爾蒙、酵素、抗體等的成分，藉著這些作用來支持生命活動。

再者，當醣類或脂質缺乏時，也當成身體的熱量源來使用（一g會產生四大卡的熱量⇩與醣類相同）。

與蛋白質有關的，就是「氨基酸」。氨基酸是蛋白質的「基本成分」，蛋白質是一〇〇個以上的氨基酸聚集而成的（至於一〇～一〇〇個氨基酸所聚集而成的，則稱爲「肽」）。

這個氨基酸有二十多種，其中有八種（兒童為九種）在體內無法合成，必須從每日的飲食中攝取，故稱為「必須氨基酸」。

◎攝取過多的動物性蛋白……

蛋白質對於身體而言，是不可或缺的重要營養素。然而，以前國人和歐美相比，蛋白質的攝取量較少，因此出現健康障礙等。

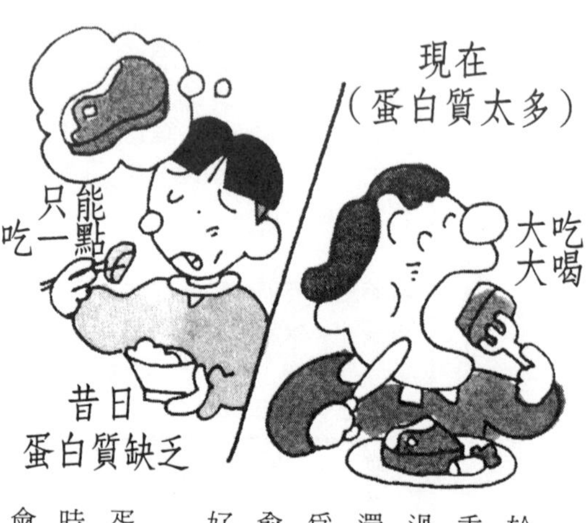

近來年，由於強調蛋白質的重要性，有攝取過多傾向，而且還是有很多人認為「蛋白質攝取愈多，對身體愈好」。

最近發現當蛋白質攝取過多時，多餘的部分會變成葡萄糖或脂肪，而引起肥胖等的成人病。

此外，當患有糖尿病，卻攝取過剩的蛋白質，便會導致膽固醇不良。

由於動物性蛋白質較多的食品，大都脂肪很多，故當攝取太多時，便會成為「高蛋白、高脂肪」的飲食。

因此，就如遵守一日熱量數的限制，醣類的比例攝取較低，而且也脫離了先前所提到的「傳統日本型飲食」的範圍。

再者，糖尿病食也不可攝取太多的蛋白質（高蛋白食會對腎臟造成負擔，如果是屬於糖尿病性腎臟障礙，必須要強化蛋白質的限制⇩要和醫師或營養師好好商量）。

實際的食物療法，必須配合個人一日的熱量數，來決定蛋白質的攝取量（例如，一六〇〇大卡的人，一日為六十～八十g）。這時，理想的作法是不要超過一日的最大攝取量，盡可能比最大攝取量再少一些（一定要確保最低攝取量）。至於不足的部分，可以增加醣類（澱粉類）的攝取。

◎大豆食品也有不足的部分

此外，蛋白質的內容（質）也需要注意。

先前敘述過，在構成蛋白質的氨基酸當中，必須從每天的飲食中攝取的，就稱爲「必須氨基酸」。「如何高明的攝取」這個必須氨基酸，也是一大問題。

各種必須氨基酸以理想的平衡存於食物中，而存量較多的食品包括豬肉、牛肉、雞肉等肉類，以及牛乳、蛋、魚類等。

所謂「良質蛋白食品」，指的就是這一類的動物性食品，而蛋白質營養價，也就是「蛋白價（＝氨基酸價）」較高。

肉類、牛乳、蛋、魚類的「蛋白價爲一百點」，在蛋白質食品的營養價中得到「滿分」。

而植物性蛋白質的代表，大豆，其所含的必須氨基酸不良，因此，視爲「蛋白價八十六點」，評價稍低。

光看蛋白質的量，牛肉一百g中含有二十g的蛋白質，而大豆含有三十g，所以有「菜園之肉」

蛋白質較多的食品？

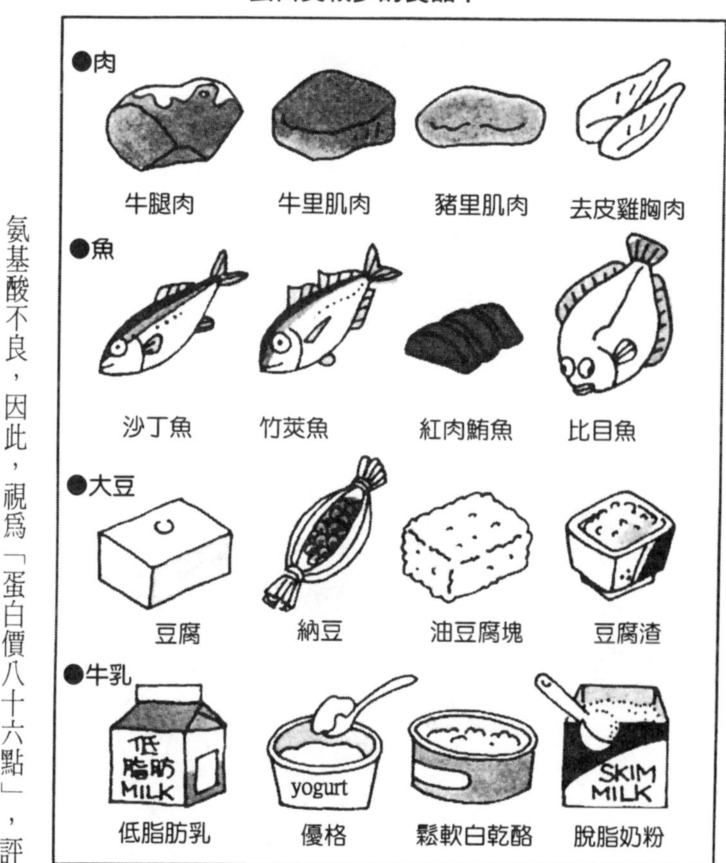

之稱。

此外，食用一塊傳統豆腐（約三百g）之後，可以攝取到與食用一百g牛肉等量的蛋白質。

而且，大豆也含有前述的不飽和脂肪酸（亞油酸）等。

◎何者為糖尿病最適合的蛋白食品？

肉類、蛋、乳製品等「良質蛋白食品」雖然能夠補足必須氨基酸，但是卻會攝取到大量的動物性脂肪。

因此，如果是要攝取蛋白質，還是要取得動物性蛋白質與植物性蛋白質的適當平衡。也就是說，動物性蛋白與植物性蛋白各攝取一半較好。

在動物性蛋白食品當中，若是肉類，要盡量避免使用脂肪和食鹽含量較多的香腸、夾帶脂肪的牛肉，或膽固醇較多的肝臟、內臟等，而要選擇脂肪較少的食品。

此外，肉類方面要選擇低熱量、高蛋白的竹莢魚、香魚、幼鰤、梭子魚、鯡魚、黃肌鮪魚、鱸魚、鯛魚、比目魚等（尤其白肉魚較好）。

如果是乳製品，建議使用低脂乳或是沒有甜味的脫脂優格。

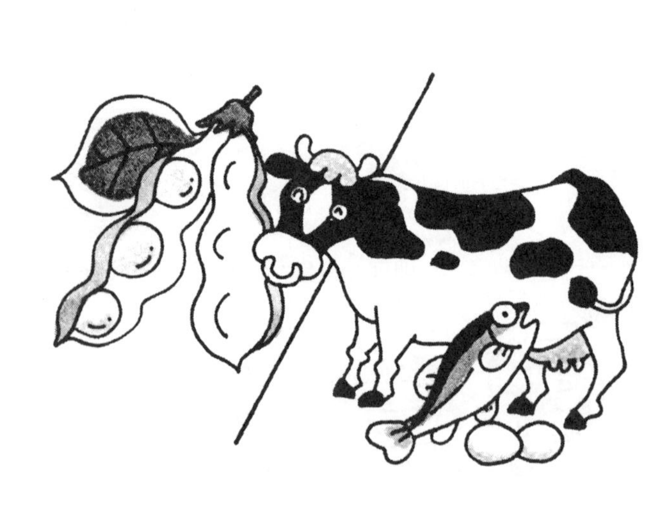

礦物質和維他命的攝取方式？

食鹽抑制在一日十g以內

◎礦物質的成分對身體是必要的，但是……

「礦物質」是指燃燒食品之後，變成灰的成分（灰分＝礦物質＝無機質），包括鈣質、鈉（鹽分）、鐵、磷、鉀、鋅、銅、鎂及其他，有各種不同的種類。

這些礦物質成分，是成為人體成分材料的一部分，具有適當調整身體作用的功能，所以在每天的食品中，一定要攝取必要量。

如果是糖尿病的患者，尤其要注意鈉、鈣、鐵的攝取方式。

其中，鈉，也就是鹽分，具有「調整體液成為酸性或鹼性、幫助細胞或組織的功能、防止體內水分流失」的作用。

但是，若鹽分攝取過多，會造成血管壁收縮，使得在腎臟上方的副腎受到刺激，或是血壓上升，而增加心臟或腎臟的負擔。

◎「傳統日本飲食」也有問題

先前敘述過，糖尿病的食物療法以「傳統日本型的飲食生活」最為理想，但是，在鹽分方面卻有重大的問題。

國人以前就喜歡吃鹹的食物，像味噌湯、醃鹹菜、醬油等，各種的「食物」都使用大量的食鹽，導致食鹽攝取過剩，因為高血壓而引起腦中風。

當然，糖尿病的人當中也有很多是高血壓患者，所以就算最初並不是高血壓，可是因為糖尿病而引起的腎臟障礙，連帶便引起了血壓上升。

對於高血壓或是腎臟障礙而言，食鹽是大敵，糖尿病的食物療法以抑制食鹽攝取量最重要，**食鹽**

一天的攝取量必須抑制在十g以下（有高血壓或腎臟障礙的人，一天抑制在六～八g以下）。

這時，若針對「日本型的飲食」，光是減少鹽分會使食物失去風味，所以，要在料理法上下些功夫（詳細參考二〇二頁）。

◎鈣質要攝取〇・八g以上

鈣質是骨骼和牙齒的形成，是不可或缺的物質，而且具有調整血液凝固的作用、鎮定神經作用、使心臟肌肉等收縮的作用。

鈣質缺乏會引起的疾病，包括骨的成分流失而引起骨骼脆弱的骨質疏鬆症，至於糖尿病的人較多動脈硬化和高血壓症，也是因爲鈣缺乏而造成的不良影響。

根據日本厚生省的調查（國民營養的調查），現在國人形成鈣缺乏的狀態，只攝取到一日的必要量（六〇〇mg）的九〇%而已。

而且，糖尿病患者的鈣容易從尿中排泄掉，所以更容易引起鈣缺乏。

因此，食物療法中一定要**積極攝取鈣食品（一日〇・八g以上）**。

鈣質在小魚乾或佃煮菜（小魚乾、連皮的乾蝦

鈣質含量較多的食品

	食品名 mg（100g當中）		1次使用量	鈣質量
乳類	牛乳	100	200g	=200mg
	低脂肪乳	130	200g	=260mg
	脫脂優格	120	100g	=120mg
	脫脂奶粉	1100	20g	=220mg
	加工乾酪	630	25g	=158mg
大豆製品	傳統豆腐	120	100g	=120mg
	嫩豆腐	90	100g	=90mg
	油豆腐塊	240	60g	=144mg
	凍豆腐	590	20g	=118mg
魚（連骨都可以吃的魚）	魚乾	1400	10g	=140mg
	小魚乾	2200	5g	=110mg
	魩仔魚	530	15g	=80mg
	沙丁魚乾	1500	10g	=150mg
	乾小沙丁魚片	970	10g	=97mg
	油漬沙丁魚	400	20g	=80mg
	柳葉魚	440	20g	=88mg
	海鰻	220	50g	=110mg
	佃煮鱸虎	1800	10g	=180mg
	甘露煮鯽魚	1200	10g	=120mg
	佃煮若鷺	1000	10g	=100mg
糠蝦、蝦	乾糠蝦	1800	5g	=90mg
	佃煮糠蝦	1400	10g	=140mg
	連皮乾蝦	2300	5g	=115mg
	佃煮乾蝦	1500	10g	=150mg
蔬菜	蕪菁葉	230	100g	=230mg
	水菜（任生菜）	150	100g	=150mg
	小油菜	290	100g	=290mg
	白蘿蔔葉	210	100g	=210mg
	青江菜	130	100g	=130mg
海藻	乾羊栖菜	1400	10g	=140mg

根據4訂日本食品成分表

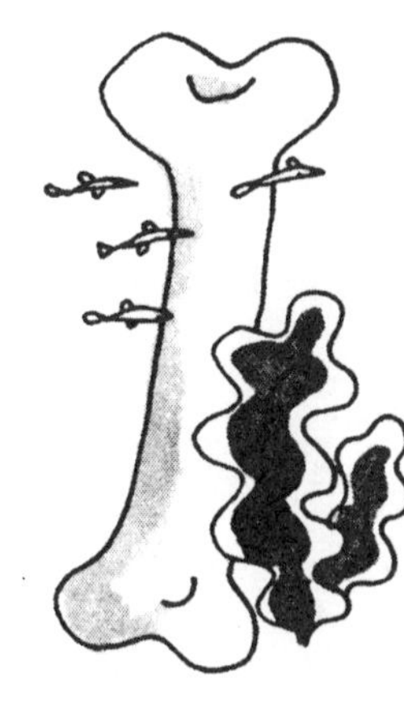

子、乾的糠蝦、佃煮的鱸虎等）、海澡類（乾羊栖菜等）中含量較多，所以這些食品也要納入菜單中。

此外，低脂肪乳、沒有甜味的脫脂優格等乳製品的「通常一次使用量」，或豆腐及其他大豆食品、蕪菁葉、小油菜、白蘿蔔葉等綠色蔬菜，也能夠有效的攝取到鈣質。

◎乾羊栖菜是鐵質的寶庫

關於鐵質方面，它是血液中紅血球色素成分（血紅蛋白）的材料（體內鐵的六十五％左右），具有透過血液搬運氧的作用，同時能幫助肌肉、肝臟及其他體內的活動。

當鐵質缺乏時，不僅容易引起貧血，而且嚴重缺乏時，還會對肝臟造成不良影響，必須要注意。

目前，對於國人的鐵攝取量，其一日的必要量（成人男性：一日十mg、成人女性：十二mg／與糖尿病相同）已經稍微超過了一些，但是比起其他的營養素（鈣質除外）來說，卻更少。

而且，糖尿病經常鐵攝取不足的現象，如果不小心，可以攝取量會缺乏。

在乾羊栖菜中，還有許多的鐵，要考慮一次使用量。

此外，從小油菜、菠菜、白蘿蔔葉等蔬菜類或是肝臟、蛤仔、蜆中也可以有效的攝取到鐵質，所以也要納入菜單中。

鐵質含量較多的食品

	食品名mg（100g中）	1次使用量	鐵質量
大豆食品	凍豆腐.... 9.4	20g＝1.9mg	
	佃煮蛤仔. 25.0	10g＝2.5mg	
貝類	牡蠣...... 3.6	50g＝1.8mg	
	蟹....... 10.0	15g＝1.5mg	
	蛤蜊..... 10.0	20g＝2.0mg	
	佃煮文蛤. 38.3	10g＝3.8mg	
肉類內臟	牛肝...... 4.0	50g＝2.0mg	
	豬肝...... 9.0	50g＝6.5mg	
	雞肝...... 9.0	50g＝4.5mg	
	肝腸...... 7.4	20g＝1.5mg	
蔬菜	蕪菁葉.... 1.9	100g＝1.9mg	
	小油菜.... 3.0	100g＝3.0mg	
	茼蒿...... 1.9	100g＝1.9mg	
	白蘿蔔葉.. 2.5	100g＝2.5mg	
	大芥...... 2.2	100g＝2.2mg	
	辣椒葉.... 2.9	100g＝2.9mg	
	甜菜...... 4.1	100g＝4.1mg	
	花椰菜.... 1.9	100g＝1.9mg	
	菠菜...... 3.7	100g＝3.7mg	
海藻	乾羊栖菜. 55.0	10g ＝5.5mg	

根據4訂日本食品成分表

糖尿病的人容易缺乏維他命

◎提高三大營養素的效率

維他命具有幫助「醣類、脂肪、蛋白質」三大營養素在體內進行各種處理（代謝），以及利用生命活動的作用。

如果三大營養素是「身體的燃料」，維他命則是「提高燃料、利用效率的潤滑油」。

與三大營養素相比，維他命的必要量非常少，大約是營養素必要量的「幾千～幾十萬分之一」，所以稱爲「微量營養素」。

但是，維他命類大都沒有辦法在體內合成，一定要經由每天的飲食中攝取。

目前已知的主要維他命，包括「維他命A、B群、C、D、E、K」等，總共有十三種。

如左表所示，這些維他命具有各種作用，一旦缺乏時，會引起各種毛病。

◎維他命B與醣類有密切的關係

雖然與糖尿病沒有直接的關係，但是維他命B群和D群要特別注意。

主要維他命種類及其功能？

名稱		化學名	主要功能
脂溶性維他命	維他命A 前維他命A	視黃醇 α・β・γ 胡蘿蔔素	保護上皮（皮膚、黏膜）或視神經，維持其機能等 網膜色素成分、抗氧化作用
	維他命D	骨化醇	促進鈣質的吸收、骨骼的形成
	維他命E	α・β・γ・δ－生育酚	抗氧化作用
	維他命K	葉綠醌	血液凝固，生成鈣質結合性蛋白質
水溶性維他命	維他命B_1	硫胺素	醣類的分解、代謝
	維他命B_2	核黃素	氧化、促進成長
	維他命B_6	比哆醇	蛋白質的代謝
	維他命B_{12}	氰鈷胺	蛋白質的代謝，與紅血球的成熟過程有關
	菸酸	尼古丁酸、尼古丁酸胺	高熱量磷酸化合物的生成
	泛酸	泛酸	醣類代謝、脂肪酸的活性化
	維他命H	維他命H	氨基酸或脂肪酸的活性化
	葉酸	蝶酰谷氨酸	蛋白質或氨基酸的代謝
	維他命C	抗壞血酸	膠原蛋白的合成

維他命的缺乏症狀？

各種維他命	主要缺乏症狀
維他命A 前維他命A	夜盲症、角膜或皮膚的乾燥、倦怠感等、抵抗力減退、成長停止等
維他命D	佝僂病、骨軟化症、骨骼或牙齒的發育不全
維他命E	不孕症、皮膚的抵抗力降退、血液循環惡化
維他命K	血液凝固的延遲、肝臟障礙
維他命B_1	腳氣、多發性神經炎、食慾減退、消化不良
維他命B_2	成長停止、口角炎、口唇炎、消化不良
維他命B_6	皮膚炎
維他命B_{12}	惡性貧血
菸酸	糙皮病
泛酸	皮膚炎、成長障礙
葉酸	貧血
維他命C	壞血病

維他命B群包括維他命B_1、B_6、B_{12}及其他各種不同的種類，而這一群與三大營養素的處理（代謝）有著密切的關係。

尤其維他命B_1是體內分解處理醣類不可或缺的成分，一旦缺乏時，會使醣類成爲熱量的效率降低，失去活力，就容易引起神經系統的障礙，而變得焦躁（繼續進行時，腳會出現脫力感或浮腫等⇩腳氣）。

雖然大量攝取維他命B_1不見得就能改善糖尿病，但是每天一定要好好攝取必要量。

維他命B在米糠和大豆、黃豆粉、豬肉中都有，所以要巧妙的使用這些食品。

◎維他命D會從尿中排出！

另一方面，維他命D則是鈣質的吸收與利用不可或缺的物質。一旦缺乏時，會對骨骼造成不良影響，同時精神也會不穩定。

糖尿病患者原本就有很多缺乏維他命D的人，這是因爲糖尿病的影響，導致維他命D會隨著鈣質

備忘錄

糖尿性神經障礙與維他命B

包括維他命B_1在內，B群維他命一旦攝取量不足時，會引起手腳的發麻感，或是其他各種神經系統障礙（末梢神經障礙）等的缺乏症。

因此，要治療糖尿病性神經障礙（⇩一五○頁），就要使用維他命B劑（但是病情進行時，很難產生治療效果）。

一起排泄到尿中。

維他命D在魚類、蛋黃、乾香菇、蘿蔔乾中含量較多，所以要積極活用這些食品。

如果遇到陽光的紫外線，食品中維他命D的「原料」就會在體內變成維他命D，所以要做輕微的運動，同時一日進行十～十五分鐘的日光浴。

此外，維他命C能夠促進膠原蛋白纖維成分的合成，鞏固血管壁，同時，還可以幫助蛋白質的利用，具有「減少壞膽固醇，增強身體抵抗力」的作用。

◎巧妙攝取維他命的秘訣？

維他命E能夠抑制脂肪類所造成的不良影響，並防止肌肉和皮膚的衰退，具有重要的作用。

也就是說，脂肪類因爲與氧過剩附著而「氧化」，形成「過氧化脂質」，在體內會造成不良影響，而維他命E具有防止其過剩「氧化」的作用。

至於維他命A，則能幫助其他營養素的利用，保護皮膚、黏膜、眼睛的神經等，提高身體的抵抗力。

維他命不管哪一種，都是不可或缺的成分，所以爲了每天好好的攝取，一定要將動物性食品和植物性食品均衡的搭配組合，攝取少量、多種類的食品。

此外，蔬菜、海藻、蕈類等，也是維他命和礦物質的寶庫，熱量數又很低，因此，要多納入菜單當中，每天多吃一些。

維他命較多的食品？
菠菜
胡蘿蔔
荷蘭芹
茼蒿
韭菜
小油菜
※肝臟
※八目鰻
※雖然維他命很多，但是膽固醇也很多，必須注意

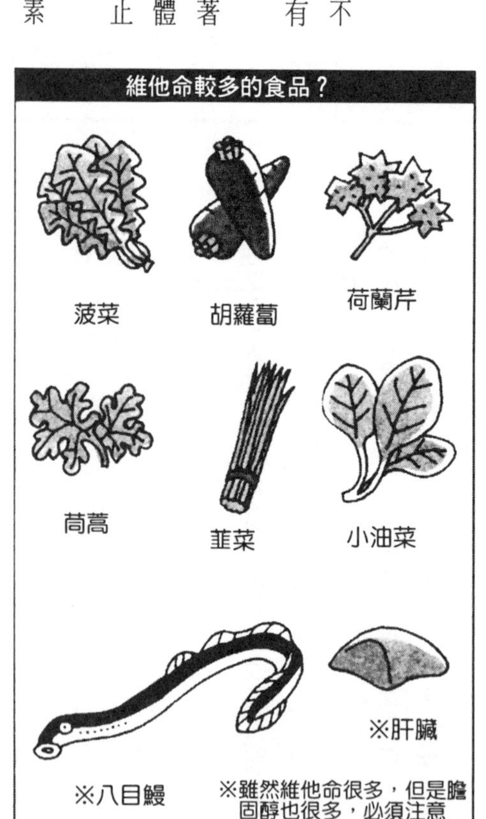

巧妙進行食物療法的秘訣？

只減少主食量……

◎減輕胰臟負擔的方法？

了解營養素的特徵之後，接下來就要進行實際的食物療法了。

糖尿病或預備軍的人，由於其血糖值上升，結果為了減少多餘的血糖，胰臟會勉強分泌較多的胰島素，對胰臟造成過剩的負擔。

在這種狀態之下繼續攝取飲食，還是會需要胰島素的功能，最後就會「酷使」胰臟。

結果最後胰臟衰弱，胰島素的分泌量減少，糖尿病急速惡化。

因此，糖尿病的食物療法，最重要的就是要巧妙減少飲食量，則在這種狀態之下，即使胰島素的功能不良，所攝取的飲食在體內也能好好處理，就能減輕胰臟的負擔。

也就是說，飲食量必須配合「胰島素功能降低的目前的狀態」來減少，這樣就能降低血糖值，改善危險狀態。

◎如果醣類減少，血糖值會下降嗎？

可能你會這麼想，「因為胰島素的功能不良，無法順利處理醣類，所以只要減少醣類攝取量就好了」。

實際上，因為這種想法，有一段時間的確是不攝取醣類，而將脂質和蛋白質當成熱量源，但結果發現到，即使**「醣類極端減少，也無法順利控制血糖值」**。

各種營養素互有密切關係，而能發揮作用，因此，光是將脂質和蛋白質當成熱量源，讓醣類缺乏，也無法有效得到熱量源，反而會造成各種不良的影響。

所以，糖尿病的食物療法不光是減少飲食量，也就是「控制熱量」，同時也要以理想的形態攝取均衡的營養。

稍後爲各位詳細敘述「理想食物療法」的進行方法。

爲了好好進行，請你一定記住一些細微的注意事項，以及營養計算的方法等。

對於不習慣食物療法的人而言，這種嚴厲的方法會造成負擔，結果討厭使用食物療法，而效果不彰。

所以，本書考慮到如何爲這些患者改善血糖狀態，而提出最簡單的「階段式的食物療法」。

這不是很理想的方法，只能算是「次善的對策」。可是對於無法真正進行食物療法的人而言，可以先嘗試一下這個方法。

製作菜單非常簡單！

◎製作菜單的四大順序？

要製作真正食物療法的菜單，維持理想、營養均衡的形態，應該注意那些要點呢？

首先，最重要的就是知道製作菜單的順序。也就是說，①一日所吃的總熱量（一日的熱量數）要先決定。②決定營養均衡的大致範圍。③決定一日三餐熱量數分配的大致範圍。④決定每餐的主食、主菜、副菜、點心的內容。

糖尿病食物療法的進行方式

①決定一天所吃的總熱量（一日的熱量數）
②決定營養均衡的大致範圍
③決定一日三餐熱量分配的大致範圍
④決定每餐的「主食、主菜、副菜」與點心的內容來製作菜單

以這樣的方式來製作菜單——這是基本的方法。

①決定一日所吃的總熱量（一日的熱量數）

糖尿病雖然需要調節食物量，但是「應該吃多少比較好」，則依各人的「身體條件與每天的活動內容」的不同而有所不同。

體型較大的人或是從事使用身體勞力工作的人，需要較多的熱量，而相反的情況則可以減少熱量。

1日消耗熱量的標準（消耗熱量的換算指數）

生活內容	1日消耗熱量（相當於體重1kg）
①臥病在床的人、肥胖度較高的人	20～25kcal
②輕勞動者、主婦、無職、高齡者	25～30kcal
③中等勞動工作者	30～35kcal
④重勞動工作者	40～45kcal

標準體重的計算法（布洛卡法）

●未滿150cm的人……【(身高)－105】
●150cm以上的人……【(身高－100)×0.9】
●180cm以上的人……【(身高)－110】

標準體重的新計算法（BMI）

〔體重kg÷身高／m)²〕的計算，求出數值
*「22」是「標準體重（理想體重）」，超過「27」是肥胖

這時，身體的條件是以適合各人身高的體重，也就是「標準體重」為標準。

一般而言，標準體重的求法是使用上表的計算法，不過最近也有使用其他的計算方法（ＢＭＩ法⇩參照表）。

此外，關於各人每日的活動內容，如表所示，分為「①（輕微）」、「②（中度）」、「③（稍重）」、「④（重度）」這四種程度。

例如，一日當中只是進行辦公桌等事務性工作的管理職者，其活動內容（活動強度）是屬於「②」。

這時，如表所示，標準體重一kg需要二十五～三十大卡的熱量。

所以，標準體重六十kg的人，以〔六十kg×（二十五～三十大卡）〕來計算，則「一日需要一五〇〇～一八〇〇大卡的熱量「〔**標準體重×三十大卡**〕」。

這個熱量數，是「一日可以吃的飲食量的基本」，利用這個量持續進行一個月，如果血糖值還無法改善，則將總熱量數再減少五%，觀察情況。

因此，血糖值非常高，或是有併發症的人，也要將熱量數設定在較低的數字上（關於一日的總熱量數，要和醫師或營養師商量之後再決定）。

備忘錄

高明的減量法?

如果因為肥胖而想要減量，應該以一個月減輕二kg的體重為目標。如果現在的熱量數沒有辦法減量成功，則必須將一日的熱量數設定在更低的數值。

相反的，當體重減輕的速度更快時，則必須稍微增加一日的熱量數。

這是因為當減量的速度太快時，可能會在中途討厭使用食物療法，導致突然吃很多東西（反彈現象），所以必須要注意。

②決定營養均衡的大致範圍

一日的總熱量數以前述的計算爲標準，通常是一二〇〇、一四〇〇、一六〇〇、一八〇〇大卡中的任何一種（有些人比一八〇〇大卡更多，但是沒有人比一二〇〇大卡更低⇩一二〇〇大卡是維持生命活動必要最低限度的熱量數，所以一二〇〇大卡的飲食稱爲「基礎食」）。

這時，營養均衡，也就是醣類、蛋白質、脂肪的攝取方式，若其**總熱量數是在一四〇〇大卡以上的人，則在一日的飲食中，以五十五～六十%是來自醣類，二十～二十五%是來自脂肪，十五～二十%來自蛋白質**較好。

關於醣類，可以多攝取一些，儘可能接近六十%（避免甜的糖類，主要攝取澱粉），就可以抑制脂肪和蛋白質的攝取量（醣類增加過多，脂肪和蛋白質維持在一日最低必要量以下的方法，是絕對行不通的）。

但是，維持一二〇〇大卡的人，由於熱量的範圍比較小，所以醣類如果攝取到接近六〇%，就無法確保蛋白質「一日的必要最低量」了。

因此，如果是一二〇〇大卡的人，就一定要維持醣類五十五%、脂肪二十五%、蛋白質二十%的比率。

如表所示，對於醣類、脂肪、蛋白質的百分比，若以一日的攝取量（g數）來換算，各營養素都以大致的最大攝取量來攝取，就會超過一日的熱量，所以要特別注意。

營養素均衡的攝取方法？

1日的熱量數	醣類、蛋白質、脂肪的平衡
1200大卡	醣類:55%，蛋白質:20%，脂肪:25% **(醣類165g，蛋白質60g，脂肪33g)**
1400大卡	醣類:55～60%，蛋白質:15～20%，脂肪:20～25% **(醣類192～210g，蛋白質53～70g，脂肪31～39g)**
1600大卡	醣類:55～60%，蛋白質:15～20%，脂肪:20～25% **(醣類220～240g，蛋白質60～80g，脂肪36～44g)**
1800大卡	糖類:55～60%,蛋白質:15～20%,脂肪:20～25% **(醣類247～270g,蛋白質68～90g,脂肪40～50g)**
2000大卡	醣類:55～60%，蛋白質:15～20%，脂肪:20～25% **(醣類275～300g，蛋白質75～100g，脂肪44～55g)**

③決定一日三餐熱量（熱量數）分配的大致範圍

其次，便是要決定一日的總熱量（熱量數），在早、中、晚三餐是如何分配的大致範圍。

這時，基本上三餐的熱量數要均等，但是還是可以自由決定到某種程度。

例如，一日一六〇〇大卡的人，一餐是五三三大卡（一六〇〇大卡的三分之一），這只是大眾標準。如果是採用「早餐、午餐五〇〇大卡，晚餐六〇〇大卡」的方式也無妨。

但是，早餐、午餐攝取三〇〇大卡，晚餐攝取一〇〇〇大卡，這種極端偏差的方法是絕對行不通的（一餐的大致標準是「一日總熱量的三分之一±一〇〇大卡」程度的範圍」）。

尤其是晚餐，因爲晚上光是睡覺，不會使用熱量，所以熱量數增加過多，血糖可能會下降，非常危險。

此外，如果在較晚的時間吃晚餐，從吃過晚餐到睡覺爲止的時間太短，飯後的熱量消耗量會減少，也會對血糖造成不良的影響。

還有包括吃點心的問題，是否要吃點心，會因個人的條件而有不同，一定要先和營養師商量。

④決定每餐的「主食、主菜、副菜」與點心的內容來製作菜單

其次，決定早餐、午餐、晚餐各自的營養平衡。

■利用簡單的方法來決定主食量

基本上，三餐中醣類、脂肪、蛋白質的平衡要按照先前所說的比率（一八八頁）來分配，但是，事實上三餐都要符合這種理想的平衡是很困難的。

所以，就算會產生偏差，也是無可奈何之事（但要避免極端的偏差）。

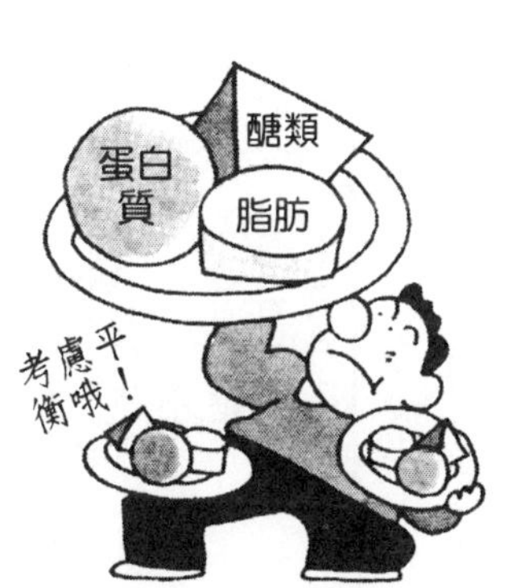

實際的作法，就是三餐先大致分出主食（主要爲醣類）與主菜（主要爲蛋白質與脂肪）、油脂食品（奶油）及其他（蔬菜類）等，再來決定熱量。

這時，如果使用『食品交換表』的「單位」想法（參考一九四頁），應該非常方便。如果不熟悉，本書使用「熱量數」來說明比較快速的方法（使用「食品交換表」的人，也可以「單位」考量法來進行）。

關於三餐主食的「熱量數」，在最初便先決定好三餐主食的熱量數，是比較簡單的方法。

利用這個方法，如果是一二〇〇大卡的人，三餐主食一律是一六〇大卡（如果利用「單位」想法，則一單位＝八〇大卡，所以〔160÷80就是「二單位」〕／以下相同）。

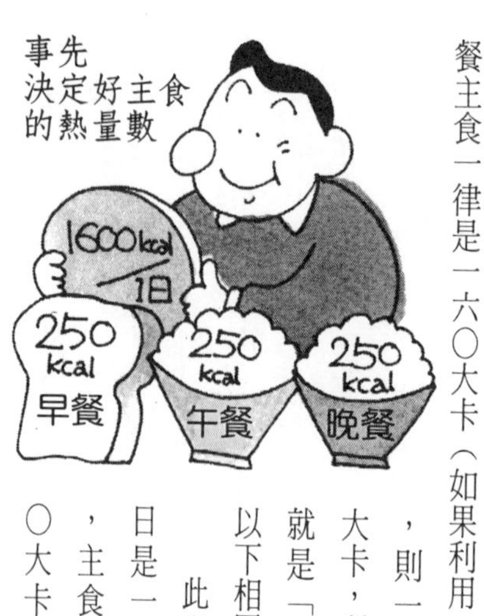

此外，如果一日是一四〇〇大卡，主食一餐爲二〇〇大卡；如果是一六〇〇大卡，則爲二五〇大卡；一八〇〇大卡，則爲三〇〇大卡。

主食熱量數的標準

一日的總熱量數	早、中、晚主食每一餐熱量數的標準
1200	160大卡
1400	200大卡
1600	250大卡
1800	300大卡
2000	350大卡

例如，一日一六〇〇大卡，「早餐、午餐攝取五〇〇大卡」。由於每餐六〇%是攝取醣類爲比較理想的平衡作法，如果醣類全部都要從主食中攝取，則早餐和午餐的主食就是五〇〇大卡的六〇%，也就是需要三〇〇大卡。

然而，實際上主菜和副菜中也含有醣類，所以光靠主食攝取接近六〇%，再加上主菜和副菜中所含的醣類，就會造成醣類攝取過多，而無法攝取到蛋白質和脂肪的必要量了。

因此，以一六〇〇大卡的例子來說，主食一律決定爲二五〇大卡的程度，才是剛剛好的。

■其次決定蛋白質的食材

主食的熱量（熱量數）決定好之後，接著要決定主要蛋白質源的主菜之熱量。

其秘訣就是要事先決定好一日份主菜的總熱量，如果是一二〇〇、一四〇〇大卡的人，主菜的總熱量決定爲三二〇大卡。

每餐不要極端偏差，例如，「早餐的主食八〇大卡，午餐與晚餐各攝取一二〇大卡」，以這樣的方法適當的分配在三餐中。

至於一六〇〇大卡的人，其一日總量是四〇〇大卡（一八〇〇大卡的人也是一樣的，不過，總量如果增量爲四五〇大卡也可以⇩這時爲了這些增加的部分，就必須減少油脂食品或是醣類食品）。

早上的主菜一〇〇大卡，午餐與晚餐一五〇大卡，平衡分攤在三餐中。

此外，主菜是蛋白質的補給源，而蛋白質在主食和副菜中也有一些，所以如果主菜熱量再增加過多時，就會導致蛋白質攝取過多。

決定好三餐的主菜熱量，其次決定主菜的食材（肉類、魚貝類、蛋食品、大豆食品），而製作菜單。

決定好了三餐主菜的食材，就可以決定三餐主食的食材（飯、麵包等）。

主菜1日熱量數的標準

一日的總熱量數	主菜一日份的熱量數
1200	320大卡
1400	320大卡
1600	400大卡
1800	400 450大卡
2000	450大卡

將右記的熱量分配在早、中、晚三餐中的二一三餐內

■決定油脂食品的熱量

再來是以脂肪爲主體的食品（油脂食品⇩植物油、美乃滋、乳瑪琳、奶油、芝麻等），對於「多少量，要如何使用」等，都要事先決定好（⇩油脂食品的種類與使用方法，要配合主菜的菜單內容或主食的種類等來決定）。

這時如果是一二〇〇～一六〇〇大卡的人，奶油和美乃滋其他油脂食品的熱量爲一日八〇大卡。同樣的，一日一八〇〇大卡以上的人，則決定爲一

日一六〇大卡，並將其分配在早、中、晚三餐中（如果只分配在早餐與晚餐當中也可以，不過，一日份不可以只靠一餐來攝取）。

油脂食品一日分的熱量

一日的總熱量數	油脂（脂肪）食品一日份的熱量數	將右記的熱量分配在早、中、晚三餐中的二 三餐內
1200	80大卡	
1400	80大卡	
1600	80大卡	
1800	160大卡	
2000	160大卡	

此外，從脂肪類攝取的熱量，如果因為主菜的熱量增加（主菜中所含脂肪類的量增加），就會自然的增加。

因此，當主菜的熱量稍微提高時，像美乃滋、奶油、乳瑪琳、沙拉油等，以及肥肉較多的食材等，就不要使用過多。

■牛乳和水果的高明攝取方法？

牛乳和水果也要先決定好一日的熱量，將其納入三餐中（當成點心也可以）。

牛乳（儘可能選擇低脂肪乳／沒有甜味的脫脂優格也可以）含有很多的鈣質，每天決定喝一瓶是比較迅速的方法（這時，鈣質主要是從牛乳中攝取）。

先前敘述過，基本上水果只能夠限制在一日總熱量的五%以下，不過，與總熱量無關，一律決定一日攝取八〇大卡是比較簡單的方法。

若是對於水果量較少也無妨的人，那就增加蔬菜或飯等主食吧！

■蔬菜類一日的熱量？

關於蔬菜類一日的標準，決定為八〇大卡，但如果總熱量還有餘裕時，也要儘可能多吃蔬菜。

先前曾提過，蔬菜類一日攝取的目標是三〇〇g，對於平常使用的蔬菜，食用八〇大卡份，就可

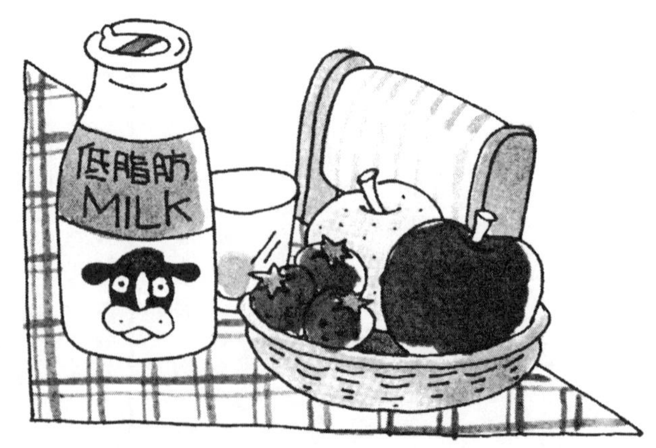

以達到這個目標。

此外，調味料（砂糖、味噌、料理米酒等），一日要攝取四十八大卡（砂糖要嚴守一日只能攝取六g＝二十四大卡的規定）。

■僅止於總熱量±10％的範圍內

如此，先決定三餐的「主食、主菜、油脂食品、牛乳、水果、蔬菜、調味料」的熱量數，再參考下表所示的範例（如果按照範例的方式來食用，便能夠達到營養均衡，並可將其適當的分配在三餐中，製作每天的菜單）。

不過，對於這個範例，不管一日的總熱量數是多少，都只是個大致的標準而已。

至於實際的食物療法，要讓每天的飲食完全吻合「一四〇〇大卡」或是「一六〇〇大卡」，事實上非常困難。

1日熱量分配的範例

1日的熱量數	1200kcal	1400 kcal	1600 kcal	1800 kcal	2000 kcal
主　食	480kcal	600kcal	750kcal	900kcal	1050kcal
主　菜	320kcal	320kcal	400kcal	450kcal	450kcal
油脂食品	80kcal	80kcal	80kcal	160kcal	160kcal
牛　乳	120kcal	120kcal	120kcal	120kcal	120kcal
水　果	80kcal	80kcal	80kcal	80kcal	80kcal
蔬　菜	80kcal	80kcal	80kcal	80kcal	80kcal
調味料註(1)	48kcal	48kcal	48kcal	48kcal	48kcal
合　計	1208kcal	註(2) 1328kcal	註(3) 1588kcal	1833kcal	註(4) 1988kcal

註(1)這個調味料是指砂糖、味噌、料理米酒等
註(2)(3)若熱量尚有餘裕時，可以增加蔬菜等的攝取量
註(4)主菜為400大卡左右，而這部分也可以用蔬菜或水果來代替

所以，如果是在一日總熱量的±10％以內，多一點或是少一點都是屬於容許範圍內的。

對於一六〇〇大卡的例子而言，如果是一四四〇～一七六〇大卡的範圍內，也是「無可厚非」的（每天要避免食用容許範圍最大量的食物／儘可能接近一六〇〇大卡最理想）。

如果是一日一二〇〇大卡，由於熱量已經很勉強了，所以一定要避免低於一二〇〇大卡以下，要加一〇％，也就是要在

一二〇〇～一三二〇大卡的範圍內來考量）。

計算食材的重量（g數）

當三餐的主食、主菜及其他的熱量分配和菜單決定好之後，接著就要來決定食材的重量（g數）。本書中，相當於主要食材一〇〇大卡的「g數」，刊載在一一七頁，比較之後就可以了解。

例如，晚餐的主菜使用了七〇大卡的豬腿肉，而豬腿肉七十九g爲一〇〇大卡，就可以用一〇〇大卡的g數爲〔100÷79〕來計算，再乘上七〇大卡，就知道所需要的「g數」。

藉此把握各食材的「g數」，先準備好，再開始調理。

有一點必須要注意，由於食材在調理時，其重量會改變，所以食材「g數」的計算一定要在生的狀態下進行。

各種食材100kcal中所含的營養素
（各種食材之營養素的平均含有量）

主要食品		醣類	蛋白質	脂肪
主食	穀類、芋類、南瓜、大豆以外的豆類	22.5g	2.50g	———
主菜	肉類、魚貝類、蛋、乳酪、大豆食品	———	11.00g	6.25g
油脂（脂肪）食品、奶油、美乃滋、芝麻		———	———	11.10g
牛乳・乳製品		7.5g	5.00g	6.25g
水果		25.0g	———	———
蔬菜、海藻、蕈類及其他		16.25g	6.25g	1.25g

關於「食品交換表」

「食品交換表」是糖尿病食物療法的書，所以將各種食品「含有的營養素種類類似者」聚集起來，分爲六群。

例如，以醣類爲主體的穀物或芋類等的食品，是屬於「表一」的群而以蛋白質爲主體的肉類、魚貝類、蛋，大豆食品等，則是屬於「表三」的群（從「表一」～「表六」總共有六群）。

對於各食品的「八〇kcal」的量（g），稱爲「一單位」（八〇kcal是與許多食品常用量有關的熱量數⇩像飯一碗爲一六〇kcal，所以爲「二單位」份）。

先前所述，以「醣類爲主體的穀物及其他的」表一」群「來看，米飯是「五十五g」，麵包是「三十g」，馬鈴薯是「一〇〇g」，均爲八〇kcal

，而這些全都當成「一單位」份來計算。

因此，便可以配合自己的喜好以及菜單的狀況，例如，「以食用一〇〇g的馬鈴薯來代替五十五g的米飯」。

像這樣爲了巧妙進行食物療法，而下工夫寫出的，就是「食品交換表」。如果不習慣「單位」的想法，沒有辦法建立適當的菜單，也可以用「熱量數」爲標準，迅速製作菜單（不管哪個方法都很好，重點就是要使用自己容易學會的方法，持續進行下去）。

最簡單的「階段式食物療法」？

◎最初從簡單對策開始

對於糖尿病及其預備軍的人，最理想的作法就是持續進行先前所敘述的「真正的食物療法」。但是，實際上因爲沒有時間，或是覺得營養計算很麻煩、覺得飲食生活沒有辦法隨心所欲的改善，而使得糖尿病逐漸惡化的例子並不少。

像這些人，可以嘗試接下來談到的「階段式食物療法」。這是最簡單的食物療法，首先就從第一階段的簡單對策開始觀察情況，有必要時再進入下一個階段。

不需要什麼麻煩的計算，對於比較輕症的人，使用這個方法就可以得到很好的效果。

◎不必在意細節，要持續進行

對於糖尿病及其預備軍的人，最重要的就是「配合現在身體的狀態，調節飲食量」，這樣就能抑制從食物中攝取的葡萄糖，在血液中異常增加的狀態。

因此，對於階段式食物療法而言，最重要的就是要調節一日的飲食量（熱量），這是第一階段。

當然，真正的食物療法連營養素的攝取方式都必須要仔細的加以計算，而「階段式」則不需要在意這些細節，「不管採用任何形態都可以，總之一定要遵守一日的熱量」。

只要好好實行，肥胖的人就能適當的減肥（關於維他命和礦物質的攝取方法，稍後爲各位敘述）。

◎首先只要遵守熱量就可以了

若是不知道自己應該遵守的一日的飲食量，也就是「一日的總熱量」，可以參考一八六頁。

此外，醫師和營養師如果指示你「一日要攝取一六〇〇大卡」等一日的總熱量時，則要以這個熱量爲基準。

這時，對於一日份的熱量，最理想的方法就是平衡分配在早、中、晚三餐中，不過實際上有時很難辦到。因爲有可能一日只吃二餐時，則這二餐就必須要完全納入一日份熱量的「帳」。

雖說避免外食比較好，但是如果做不到，還是要儘可能選擇菜種類較多的便當或套餐。

外食時，可以先抄下二〇五頁爲各位介紹的主要的外食熱量數等，再配合在外面食用的熱量，來調節在家中所食用的飲用量（這時可以參考本書的食譜例或是食材的熱量數）。

此外，營養均衡也很重要。要確保最低限度的熱量源（肉、魚貝類、乳製品、蛋食品、大豆食品），以及在糖尿病的食物療法中，最重要的「食物纖維較多的蕈類、海藻、蔬菜類」要盡量大量的攝取（這樣就能補充礦物質和維他命⇩參考一七九～一八四頁）。

效果不彰時，進入下一階段

◎只要減少動物性脂肪就可以了

當第一階段的對策持續一～二個月後，如果血糖值順利下降，就可以繼續持續下去，但是，如果效果不彰，就要加上第二階段的「脂肪的限制」。

也就是說，將脂肪量抑制在一日總熱量的二十～二十五%，尤其要減少動物性脂肪的攝取量。

脂肪攝取量的詳細方法，前面已經說明過了（⇩一七三、一九一頁），如果對於細節感到麻煩，可以極力減少肉類、乳製品、蛋食品、油炸食品等（一日只吃一～二餐），取而代之的，則是多攝取大豆食品。

此外，對於糖尿病的人，其血液中的脂肪量會異常增加（高血脂症），所以一開始就需要第一階段的對策與第二階段的脂肪限制，一併持續下去比較理想。

◎選擇適合自己的方法來進行

如果這麼做還不夠，則要再加上第三階段，即考慮醣類的攝取方式。

也就是說，攝取穀物中含量較多的澱粉是很重要的。爲了抑制高脂肪和高蛋白的動物性食品（肉類和乳製品等），取而代之的是多食用飯或麵類等澱粉食品（一日總熱量的五十五～六〇%都是從澱粉食品中攝取⇩參考一六九頁、一八八～一九一頁）。

另一方面，不要吃蛋糕、甜的點心，或是市售的甘味飲料。

最簡單的「階段式食物療法」

階　段	食物對策的基本
第１階段	●首先遵守１日的總熱量 ●多吃蔬菜類
第２階段	●限制動物性脂肪 ●多吃大豆食品代替
第３階段	●以澱粉食品為主 ●限制甜的飲食
其　　他	●如果有腎臟障礙或高血壓症出現，也要一併持續限制鹽分

如果是成人型的糖尿病，連第三階段一併進行，就能有很非常好的改善效果。可是如果效果還是不彰，就得好好的學習「真正的食物療法」。

此外，如果有腎臟障礙、高血壓等併發症的人，除了先前所介紹的對策外，還要一併進行「鹽分限制」。

這時，一日的食鹽攝取量爲六～十g（食鹽的限制量因人而異，各有不同，最好和營養師或醫師仔細商量⇩參考一七九頁）。

總之，糖尿病的食物療法應該是「在最小的負擔下得到最好的結果」，不管是真正的食物療法，或者是簡單階段式的食物療法，選擇適合自己的方法最重要。

5 糖尿病食的調理秘訣

適合糖尿病食的食材

◎記住食材的特徵

對於成爲主食的食品或蛋白食品、油脂（脂肪）食品等，有一些是適合糖尿病者的食材，也有一些是需要注意的食材，所以，在製作糖尿病的菜單時，一定要牢記這些食材的特徵。

■主食不要吃麵包，要吃飯

對於主食食材的選擇方法，是「儘可能選擇熱量較低的食材」，這樣的食材就可以多吃一些量。主要的主食熱量，其由低至高的順序，如下表所示。

其中，在平常經常吃的主食中，低熱量的食物就是煮過的烏龍麵或是掛麵，將這些食品巧妙的納入菜單中，就可以彌補「量的不足」。但是，由於麵類容易「吃得太快」，而且消化、吸收迅速，一旦吃得過多，就會使血糖值急速上升。再者，由於「不耐餓」，也就是有可能肚子一下子就餓了，容易導致營養不均衡，這點必須要注意（麵湯的鹽分也需要注意）。

而麵包類含有很多的空氣，如果再加上奶油或乳酪等高脂肪食品，就更糟糕了。因爲消化、吸收迅速，所以還是「不耐餓」。

由這點來看，第一主食最好是吃飯。飯比起烏龍麵而言，營養均衡良好，其熱量也較麵包更低。不但可以慢

可以增加量的主食

低 ⇦ 熱量 ⇨ 高
❶粥。❷蒸馬鈴薯。❸煮過的玉米。❹煮過的烏龍麵。❺蒸甘藷。❻煮過的掛麵。❼煮過的蕎麵條。❽飯或烤蕃薯。❾煮過的義大利麵。❿煮過的油麵。⓫蒸的油麵。⓬吐司麵包或是葡萄吐司麵包。⓭帶餡的麵包、⓮麵包捲。⓯牛角麵包。⓰速食麵。

慢的品嘗，而且最大的特徵就是「耐餓」（開始進行食物療法時，使用麵包類的菜單比較少）。

相反的，牛角麵包或者是速食麵的熱量比較高，最好不要選擇。

■肉類最好吃雞胸肉或是絞肉

至於主菜用的蛋白食品，如果是脂肪較多的食材，即使少量攝取熱量，也已經太多，就會導致「量不足」，所以，請儘可能使用低脂肪、低熱量的食材，並稍微增加量。

因此，如果是肉類，最好吃雞胸肉、絞肉、腿肉等。如果將絞肉適當的使用，也可以產生夠多的量。像市售的絞肉脂肪較多，所以在使用這些肉時要特別注意，最好買里肌肉或腿肉，再請店家做成絞肉。

動物性的蛋白食品，像海蜇皮或是貝類（蛤仔、蟹、鮑魚）、小章魚、青蝦等都是低熱量食品，因此可以納入這些食材。

尤其是貝類，由於每一個都要打開貝殼來吃，會花較多的時間，就不會覺得「量不足」，所以應該要積極的攝取。

再者，白肉魚、花枝、蟹、水產煉製品（魚板、魚肉山芋餅），或者是鬆軟白乾酪等，也是熱量比較低的食品。

熱量較低的動物性蛋白食品

高 ⇦ 熱量 ⇨ 低

❶海蜇皮。❷蛋白。❸蚵仔。蜆。干貝。❹煮蛋豆腐。❺小章魚、青蝦、鮑魚、文蛤。❻牡蠣、海鱔、田蝦、蟹、花枝、老頭魚、若鷺、鱈魚等。❼魚板、魚肉山芋餅、去皮雞胸肉、鬆軟白乾酪等。

而植物性的蛋白食品中，以豆漿的熱量最低。在豆腐類，嫩豆腐比傳統豆腐的熱量更低。相反的，青菜絲油豆腐或者是油豆腐皮、涷豆腐等熱量則比較高，必須特別注意。此外，納豆是發酵食品，對身體很好，但是熱量和脊背肉相同。

要記住這些特徵來選擇主菜的食材，均衡的食用動物性蛋白與植物性蛋白（參考一七五頁）。

■必須要注意熱量較多的植物食品

蔬菜（副菜）大都是低熱量食品，但是，像「南瓜、青豆、蠶豆、小紅豆、花扁豆、蓮藕」等（參考次頁表），其熱量較多，要注意食用的方式。

這些植物食物儘可能不要一起食用，一日少量

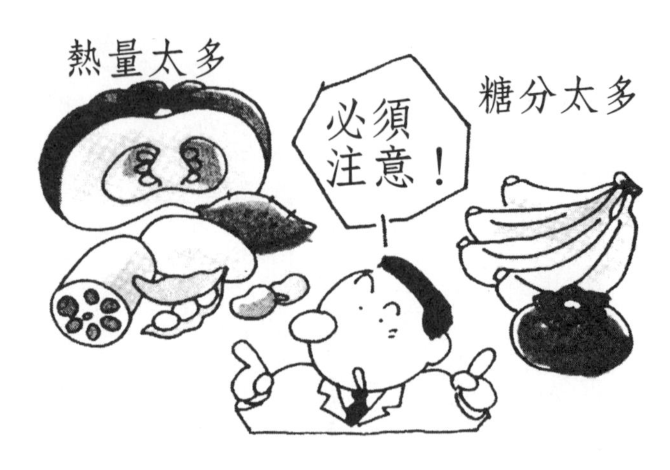

攝取一～二種。如果大量食用或幾種一起食用，就必須要減少主食的量。

關於其他的蔬菜類，對於顏色較深的蔬菜（黃綠色蔬菜）以及顏色較淡的蔬菜（淡色蔬菜），要各攝取一半（在淡色蔬菜方面，像小黃瓜、白菜、高麗菜、白蘿蔔等，是經常使用的蔬菜，所以淡色蔬菜可以多用一點）。

而在食量方面，先前已經敘述過了，一日要吃「三餐九種以上」的食物，攝取三〇〇g以上（八〇大卡以上）。

■水果要吃蘋果或是柑橘類

水果方面，要避免糖較多的香蕉或柿子等，而要吃蘋果或梨子、橘子等柑橘類，以及草莓等。

先前曾提過，對於一四〇〇大卡的人，儘可能攝取八〇大卡的水果量。如果沒有時間好好計算量，則可以攝取蘋果一個，夏橙或是梨子中一個，草莓中二十～二十五顆，這是大致的標準量。

熱量較多的植物食品

●大豆以外的豆類（青豆、蠶豆、小紅豆、花扁豆、鶯豆等）●南瓜●慈菇●蓮藕●穀類（玉米等）●種子類（栗子等）●芋類

主要蔬菜的種類

主要的淡色蔬菜	主要的黃綠色蔬菜
●蘆筍●土當歸●蕪菁●花菜●葫蘆乾●高麗菜●小黃瓜●牛蒡●薑●西洋芹●白蘿蔔●竹筍●洋蔥●茄子 ●苦瓜●蒜●白菜●款冬●蘘荷●豆芽菜●野薤●萵苣等	●明日葉●綠蘆筍●秋葵●蕪菁葉●水菜●小油菜●四季豆●豌豆片●生菜●小青椒●茼蒿●芹菜●白蘿蔔葉●大芥●青江菜●番茄●韮菜●胡蘿蔔●醃漬菜●荷蘭芹●葉蔥●青椒●花椰菜●菠菜●鴨兒芹等

減油料理或減鹽料理的秘訣

◎巧妙減少油或鹽分……

實行糖尿病的食物療法時，知道巧妙減少油的減油料理和減鹽料理的秘訣，非常重要。

儘可能多注意食物量。

■巧妙減少油的秘訣

油在各種的料理中都有，不過因爲油分的熱量很多，所以在調理時要儘可能減少油分。

使用油較多的料理，包括直接丟入油炸的食品，以及裹麵衣油炸的食品等。必須避免選擇這些料理，可以採用鐵絲網烤、整個放入烤箱中烤，或是蒸過、煮過等來代替，也就是不使用油的調理法。

至於炒菜時，要使用即使沒有油也不容易焦的鐵氟龍加工的煎鍋較好。

當然，培根、義大利香腸、杏仁、芝麻等高脂肪食材，一定要避免，肉類料理，則一定要去除脂肪。

如果想吃油炸食品，就要注意食材的吸油量。

吸油量與麵衣的量有關，麵衣較多的食品，特別需要注意，這些食品最多只能吃一個。

再者，油炸食品的素材也要選擇脂肪較少者，不要剁得太碎（材料愈細，其吸油量愈多），儘可能直接炸。

若要裹麵衣，儘可能裹得薄些（麵衣不只會吸油，其本身也具有熱量，故在食用時，一定要撕開麵衣再食用）。

油的溫度可以稍微提高一些，在短時間內

油炸食品種類不同，油的吸油率也不同

油炸方式	吸油率	材料
素炸	3%以下	甘藷、馬鈴薯、南瓜等
	10%	青椒、茄子
乾炸	5%	白肉魚、雞肉
	10%	竹莢魚、薄片肉等
裹麵衣炸	10%	茄子、甘藷、蓮藕、花枝、蝦、魚
	20%以上	新鮮香菇、南瓜、炸牡蠣等
油炸	10%以下	肉丸子、排骨肉、白肉魚
	15%以上	里肌肉、沙丁魚、油炸魚等

※例如，素炸50g的青椒，油的吸油率為10%，以50g×0.1的計算方式，就可以知道吸收5g的油。油1g有9大卡的熱量，所以5g的油有45大卡的熱量。

炸好，就能抑制吸油量。

此外，在不超過脂肪的熱量範圍內，可以搭配植物油（植物性的乳瑪琳也無妨）與黃綠色蔬菜，將這個組合炒來吃，可以增加維他命A的攝取量。

相反的，可以吃油炸食品或脂肪的熱量已經沒有多餘的部分存在的食物。例如，就是在生菜沙拉中使用無油的調味醬，或者是美乃滋。

■鹽料理的美味秘訣

糖尿病食需要限制鹽分（⇩一七九頁），但是，整個料理口味會變得比較淡，吃起來索然無味，因此必須要花點工夫。

減鹽料理一定要使用新鮮的素材，讓食品本身的甘甜味發揮到最大限度。此外，利用檸檬或柚子等其他柑橘類的酸味，或者是辣椒和薑的辣味，昆布或柴魚片的「甘味」，也是使食物好吃的秘訣。

鹽味與甘味有關，加入甘味就會想要鹽味。因

含有食鹽1g（鈉換算量）的食品量

	食品名	數量(g)	標準量
調味料	濃味醬油	7	1小匙強
	淡味醬油	6	1小匙
	甜味噌	16	1大匙弱
	淡色辣味噌	8	$1\frac{1}{2}$小匙
	紅色辣味噌	8	$1\frac{1}{2}$小匙
	豆味噌	9	$1\frac{1}{2}$小匙
	金山寺味噌	17	1大匙弱
	英國辣醬油	12	$2\frac{1}{2}$小匙
	中濃、濃厚調味醬	17	1大匙弱
	番茄醬	28	$1\frac{1}{2}$大匙
	高湯	1.5	
	咖哩塊	10	
	肉湯	10	
醃鹹梅、醃漬菜、佃煮	醃鹹梅	5	小1個
	鹽醃漬菜、米糠漬		
	菜、醃鹹蘿蔔	40～60	6塊
	其他許多醃漬菜	15～20	2塊
	佃煮昆布、鹽昆布	5～10	1大匙
	佃煮魚貝類、糖煮菜	10～25	1大匙
鹽乾貨	魩仔魚	8	$1\frac{1}{2}$大匙
	鹽沙丁魚、鹽鮭魚、		
	鹽秋刀魚、鱈魚子、		
	鹽沙丁魚乾	10～20	
	竹莢魚、剖開秋刀魚		
	乾、沙丁魚、料理米		
	酒醃沙丁魚乾、小魚	20～35	
	乾	45～55	
	鰈魚乾、柳葉魚		
其他加工食	吐司麵包	70	切成5片的1片
	中華速食麵	15	
	鬆軟白乾酪	100	2/3杯
	加工乾酪	35	薄片3片
	蒲燒鰻	70	中1塊
	烤竹輪、烤魚板、魚		
	肉山芋餅	35～70	
	叉燒肉	30	2片
	火腿	30～40	2片

根據四訂日本食品成分表

此，要儘可能控制砂糖或料理米酒等甘味調味料的攝取量，就會感覺食物比較鹹。如此一來，即使是減鹽的食品，也不會覺得味道太淡。

此外，不要忘記好好檢查各個食材的「鹽分含有量」。

■適度使用人工甘味料

關於調味料，有些無熱量，有些有熱量。

先前敘述過，調味料一日的熱量爲四十八大卡，因此，如果使用六g（二十四大卡）的砂糖，就只剩下二十四大卡了。

當味噌十二g，料理米酒十g強，番茄醬十八g時，就有二十四大卡的熱量，所以，砂糖不能夠使用太多。若還想使用，可以使用低熱量的人工甘味料來代替砂糖。

有熱量的調味料

●砂糖●蜂蜜●料理米酒
●辣醬油●番茄醬●味噌
●奶油●乳瑪琳
●美乃滋●調味醬
●咖哩塊●高湯塊

現在市面上有很多的人工甘味料，但是有些不適合家庭料理，有些攝取過多容易引起下痢，所以一定要仔細閱讀說明書再使用。

此外，雖然其熱量比砂糖更低，但是並不是無熱量，所以絕對不能使用過多，只能夠適度使用。

■增加飲食量的秘訣

糖尿病的食物療法，最初會對飲食量感到「不足」，因此，如何增加飲食量，就成爲一大重點。

這時，主食或主菜、副菜（蔬菜類）要儘可能使用低熱量的食材，來增加量。像海藻和蕈類就是非常珍貴的食品。

由於海藻類和蕈類幾乎無熱量，可以吃很多，而且還含有豐富的礦物質與食物纖維，故可以在調理法上下工夫，將其納入每天的菜單中。

像湯類或是火鍋料理等水分較多的菜單，也能夠增

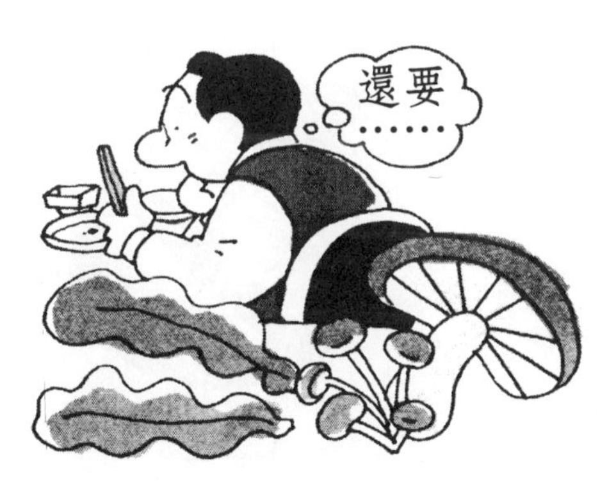

加量，會覺得「禁餓」，這些菜單也一定要納入菜單。

還有一點，就要增加低熱量料理的點數。即使只是少量的食物，仍然可以放入許多器皿中食用。因爲有時會感到飲食量不足，心理要素所佔的比例很大，所以如果增加料理的點數，便能產生飲食的「奢侈感」，而享受到飲食之樂。

■計量才是成功的秘訣！

由自己計量每天的食材量，這點非常重要，要養成計量的習慣。

常用量的標準，也就是「一碗飯是幾g、幾熱量」都要記住（記住標準量之後，就要定期計量，並且要檢查標準量的感覺是否混亂）。

其他的注意事項

◎使用健康食品

關於酒類，因爲會增加中性脂肪，成爲肥胖或高血脂症的誘因，並且會對肝臟造成負擔，混亂營養平衡，因此，如果是糖尿病患者，一定要戒酒。

若因爲工作關係而無法戒酒，可以在嚴格的條件限制之下喝酒，但一定要和營養師或醫師商量。

此外，煙會促進動脈硬化，所以一定要戒煙。

關於健康食品類方面，基本上應該要從食物中攝取必要量的營養，所以不能當成是飲食的一部分來代用。不過，如果要利用健康食品，一定要先確保從飲食中攝取的營養素必要量，再來補充食物纖維或維他命劑等。

外食或是咖啡等的嗜好品，因爲容易導致營養平衡失調，儘可能要避免。

但是，在工作的人有時不得不外食，最好一日外食僅止於一餐。

外食時，當天就要充分補足蔬菜類。至於外食菜單的選擇方法和吃法，也有工夫，請參考次頁「外食的基本吃法」。

主要外食菜單的熱量與鹽分

分類	料理名	熱量(kcal)	鹽分量(g)
麵類	●竹屜蕎麥麵	310	3.5
麵類	●什錦蕎麥麵	312	7.2
麵類	●月見烏龍麵	400	5.8
麵類	●狐烏龍麵	390	5.8
麵類	●鍋燒烏龍麵	504	4.3
麵類	●油炸菜蕎麵條	620	4.9
麵類	●咖哩南蠻蕎麵條	580	5.2
麵類	●中式涼麵	632	4.1
麵類	●叉燒麵	700	6.4
麵類	●拉麵	530	5.2
麵類	●擔麵	580	5.1
麵類	●五目蕎麵條	700	5.7
麵類	●五目炒麵	880	2.8
麵類	●義大利肉醬麵	968	4.3
麵類	●鱈魚子義大利麵	600	5.7
麵類	●焗通心粉	650	1.4
麵類	●海鮮通心粉	700	2.2
飯類	●握壽司（普通）	536	5.9
飯類	●握壽司（特級）	560	6.0
飯類	●什錦壽司飯	600	7.0
飯類	●雞肉、雞蛋飯	620	3.4
飯類	●炸排骨飯	832	6.9
飯類	●牛肉飯	592	4.3
飯類	●炸蝦飯	784	3.6
飯類	●鐵鉢飯	616	2.8
飯類	●鰻魚飯	856	5.6
飯類	●咖哩牛肉飯	800	4.5
飯類	●雞肉燴飯	740	3.1
飯類	●焗海鮮	880	2.3
飯類	●炒飯	650	4.7
飯類	●中華飯	740	2.5
單品料理	●炸蝦	264	2.2
單品料理	●漢堡	512	3.1
單品料理	●炸排骨	512	3.4
單品料理	●蟹肉丸子	600	2.3
單品料理	●燉牛肉	400	1.9
單品料理	●沙朗牛排	673	1.5
單品料理	●青椒牛肉絲	388	2.4
單品料理	●燒賣	272	4.3
單品料理	●餃子	408	1.6
單品料理	●韮菜炸肝臟	320	2.0
單品料理	●八寶菜	464	2.0
單品料理	●麻婆豆腐	456	3.9
單品料理	●糖醋豬肉	680	3.1
單品料理	●照燒鰤魚	245	3.8
單品料理	●薑燒豬肉	416	2.0
單品料理	●油炸菜	512	2.4
速食品	●炸排骨肉三明治	350	2.3
速食品	●炸雞	661	2.6
速食品	●吉士堡	307	1.3
速食品	●麥香堡	563	2.1
速食品	●炸薯條	412	0.5

◎糖尿病食是「長壽的健康食」！

持續糖尿病的食物療法非常重要，但是，如果你覺得太嚴格而感到煩惱，就無法長久持續下去，所以，經常可以看到一些「討厭進行食物療法」的人。

不要將糖尿病食想成「特別的飲食」，要把它當成是「長壽的健康食」，則心情就會截然不同。

食物療法成功的秘訣，就是「慢慢享受食物，能夠品嘗到食品素材的美味」，或者是「知道健康生活的好處，看到那些吃蛋糕的人不再羨慕，反而同情他們」，經常聽到這些感想。

要重新檢查自己的生活態

外食時的注意事項

《餐廳》

❶ 盡量選擇魚料理，若要吃肉，則選擇里肌肉代替沙朗牛排 ❷ 避免漢堡、炸雞、牛排、比薩、義大利肉醬麵等 ❸ 用清湯代替燉肉湯 ❹ 加入沙拉 ❺ 咖啡中不要加入奶精，冰淇淋用冰糕代替

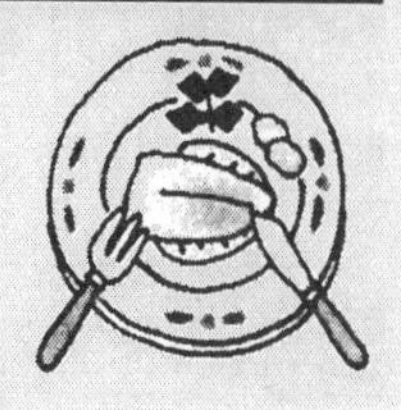

《速食店》

❶ 高脂肪食品較多，所以必須要注意（尤其是培根蛋堡或是魚堡等） ❷ 要增加沙拉類 ❸ 避免冰淇淋、可樂、果汁類、蘋果派等甜食

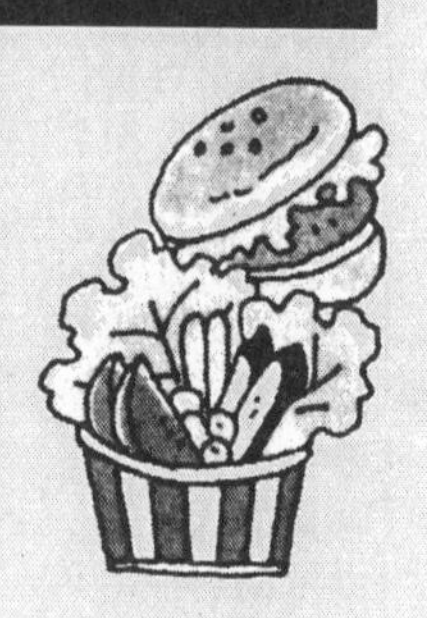

《中華料理店》

❶ 炒的料理（韮菜炒肝臟、肉炒蔬菜、青椒炒肉絲等），或是使用蛋的料理（芙蓉蛋、炒飯、八寶菜等），其脂肪類較多，必須注意 ❷ 炒麵或者是糖醋排骨，其脂肪類較多 ❸ 麵類的湯盡量剩下來 ❹ 午餐如果吃中華料理，晚餐就吃得清淡些

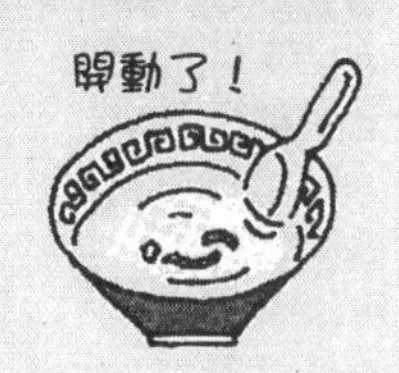

《炸排骨肉店、燒肉店》

❶ 排骨肉類或是炸肉類脂肪較多，要注意（盡可能留下來） ❷ 脊背肉用里肌肉代替 ❸ 留下一口飯，多吃一口高麗菜 ❹ 少吃燒肉的肝臟，或者是脊背肉、花枝 ❺ 多吃蔬菜類、海藻類

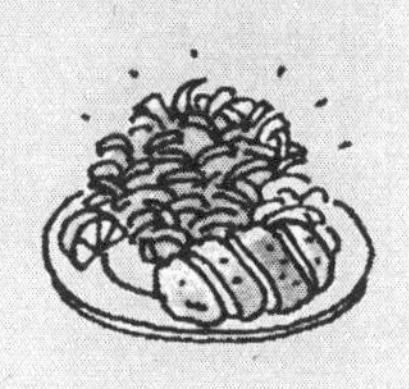

《壽司店、日本料理店、鰻魚店》

❶ 煎蛋、鹹鮭魚子、海膽、花枝、蝦等膽固醇較多 ❷ 油炸食品等脂肪較多 ❸ 日式牛肉火鍋不使用蛋，多吃一點豆腐或蔬菜 ❹ 飯盒便當的食品數較多，可以使用，但是為了避免熱量過剩，主食與菜要各剩一口 ❺ 要注意鰻魚飯

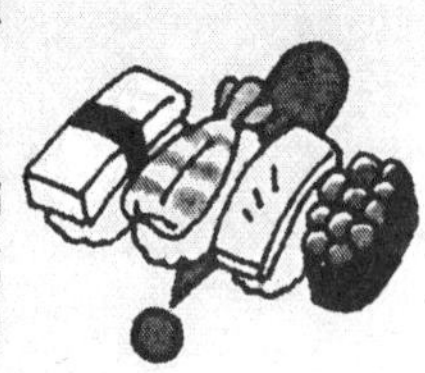

《蕎麥麵店、定食店》

❶ 要避免炸蝦飯、雞肉雞蛋飯、月見烏龍麵、鍋燒烏龍麵 ❷ 蕎麵條、烏龍麵類容易導致營養偏差，所以要利用低脂肪乳或蔬菜汁等來補足，晚餐要攝取足夠的營養 ❸ 在定食店少吃油炸食品，以魚類料理為主體

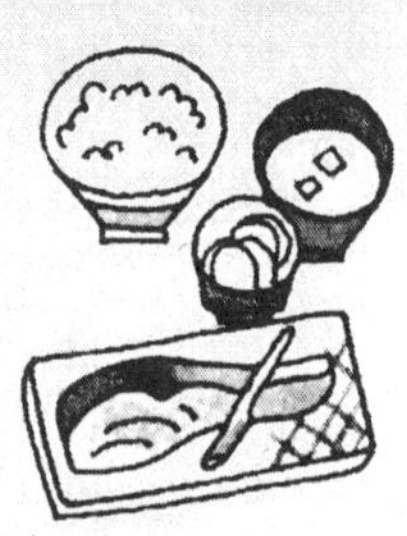

度或想法，而且不會產生過度的痛苦感，並從食物療法當中發現到「另一種快樂」，這樣才算是大成功。

不只是本人，要和家人共有這樣的態度，就能夠改善全家人的飲食生活，而過著健康的生活。況且如果只有自己吃與家人完全不同的糖尿病食，當然無法長久持續下去。

此外，對於有併發症的人，其食物療法的內容稍有不同，但是，這時要以控制糖尿病爲第一要件。至於併發症的食物療法，如下（參照表）。

另外，還有一些食物療法的詳細注意事項，不過，最重要的就是要好好持續基本對策，如此便能改善糖尿病，然後再納入新的工夫吧！

有併發症時之食物療法的注意事項

併發症	食物療法的注意點
高脂血症	●基本上與糖尿病的食物療法相同。 ●膽固醇較高的人，要避免攝取膽固醇較多的食品（蛋黃、肝臟、鱈魚子、鹹鮭魚子等），要使１日熱量的攝取量在３００ｍｇ以下。
高血壓症	●食鹽攝取量１日７ｇ以下。 ●可在熱量範圍內多攝取一些大豆、黑豆、蔬菜類、馬鈴薯、柑橘類、蘋果等（但對於腎臟不全、慢性心不全、瓣膜疾病等服用「華法令」的人，若過剩攝取則會導致危險）。
腎臟障礙	●食鹽攝取量１日７ｇ以下（依狀態而定，有時要強化限制）。 ●控制蛋白質攝取量（攝取１日的必要最低量即可／體重１kg攝取0.8～0.6g）。
脂肪肝	●基本上與糖尿病的基本食物療法共同。 ●避免使用奶油料理或油炸菜、炒菜。如果要吃油炸食品或者是火鍋，最好選擇乾炸的食品或是涮涮鍋等火鍋料理。

〈作者介紹〉

●山田信博

1976 年畢業於東京大學醫學部。曾任職於東京大學醫學部附屬醫院內科、茨城縣立中央醫院內科。1978 年進入東京大學醫學部第三內科，從 1983～86 年前往加州大學舊金山分校留學。1995 年擔任東京大學醫學部第三內科助教。

為日本糖尿病學會評議員、日本動脈硬化學會評議員、日本內分泌學會評議員、日本臨床代謝學會評議員、美國心臟病學會會員、美國糖尿病學會會員。

著書、主編書籍包括「降低膽固醇的食譜」「降低膽固醇的手工漢堡」及其他。

●谷口雅子

實踐女子大學家政學部食物學科、同大學研究所碩士課程修畢（食物・營養學）。為營養管理師。

1986 年～94 年任職東京大學醫學部附屬醫院・高血脂症門診營養師。1996 年以「脂質代謝的研究」獲得東京大學醫學部博士學位。

著書、主編書籍包括「降低膽固醇的食譜」「降低膽固醇的手工漢堡」及其他。

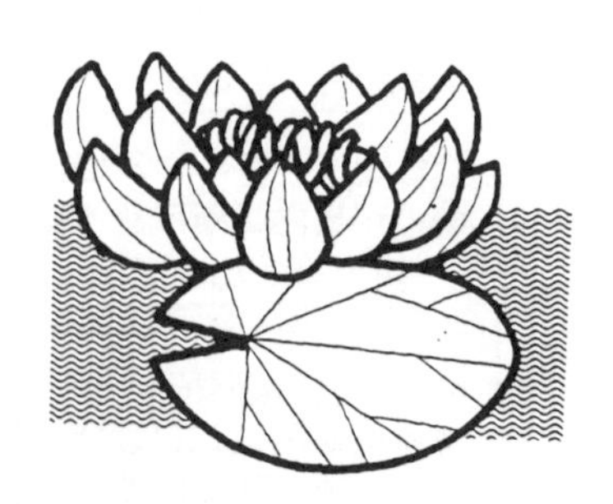

大展出版社有限公司 品冠文化出版社

圖書目錄

地址：台北市北投區(石牌)
致遠一路二段 12 巷 1 號
郵撥：01669551＜大展＞
19346241＜品冠＞
電話：(02) 28236031
28236033
28233123
傳真：(02) 28272069

・熱門新知・品冠編號 67

1. 圖解基因與 DNA (精) 中原英臣主編 230 元
2. 圖解人體的神奇 (精) 米山公啟主編 230 元
3. 圖解腦與心的構造 (精) 永田和哉主編 230 元
4. 圖解科學的神奇 (精) 鳥海光弘主編 230 元
5. 圖解數學的神奇 (精) 柳谷晃著 250 元
6. 圖解基因操作 (精) 海老原充主編 230 元
7. 圖解後基因組 (精) 才園哲人著 230 元
8. 圖解再生醫療的構造與未來 才園哲人著 230 元
9. 圖解保護身體的免疫構造 才園哲人著 230 元
10. 90 分鐘了解尖端技術的結構 志村幸雄著 280 元

・名人選輯・品冠編號 671

1. 佛洛伊德 傅陽主編 200 元
2. 莎士比亞 傅陽主編 200 元
3. 蘇格拉底 傅陽主編 200 元
4. 盧梭 傅陽主編 200 元

・圍棋輕鬆學・品冠編號 68

1. 圍棋六日通 李曉佳編著 160 元
2. 布局的對策 吳玉林等編著 250 元
3. 定石的運用 吳玉林等編著 280 元
4. 死活的要點 吳玉林等編著 250 元

・象棋輕鬆學・品冠編號 69

1. 象棋開局精要 方長勤審校 280 元
2. 象棋中局薈萃 言穆江著 280 元

・生活廣場・品冠編號 61

1. 366 天誕生星 李芳黛譯 280 元

2. 366天誕生花與誕生石	李芳黛譯	280元
3. 科學命相	淺野八郎著	220元
4. 已知的他界科學	陳蒼杰譯	220元
5. 開拓未來的他界科學	陳蒼杰譯	220元
6. 世紀末變態心理犯罪檔案	沈永嘉譯	240元
7. 366天開運年鑑	林廷宇編著	230元
8. 色彩學與你	野村順一著	230元
9. 科學手相	淺野八郎著	230元
10. 你也能成為戀愛高手	柯富陽編著	220元
11. 血型與十二星座	許淑瑛編著	230元
12. 動物測驗—人性現形	淺野八郎著	200元
13. 愛情、幸福完全自測	淺野八郎著	200元
14. 輕鬆攻佔女性	趙奕世編著	230元
15. 解讀命運密碼	郭宗德著	200元
16. 由客家了解亞洲	高木桂藏著	220元

・女醫師系列・品冠編號 62

1. 子宮內膜症	國府田清子著	200元
2. 子宮肌瘤	黑島淳子著	200元
3. 上班女性的壓力症候群	池下育子著	200元
4. 漏尿、尿失禁	中田真木著	200元
5. 高齡生產	大鷹美子著	200元
6. 子宮癌	上坊敏子著	200元
7. 避孕	早乙女智子著	200元
8. 不孕症	中村春根著	200元
9. 生理痛與生理不順	堀口雅子著	200元
10. 更年期	野末悅子著	200元

・傳統民俗療法・品冠編號 63

1. 神奇刀療法	潘文雄著	200元
2. 神奇拍打療法	安在峰著	200元
3. 神奇拔罐療法	安在峰著	200元
4. 神奇艾灸療法	安在峰著	200元
5. 神奇貼敷療法	安在峰著	200元
6. 神奇薰洗療法	安在峰著	200元
7. 神奇耳穴療法	安在峰著	200元
8. 神奇指針療法	安在峰著	200元
9. 神奇藥酒療法	安在峰著	200元
10. 神奇藥茶療法	安在峰著	200元
11. 神奇推拿療法	張貴荷著	200元
12. 神奇止痛療法	漆 浩 著	200元
13. 神奇天然藥食物療法	李琳編著	200元

14. 神奇新穴療法　吳德華編著　200 元
15. 神奇小針刀療法　韋丹主編　200 元

・常見病藥膳調養叢書・品冠編號 631

1. 脂肪肝四季飲食　蕭守貴著　200 元
2. 高血壓四季飲食　秦玖剛著　200 元
3. 慢性腎炎四季飲食　魏從強著　200 元
4. 高脂血症四季飲食　薛輝著　200 元
5. 慢性胃炎四季飲食　馬秉祥著　200 元
6. 糖尿病四季飲食　王耀獻著　200 元
7. 癌症四季飲食　李忠著　200 元
8. 痛風四季飲食　魯焰主編　200 元
9. 肝炎四季飲食　王虹等著　200 元
10. 肥胖症四季飲食　李偉等著　200 元
11. 膽囊炎、膽石症四季飲食　謝春娥著　200 元

・彩色圖解保健・品冠編號 64

1. 瘦身　主婦之友社　300 元
2. 腰痛　主婦之友社　300 元
3. 肩膀痠痛　主婦之友社　300 元
4. 腰、膝、腳的疼痛　主婦之友社　300 元
5. 壓力、精神疲勞　主婦之友社　300 元
6. 眼睛疲勞、視力減退　主婦之友社　300 元

・休閒保健叢書・品冠編號 641

1. 瘦身保健按摩術　聞慶漢主編　200 元
2. 顏面美容保健按摩術　聞慶漢主編　200 元
3. 足部保健按摩術　聞慶漢主編　200 元
4. 養生保健按摩術　聞慶漢主編　280 元

・心 想 事 成・品冠編號 65

1. 魔法愛情點心　結城莫拉著　120 元
2. 可愛手工飾品　結城莫拉著　120 元
3. 可愛打扮 & 髮型　結城莫拉著　120 元
4. 撲克牌算命　結城莫拉著　120 元

・少 年 偵 探・品冠編號 66

1. 怪盜二十面相　（精）　江戶川亂步著　特價 189 元
2. 少年偵探團　（精）　江戶川亂步著　特價 189 元

3. 妖怪博士	（精）	江戶川亂步著	特價	189 元
4. 大金塊	（精）	江戶川亂步著	特價	230 元
5. 青銅魔人	（精）	江戶川亂步著	特價	230 元
6. 地底魔術王	（精）	江戶川亂步著	特價	230 元
7. 透明怪人	（精）	江戶川亂步著	特價	230 元
8. 怪人四十面相	（精）	江戶川亂步著	特價	230 元
9. 宇宙怪人	（精）	江戶川亂步著	特價	230 元
10. 恐怖的鐵塔王國	（精）	江戶川亂步著	特價	230 元
11. 灰色巨人	（精）	江戶川亂步著	特價	230 元
12. 海底魔術師	（精）	江戶川亂步著	特價	230 元
13. 黃金豹	（精）	江戶川亂步著	特價	230 元
14. 魔法博士	（精）	江戶川亂步著	特價	230 元
15. 馬戲怪人	（精）	江戶川亂步著	特價	230 元
16. 魔人銅鑼	（精）	江戶川亂步著	特價	230 元
17. 魔法人偶	（精）	江戶川亂步著	特價	230 元
18. 奇面城的秘密	（精）	江戶川亂步著	特價	230 元
19. 夜光人	（精）	江戶川亂步著	特價	230 元
20. 塔上的魔術師	（精）	江戶川亂步著	特價	230 元
21. 鐵人Q	（精）	江戶川亂步著	特價	230 元
22. 假面恐怖王	（精）	江戶川亂步著	特價	230 元
23. 電人M	（精）	江戶川亂步著	特價	230 元
24. 二十面相的詛咒	（精）	江戶川亂步著	特價	230 元
25. 飛天二十面相	（精）	江戶川亂步著	特價	230 元
26. 黃金怪獸	（精）	江戶川亂步著	特價	230 元

・武　術　特　輯・大展編號 10

1. 陳式太極拳入門	馮志強編著	180 元
2. 武式太極拳	郝少如編著	200 元
3. 中國跆拳道實戰 100 例	岳維傳著	220 元
4. 教門長拳	蕭京凌編著	150 元
5. 跆拳道	蕭京凌編譯	180 元
6. 正傳合氣道	程曉鈴譯	200 元
7. 實用雙節棍	吳志勇編著	200 元
8. 格鬥空手道	鄭旭旭編著	200 元
9. 實用跆拳道	陳國榮編著	200 元
10. 武術初學指南	李文英、解守德編著	250 元
11. 泰國拳	陳國榮著	180 元
12. 中國式摔跤	黃　斌編著	180 元
13. 太極劍入門	李德印編著	180 元
14. 太極拳運動	運動司編	250 元
15. 太極拳譜	清・王宗岳等著	280 元
16. 散手初學	冷　峰編著	200 元
17. 南拳	朱瑞琪編著	180 元

18. 吳式太極劍	王培生著	200 元
19. 太極拳健身與技擊	王培生著	250 元
20. 秘傳武當八卦掌	狄兆龍著	250 元
21. 太極拳論譚	沈　壽著	250 元
22. 陳式太極拳技擊法	馬　虹著	250 元
23. 二十四式/三十二式 太極拳/劍	闞桂香著	180 元
24. 楊式秘傳 129 式太極長拳	張楚全著	280 元
25. 楊式太極拳架詳解	林炳堯著	280 元
26. 華佗五禽劍	劉時榮著	180 元
27. 太極拳基礎講座:基本功與簡化 24 式	李德印著	250 元
28. 武式太極拳精華	薛乃印著	200 元
29. 陳式太極拳拳理闡微	馬　虹著	350 元
30. 陳式太極拳體用全書	馬　虹著	400 元
31. 張三豐太極拳	陳占奎著	200 元
32. 中國太極推手	張　山主編	300 元
33. 48 式太極拳入門	門惠豐編著	220 元
34. 太極拳奇人奇功	嚴翰秀編著	250 元
35. 心意門秘籍	李新民編著	220 元
36. 三才門乾坤戊己功	王培生編著	220 元
37. 武式太極劍精華＋VCD	薛乃印編著	350 元
38. 楊式太極拳	傅鐘文演述	200 元
39. 陳式太極拳、劍 36 式	闞桂香編著	250 元
40. 正宗武式太極拳	薛乃印著	220 元
41. 杜元化＜太極拳正宗＞考析	王海洲等著	300 元
42. ＜珍貴版＞陳式太極拳	沈家楨著	280 元
43. 24 式太極拳＋VCD	中國國家體育總局著	350 元
44. 太極推手絕技	安在峰編著	250 元
45. 孫祿堂武學錄	孫祿堂著	300 元
46. ＜珍貴本＞陳式太極拳精選	馮志強著	280 元
47. 武當趙堡太極拳小架	鄭悟清傳授	250 元
48. 太極拳習練知識問答	邱丕相主編	220 元
49. 八法拳 八法槍	武世俊著	220 元
50. 地趟拳＋VCD	張憲政著	350 元
51. 四十八式太極拳＋DVD	楊　靜演示	400 元
52. 三十二式太極劍＋VCD	楊　靜演示	300 元
53. 隨曲就伸 中國太極拳名家對話錄	余功保著	300 元
54. 陳式太極拳五功八法十三勢	闞桂香著	200 元
55. 六合螳螂拳	劉敬儒等著	280 元
56. 古本新探華佗五禽戲	劉時榮編著	180 元
57. 陳式太極拳養生功＋VCD	陳正雷著	350 元
58. 中國循經太極拳二十四式教程	李兆生著	300 元
59. ＜珍貴本＞太極拳研究	唐豪・顧留馨著	250 元
60. 武當三豐太極拳	劉嗣傳著	300 元
61. 楊式太極拳體用圖解	崔仲三編著	400 元

62. 太極十三刀	張耀忠編著	230 元
63. 和式太極拳譜＋VCD	和有祿編著	450 元
64. 太極內功養生術	關永年著	300 元
65. 養生太極推手	黃康輝編著	280 元
66. 太極推手祕傳	安在峰編著	300 元
67. 楊少侯太極拳用架真詮	李璉編著	280 元
68. 細說陰陽相濟的太極拳	林冠澄著	350 元
69. 太極內功解祕	祝大彤編著	280 元
70. 簡易太極拳健身功	王建華著	180 元
71. 楊氏太極拳真傳	趙斌等著	380 元
72. 李子鳴傳梁式直趟八卦六十四散手掌	張全亮編著	200 元
73. 炮捶 陳式太極拳第二路	顧留馨著	330 元
74. 太極推手技擊傳真	王鳳鳴編著	300 元
75. 傳統五十八式太極劍	張楚全編著	200 元
76. 新編太極拳對練	曾乃梁編著	280 元
77. 意拳拳學	王薌齋創始	280 元
78. 心意拳練功竅要	馬琳璋著	300 元
79. 形意拳搏擊的理與法	買正虎編著	300 元
80. 拳道功法學	李玉柱編著	300 元
81. 精編陳式太極拳拳劍刀	武世俊編著	300 元
82. 現代散打	梁亞東編著	200 元
83. 形意拳械精解（上）	邸國勇編著	480 元
84. 形意拳械精解（下）	邸國勇編著	480 元
85. 楊式太極拳詮釋【理論篇】	王志遠編著	200 元
86. 楊式太極拳詮釋【練習篇】	王志遠編著	280 元
87. 中國當代太極拳精論集	余功保主編	500 元
88. 八極拳運動全書	安在峰編著	480 元
89. 陳氏太極長拳 108 式＋VCD	王振華著	350 元

・彩色圖解太極武術・大展編號 102

1. 太極功夫扇	李德印編著	220 元
2. 武當太極劍	李德印編著	220 元
3. 楊式太極劍	李德印編著	220 元
4. 楊式太極刀	王志遠著	220 元
5. 二十四式太極拳(楊式)＋VCD	李德印編著	350 元
6. 三十二式太極劍(楊式)＋VCD	李德印編著	350 元
7. 四十二式太極劍＋VCD	李德印編著	350 元
8. 四十二式太極拳＋VCD	李德印編著	350 元
9. 16 式太極拳 18 式太極劍＋VCD	崔仲三著	350 元
10. 楊氏 28 式太極拳＋VCD	趙幼斌著	350 元
11. 楊式太極拳 40 式＋VCD	宗維潔編著	350 元
12. 陳式太極拳 56 式＋VCD	黃康輝等著	350 元
13. 吳式太極拳 45 式＋VCD	宗維潔編著	350 元

14.	精簡陳式太極拳 8 式、16 式	黃康輝編著	220 元
15.	精簡吳式太極拳<36 式拳架・推手>	柳恩久主編	220 元
16.	夕陽美功夫扇	李德印著	220 元
17.	綜合 48 式太極拳＋VCD	竺玉明編著	350 元
18.	32 式太極拳（四段）	宗維潔演示	220 元
19.	楊氏 37 式太極拳＋VCD	趙幼斌著	350 元
20.	楊氏 51 式太極劍＋VCD	趙幼斌著	350 元

・國際武術競賽套路・大展編號 103

1.	長拳	李巧玲執筆	220 元
2.	劍術	程慧琨執筆	220 元
3.	刀術	劉同為執筆	220 元
4.	槍術	張躍寧執筆	220 元
5.	棍術	殷玉柱執筆	220 元

・簡化太極拳・大展編號 104

1.	陳式太極拳十三式	陳正雷編著	200 元
2.	楊式太極拳十三式	楊振鐸編著	200 元
3.	吳式太極拳十三式	李秉慈編著	200 元
4.	武式太極拳十三式	喬松茂編著	200 元
5.	孫式太極拳十三式	孫劍雲編著	200 元
6.	趙堡太極拳十三式	王海洲編著	200 元

・導引養生功・大展編號 105

1.	疏筋壯骨功＋VCD	張廣德著	350 元
2.	導引保建功＋VCD	張廣德著	350 元
3.	頤身九段錦＋VCD	張廣德著	350 元
4.	九九還童功＋VCD	張廣德著	350 元
5.	舒心平血功＋VCD	張廣德著	350 元
6.	益氣養肺功＋VCD	張廣德著	350 元
7.	養生太極扇＋VCD	張廣德著	350 元
8.	養生太極棒＋VCD	張廣德著	350 元
9.	導引養生形體詩韻＋VCD	張廣德著	350 元
10.	四十九式經絡動功＋VCD	張廣德著	350 元

・中國當代太極拳名家名著・大展編號 106

1.	李德印太極拳規範教程	李德印著	550 元
2.	王培生吳式太極拳詮真	王培生著	500 元
3.	喬松茂武式太極拳詮真	喬松茂著	450 元
4.	孫劍雲孫式太極拳詮真	孫劍雲著	350 元

5.	王海洲趙堡太極拳詮真	王海洲著	500 元
6.	鄭琛太極拳道詮真	鄭琛著	450 元
7.	沈壽太極拳文集	沈壽著	630 元

・古代健身功法・大展編號 107

1.	練功十八法	蕭凌編著	200 元
2.	十段錦運動	劉時榮編著	180 元
3.	二十八式長壽健身操	劉時榮著	180 元
4.	三十二式太極雙扇	劉時榮著	160 元
5.	龍形九勢健身法	武世俊著	180 元

・太極跤・大展編號 108

1.	太極防身術	郭慎著	300 元
2.	擒拿術	郭慎著	280 元
3.	中國式摔角	郭慎著	350 元

・原地太極拳系列・大展編號 11

1.	原地綜合太極拳 24 式	胡啟賢創編	220 元
2.	原地活步太極拳 42 式	胡啟賢創編	200 元
3.	原地簡化太極拳 24 式	胡啟賢創編	200 元
4.	原地太極拳 12 式	胡啟賢創編	200 元
5.	原地青少年太極拳 22 式	胡啟賢創編	220 元
6.	原地兒童太極拳 10 捶 16 式	胡啟賢創編	180 元

・名師出高徒・大展編號 111

1.	武術基本功與基本動作	劉玉萍編著	200 元
2.	長拳入門與精進	吳彬等著	220 元
3.	劍術刀術入門與精進	楊柏龍等著	220 元
4.	棍術、槍術入門與精進	邱丕相編著	220 元
5.	南拳入門與精進	朱瑞琪編著	220 元
6.	散手入門與精進	張山等著	220 元
7.	太極拳入門與精進	李德印編著	280 元
8.	太極推手入門與精進	田金龍編著	220 元

・實用武術技擊・大展編號 112

1.	實用自衛拳法	溫佐惠著	250 元
2.	搏擊術精選	陳清山等著	220 元
3.	秘傳防身絕技	程崑彬著	230 元
4.	振藩截拳道入門	陳琦平著	220 元

5.	實用擒拿法	韓建中著	220 元
6.	擒拿反擒拿 88 法	韓建中著	250 元
7.	武當秘門技擊術入門篇	高翔著	250 元
8.	武當秘門技擊術絕技篇	高翔著	250 元
9.	太極拳實用技擊法	武世俊著	220 元
10.	奪凶器基本技法	韓建中著	220 元
11.	峨眉拳實用技擊法	吳信良著	300 元
12.	武當拳法實用制敵術	賀春林主編	300 元
13.	詠春拳速成搏擊術訓練	魏峰編著	280 元
14.	詠春拳高級格鬥訓練	魏峰編著	280 元
15.	心意六合拳發力與技擊	王安寶編著	220 元

・中國武術規定套路・大展編號 113

1.	螳螂拳	中國武術系列	300 元
2.	劈掛拳	規定套路編寫組	300 元
3.	八極拳	國家體育總局	250 元
4.	木蘭拳	國家體育總局	230 元

・中華傳統武術・大展編號 114

1.	中華古今兵械圖考	裴錫榮主編	280 元
2.	武當劍	陳湘陵編著	200 元
3.	梁派八卦掌（老八掌）	李子鳴遺著	220 元
4.	少林 72 藝與武當 36 功	裴錫榮主編	230 元
5.	三十六把擒拿	佐藤金兵衛主編	200 元
6.	武當太極拳與盤手 20 法	裴錫榮主編	220 元
7.	錦八手拳學	楊永著	280 元
8.	自然門功夫精義	陳懷信編著	500 元
9.	八極拳珍傳	王世泉著	330 元
10.	通臂二十四勢	郭瑞祥主編	280 元
11.	六路真跡武當劍藝	王恩盛著	230 元

・少 林 功 夫・大展編號 115

1.	少林打擂秘訣	德虔、素法編著	300 元
2.	少林三大名拳 炮拳、大洪拳、六合拳	門惠豐等著	200 元
3.	少林三絕 氣功、點穴、擒拿	德虔編著	300 元
4.	少林怪兵器秘傳	素法等著	250 元
5.	少林護身暗器秘傳	素法等著	220 元
6.	少林金剛硬氣功	楊維編著	250 元
7.	少林棍法大全	德虔、素法編著	250 元
8.	少林看家拳	德虔、素法編著	250 元
9.	少林正宗七十二藝	德虔、素法編著	280 元

10. 少林瘋魔棍闡宗　馬德著　250元
11. 少林正宗太祖拳法　高翔著　280元
12. 少林拳技擊入門　劉世君編著　220元
13. 少林十路鎮山拳　吳景川主編　300元
14. 少林氣功祕集　釋德虔編著　220元
15. 少林十大武藝　吳景川主編　450元
16. 少林飛龍拳　劉世君著　200元
17. 少林武術理論　徐勤燕等著　200元
18. 少林武術基本功　徐勤燕編著　200元

・迷蹤拳系列・　大展編號 116

1. 迷蹤拳（一）+VCD　李玉川編著　350元
2. 迷蹤拳（二）+VCD　李玉川編著　350元
3. 迷蹤拳（三）　李玉川編著　250元
4. 迷蹤拳（四）+VCD　李玉川編著　580元
5. 迷蹤拳（五）　李玉川編著　250元
6. 迷蹤拳（六）　李玉川編著　300元
7. 迷蹤拳（七）　李玉川編著　300元
8. 迷蹤拳（八）　李玉川編著　300元

・截拳道入門・　大展編號 117

1. 截拳道手擊技法　舒建臣編著　230元
2. 截拳道腳踢技法　舒建臣編著　230元
3. 截拳道擒跌技法　舒建臣編著　230元
4. 截拳道攻防技法　舒建臣編著　230元
5. 截拳道連環技法　舒建臣編著　230元
6. 截拳道功夫匯宗　舒建臣編著　230元

・少林傳統功夫漢英對照系列・　大展編號 118

1. 七星螳螂拳－白猿獻書　耿軍著　180元
2. 七星螳螂拳－白猿孝母　耿軍著　180元

・道 學 文 化・　大展編號 12

1. 道在養生：道教長壽術　郝勤等著　250元
2. 龍虎丹道：道教內丹術　郝勤著　300元
3. 天上人間：道教神仙譜系　黃德海著　250元
4. 步罡踏斗：道教祭禮儀典　張澤洪著　250元
5. 道醫窺秘：道教醫學康復術　王慶餘等著　250元
6. 勸善成仙：道教生命倫理　李剛著　250元
7. 洞天福地：道教宮觀勝境　沙銘壽著　250元

8. 青詞碧簫：道教文學藝術　楊光文等著　250 元
9. 沈博絕麗：道教格言精粹　朱耕發等著　250 元

・易　學　智　慧・大展編號 122

1. 易學與管理　余敦康主編　250 元
2. 易學與養生　劉長林等著　300 元
3. 易學與美學　劉綱紀等著　300 元
4. 易學與科技　董光壁著　280 元
5. 易學與建築　韓增祿著　280 元
6. 易學源流　鄭萬耕著　280 元
7. 易學的思維　傅雲龍等著　250 元
8. 周易與易圖　李申著　250 元
9. 中國佛教與周易　王仲堯著　350 元
10. 易學與儒學　任俊華著　350 元
11. 易學與道教符號揭秘　詹石窗著　350 元
12. 易傳通論　王博著　250 元
13. 談古論今說周易　龐鈺龍著　280 元
14. 易學與史學　吳懷祺著　230 元
15. 易學與天文學　盧央著　230 元
16. 易學與生態環境　楊文衡著　230 元
17. 易學與中國傳統醫學　蕭漢明著　280 元
18. 易學與人文　羅熾等著　280 元

・神　算　大　師・大展編號 123

1. 劉伯溫神算兵法　應涵編著　280 元
2. 姜太公神算兵法　應涵編著　280 元
3. 鬼谷子神算兵法　應涵編著　280 元
4. 諸葛亮神算兵法　應涵編著　280 元

・鑑　往　知　來・大展編號 124

1. 《三國志》給現代人的啟示　陳羲主編　220 元
2. 《史記》給現代人的啟示　陳羲主編　220 元
3. 《論語》給現代人的啟示　陳羲主編　220 元
4. 《孫子》給現代人的啟示　陳羲主編　220 元
5. 《唐詩選》給現代人的啟示　陳羲主編　220 元
6. 《菜根譚》給現代人的啟示　陳羲主編　220 元
7. 《百戰奇略》給現代人的啟示　陳羲主編　250 元

・秘傳占卜系列・大展編號 14

1. 手相術　淺野八郎著　180 元

2. 人相術	淺野八郎著	180 元
3. 西洋占星術	淺野八郎著	180 元
4. 中國神奇占卜	淺野八郎著	150 元
5. 夢判斷	淺野八郎著	150 元
7. 法國式血型學	淺野八郎著	150 元
8. 靈感、符咒學	淺野八郎著	150 元
10. ESP 超能力占卜	淺野八郎著	150 元
11. 猶太數的秘術	淺野八郎著	150 元
13. 塔羅牌預言秘法	淺野八郎著	200 元

・趣味心理講座・大展編號 15

1. 性格測驗（1） 探索男與女	淺野八郎著	140 元
2. 性格測驗（2） 透視人心奧秘	淺野八郎著	140 元
3. 性格測驗（3） 發現陌生的自己	淺野八郎著	140 元
4. 性格測驗（4） 發現你的真面目	淺野八郎著	140 元
5. 性格測驗（5） 讓你們吃驚	淺野八郎著	140 元
6. 性格測驗（6） 洞穿心理盲點	淺野八郎著	140 元
7. 性格測驗（7） 探索對方心理	淺野八郎著	140 元
8. 性格測驗（8） 由吃認識自己	淺野八郎著	160 元
9. 性格測驗（9） 戀愛的心理	淺野八郎著	160 元
10. 性格測驗（10）由裝扮瞭解人心	淺野八郎著	160 元
11. 性格測驗（11）敲開內心玄機	淺野八郎著	140 元
12. 性格測驗（12）透視你的未來	淺野八郎著	160 元
13. 血型與你的一生	淺野八郎著	160 元
14. 趣味推理遊戲	淺野八郎著	160 元
15. 行為語言解析	淺野八郎著	160 元

・婦 幼 天 地・大展編號 16

1. 八萬人減肥成果	黃靜香譯	180 元
2. 三分鐘減肥體操	楊鴻儒譯	150 元
3. 窈窕淑女美髮秘訣	柯素娥譯	130 元
4. 使妳更迷人	成　玉譯	130 元
5. 女性的更年期	官舒妍編譯	160 元
6. 胎內育兒法	李玉瓊編譯	150 元
7. 早產兒袋鼠式護理	唐岱蘭譯	200 元
9. 初次育兒 12 個月	婦幼天地編譯組	180 元
10. 斷乳食與幼兒食	婦幼天地編譯組	180 元
11. 培養幼兒能力與性向	婦幼天地編譯組	180 元
12. 培養幼兒創造力的玩具與遊戲	婦幼天地編譯組	180 元
13. 幼兒的症狀與疾病	婦幼天地編譯組	180 元
14. 腿部苗條健美法	婦幼天地編譯組	180 元
15. 女性腰痛別忽視	婦幼天地編譯組	150 元

16. 舒展身心體操術	李玉瓊編譯	130元
17. 三分鐘臉部體操	趙薇妮著	160元
18. 生動的笑容表情術	趙薇妮著	160元
19. 心曠神怡減肥法	川津祐介著	130元
20. 內衣使妳更美麗	陳玄茹譯	130元
22. 高雅女性裝扮學	陳珮玲譯	180元
23. 蠶糞肌膚美顏法	梨秀子著	160元
24. 認識妳的身體	李玉瓊譯	160元
25. 產後恢復苗條體態	居理安・芙萊喬著	200元
26. 正確護髮美容法	山崎伊久江著	180元
27. 安琪拉美姿養生學	安琪拉蘭斯博瑞著	180元
28. 女體性醫學剖析	增田豐著	220元
29. 懷孕與生產剖析	岡部綾子著	180元
30. 斷奶後的健康育兒	東城百合子著	220元
31. 引出孩子幹勁的責罵藝術	多湖輝著	170元
32. 培養孩子獨立的藝術	多湖輝著	170元
34. 下半身減肥法	納他夏・史達賓著	180元
35. 女性自然美容法	吳雅菁編著	180元
36. 再也不發胖	池園悅太郎著	170元
37. 生男生女控制術	中垣勝裕著	220元
38. 使妳的肌膚更亮麗	楊　皓編著	170元
39. 臉部輪廓變美	芝崎義夫著	180元
40. 斑點、皺紋自己治療	高須克彌著	180元
41. 面皰自己治療	伊藤雄康著	180元
42. 隨心所欲瘦身冥想法	原久子著	180元
43. 胎兒革命	鈴木丈織著	180元
44. NS磁氣平衡法塑造窈窕奇蹟	古屋和江著	180元
45. 享瘦從腳開始	山田陽子著	180元
46. 小改變瘦4公斤	宮本裕子著	180元
47. 軟管減肥瘦身	高橋輝男著	180元
48. 海藻精神秘美容法	劉名揚編著	180元
49. 肌膚保養與脫毛	鈴木真理著	180元
50. 10天減肥3公斤	彤雲編輯組	180元
51. 穿出自己的品味	西村玲子著	280元
52. 小孩髮型設計	李芳黛譯	250元

・青　春　天　地・大展編號17

1. A血型與星座	柯素娥編譯	160元
2. B血型與星座	柯素娥編譯	160元
3. 0血型與星座	柯素娥編譯	160元
4. AB血型與星座	柯素娥編譯	120元
5. 青春期性教室	呂貴嵐編譯	130元
9. 小論文寫作秘訣	林顯茂編譯	120元

11. 中學生野外遊戲	熊谷康編著	120 元
12. 恐怖極短篇	柯素娥編譯	130 元
13. 恐怖夜話	小毛驢編譯	130 元
14. 恐怖幽默短篇	小毛驢編譯	120 元
15. 黑色幽默短篇	小毛驢編譯	120 元
16. 靈異怪談	小毛驢編譯	130 元
17. 錯覺遊戲	小毛驢編著	130 元
18. 整人遊戲	小毛驢編著	150 元
19. 有趣的超常識	柯素娥編譯	130 元
20. 哦！原來如此	林慶旺編譯	130 元
21. 趣味競賽 100 種	劉名揚編譯	120 元
22. 數學謎題入門	宋釗宜編譯	150 元
23. 數學謎題解析	宋釗宜編譯	150 元
24. 透視男女心理	林慶旺編譯	120 元
25. 少女情懷的自白	李桂蘭編譯	120 元
26. 由兄弟姊妹看命運	李玉瓊編譯	130 元
27. 趣味的科學魔術	林慶旺編譯	150 元
28. 趣味的心理實驗室	李燕玲編譯	150 元
29. 愛與性心理測驗	小毛驢編譯	130 元
30. 刑案推理解謎	小毛驢編譯	180 元
31. 偵探常識推理	小毛驢編譯	180 元
32. 偵探常識解謎	小毛驢編譯	130 元
33. 偵探推理遊戲	小毛驢編譯	180 元
34. 趣味的超魔術	廖玉山編著	150 元
35. 趣味的珍奇發明	柯素娥編著	150 元
36. 登山用具與技巧	陳瑞菊編著	150 元
37. 性的漫談	蘇燕謀編著	180 元
38. 無的漫談	蘇燕謀編著	180 元
39. 黑色漫談	蘇燕謀編著	180 元
40. 白色漫談	蘇燕謀編著	180 元

・健 康 天 地・大展編號 18

1. 壓力的預防與治療	柯素娥編譯	130 元
2. 超科學氣的魔力	柯素娥編譯	130 元
3. 尿療法治病的神奇	中尾良一著	130 元
4. 鐵證如山的尿療法奇蹟	廖玉山譯	120 元
5. 一日斷食健康法	葉慈容編譯	150 元
7. 癌症早期檢查法	廖松濤譯	160 元
8. 老人痴呆症防止法	柯素娥編譯	170 元
10. 揉肚臍健康法	永井秋夫著	150 元
11. 過勞死、猝死的預防	卓秀貞編譯	130 元
12. 高血壓治療與飲食	藤山順豐著	180 元
13. 老人看護指南	柯素娥編譯	150 元

14. 美容外科淺談	楊啟宏著	150 元
15. 美容外科新境界	楊啟宏著	150 元
16. 鹽是天然的醫生	西英司郎著	140 元
17. 年輕十歲不是夢	梁瑞麟譯	200 元
18. 茶料理治百病	桑野和民著	180 元
20. 杜仲茶養顏減肥法	西田博著	170 元
21. 蜂膠驚人療效	瀨長良三郎著	180 元
22. 蜂膠治百病	瀨長良三郎著	180 元
23. 醫藥與生活	鄭炳全著	180 元
24. 鈣長生寶典	落合敏著	180 元
25. 大蒜長生寶典	木下繁太郎著	160 元
26. 居家自我健康檢查	石川恭三著	160 元
27. 永恆的健康人生	李秀鈴譯	200 元
28. 大豆卵磷脂長生寶典	劉雪卿譯	150 元
29. 芳香療法	梁艾琳譯	160 元
30. 醋長生寶典	柯素娥譯	180 元
31. 從星座透視健康	席拉・吉蒂斯著	180 元
32. 愉悅自在保健學	野本二士夫著	160 元
33. 裸睡健康法	丸山淳士等著	160 元
35. 維他命長生寶典	菅原明子著	180 元
36. 維他命 C 新效果	鐘文訓編	150 元
38. AIDS 瞭解與預防	彼得塔歇爾著	180 元
39. 甲殼質殼聚糖健康法	沈永嘉譯	160 元
40. 神經痛預防與治療	木下真男著	160 元
41. 室內身體鍛鍊法	陳炳崑編著	160 元
42. 吃出健康藥膳	劉大器編著	180 元
43. 自我指壓術	蘇燕謀編著	160 元
44. 紅蘿蔔汁斷食療法	李玉瓊編著	150 元
45. 洗心術健康秘法	竺翠萍編譯	170 元
46. 枇杷葉健康療法	柯素娥編譯	180 元
47. 抗衰血癒	楊啟宏著	180 元
48. 與癌搏鬥記	逸見政孝著	180 元
50. 痔瘡・大腸疾病先端療法	宮島伸宜著	180 元
51. 膠布治癒頑固慢性病	加瀨建造著	180 元
53. 香煙能防止癡呆？	高田明和著	180 元
54. 穀菜食治癌療法	佐藤成志著	180 元
55. 貼藥健康法	松原英多著	180 元
56. 克服癌症調和道呼吸法	帶津良一著	180 元
58. 青春永駐養生導引術	早島正雄著	180 元
59. 改變呼吸法創造健康	原久子著	180 元
60. 荷爾蒙平衡養生秘訣	出村博著	180 元
61. 水美肌健康法	井戶勝富著	170 元
62. 認識食物掌握健康	廖梅珠編著	170 元
64. 酸莖菌驚人療效	上田明彥著	180 元